小儿尿动力学检查图解

Atlas of Pediatric Urodynamics

主　编　文建国

副主编　王庆伟　文一博

人民卫生出版社

·北　京·

图书在版编目(CIP)数据

小儿尿动力学检查图解 / 文建国主编. -- 北京 : 人民卫生出版社, 2025. 6. -- ISBN 978-7-117-38091-1

Ⅰ. R334-64; R72-64

中国国家版本馆 CIP 数据核字第 202504ZD33 号

小儿尿动力学检查图解

Xiao'er Niao Dongli Xue Jiancha Tujie

主　　编：文建国
出版发行：人民卫生出版社（中继线 010-59780011）
地　　址：北京市朝阳区潘家园南里 19 号
邮　　编：100021
E - mail：pmph @ pmph.com
购书热线：010-59787592　010-59787584　010-65264830
印　　刷：北京顶佳世纪印刷有限公司
经　　销：新华书店
开　　本：889×1194　1/16　　印张：12
字　　数：212 千字
版　　次：2025 年 6 月第 1 版
印　　次：2025 年 6 月第 1 次印刷
标准书号：ISBN 978-7-117-38091-1
定　　价：149.00 元

编 者（以姓氏笔画为序）

王庆伟（郑州大学第一附属医院）

王颂扬（河南医药大学第一附属医院）

文一博（郑州大学第一附属医院）

文建国（郑州大学第一附属医院/河南医药大学第一附属医院）

吕 磊（郑州大学第一附属医院）

刘星辰（信阳市中心医院）

吴国兴（东莞市儿童医院）

张 艳（郑州大学第一附属医院）

张会清（河南医药大学第一附属医院）

张争光（郑州大学第一附属医院）

陆 伟（信阳市中心医院）

陈 洪（福建省儿童医院）

范毛川（河南医药大学第一附属医院）

周朝明（福建省儿童医院）

杨 帅（郑州大学第一附属医院）

杨 静（郑州大学第一附属医院）

贾 炜（广州医科大学附属妇女儿童医疗中心）

贾亮花（郑州大学第一附属医院）

胡金华（广州医科大学附属妇女儿童医疗中心）

徐鹏超（郑州大学第一附属医院）

崔 旭（福建省儿童医院）

编写秘书 杨 帅 吕 磊

主编简介

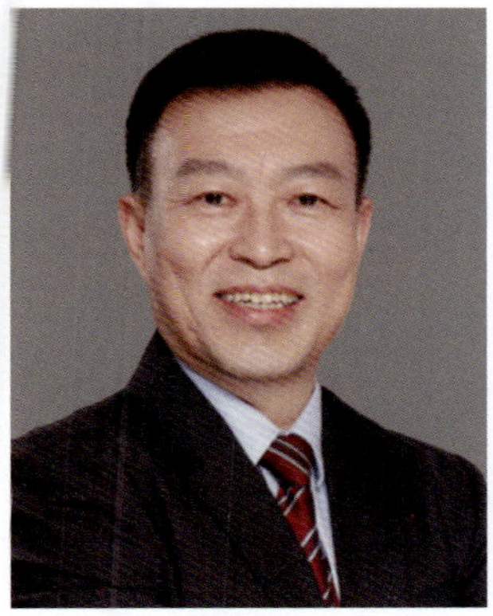

文建国，医学博士，郑州大学第一附属医院尿动力中心教授、主任医师、博士研究生导师，河南医药大学第一附属医院特聘教授；国务院政府特殊津贴专家、卫生部有突出贡献中青年专家、“新世纪百千万人才工程”国家级人选。现任中华医学会小儿外科学分会小儿尿动力和盆底学组组长，国际尿控协会（ICS）尿动力委员会委员，国际小儿尿控协会（ICCS）常务理事。曾任中华医学会妇产科学分会第一届妇科盆底学组委员，中华医学会泌尿外科学分会第二至第四届全国尿控学组委员，第一届ICS儿童和青少年尿控培训学校校长。

1991年获同济医科大学医学博士学位，师从童尔昌教授；2000年获丹麦奥胡斯大学医学博士学位，师从JC Djurhuus教授；2004年赴美国哈佛大学深造，师从前国际小儿尿控协会主席S.Bauer教授；2009年作为ICS第一个全额资助的尿控专科医师赴加拿大麦吉尔大学泌尿外科深造，师从前国际尿控协会主席J.Corcos教授。2001年在郑州大学第一附属医院建立了我国第一个小儿尿动力学中心和河南省尿动力诊断治疗中心。

从事小儿泌尿临床和科研工作40余年。为泌尿外科和小儿外科专业培养150余名博士和硕士研究生。主持国家自然科学基金面上项目4项和重点项目1项，发表论文800多篇，其中SCI 300余篇，获得国家发明专利4项和实用新型专利12项，主编出版30余部医学著作。

序

小儿尿动力学是泌尿外科的一个新兴学科，在各种排尿异常疾病的诊断和治疗过程中发挥越来越重要的作用。我国成人泌尿外科尿动力学发展较早，1997 年成立了中华医学会泌尿外科学分会尿控学组，许多大医院已经有了尿控亚专业。与成人尿动力学相比，我国小儿尿动力学发展相对滞后。20 世纪 80 年代同济大学附属同济医院率先招生培养了我国专门从事小儿尿动力学研究方向的研究生，发表了系列小儿膀胱尿道压力测定研究论文。但是，由于当时缺乏尿动力学检查设备和专门从事小儿尿动力学专业的人才，全国开展小儿尿动力学检查的医院不多。

2001 年，文建国教授从丹麦留学回国后，在郑州大学第一附属医院创建了我国首个小儿尿动力学检查中心，申请成立了河南省小儿尿动力国际联合实验室，组建了专门从事小儿尿动力学基础和临床研究的团队；先后申请十余项国家自然科学基金，在国内外期刊发表了 400 余篇小儿尿动力学基础和临床研究的论文；连续举办 23 届小儿尿动力和尿失禁诊治全国培训班，为全国培养了大批小儿尿动力学专业人才。2000 年，经中华医学会批准由文建国教授牵头成立了小儿尿动力和盆底学组，标志着我国小儿尿动力学进入新的发展阶段。该学组组织编撰了 10 余个小儿排尿控制方面的全国专家共识，先后出版了《小儿尿动力学》《清洁间歇性导尿术》《儿童青少年遗尿》《神经源性膀胱病例精解》等图书，每年举办小儿尿动力和盆底学组学术年会，有力促进和规范了小儿尿动力学的发展。

随着小儿尿动力学检查在全国的普及，如何正确解读尿动力学检查结果是从事该专业的医护人员和患者家属常面临的问题。《小儿尿动力学检查图解》的出版为解决这个问题提供了方案。该书是《小儿尿动力学》的姊妹篇，收录了文建国教授等多家尿控团队多年小儿尿动力学检查的经典案例，可为正确解读小儿尿动力学检查结果提供参考。

该书既简要介绍了小儿尿动力学检查的基本方法，又详细解读了各种尿动力学检查（尿流测定、压力 - 流率测定、影像尿动力学及动态尿动力学检查等）记录的图像和结果。内容丰富全面，图文并茂，通俗易懂，临床实用性强，是开展小儿尿动力学检查和从事小儿排尿功能障碍诊断和治疗的必备参考书，也是医学生和患者家属理解尿动力学检查结果的入门读物。

中国科学院院士　张　旭

2025 年 1 月

前　言

尿动力学在各种排尿异常诊断、治疗和疗效评价及明确其对上尿路损害的机制等方面发挥着重要的作用。小儿尿动力学检查是指用尿动力学的方法研究婴幼儿、儿童和青少年尿液产生、输送、储存和排空的生理及病理过程，为临床诊断和治疗各种排尿异常疾病提供依据。自 1989 年我国首篇小儿膀胱测压论文发表后，小儿尿动力学相关研究论文发表逐年增加。2001 年，我国第一个小儿尿动力学中心（河南省尿动力诊断治疗中心）在郑州大学第一附属医院建立，专注于儿童尿动力检查和相关排尿控制的基础和临床研究，连续主办 20 余届全国小儿尿动力学习班，为全国培养了大批小儿尿动力学检查专门人才。近二十年，随着国内经济水平的提高和医疗技术的不断发展，小儿尿动力学检查开始在国内逐渐普及。

2021 年，我主编的国内第一本《小儿尿动力学》专著由人民卫生出版社出版发行，为小儿尿动力学检查和临床应用提供了参考书，有力促进了我国小儿尿动力学检查的开展。我发现在临床实际应用过程中，该书仍不能满足临床个体多样性和复杂尿动力学检查记录的各种曲线的解读要求，很多小儿尿动力学检查记录图难以理解和解释，急需一本《小儿尿动力学检查图解》来帮助大家精准解读尿动力学检查结果及其临床意义，这本书的出版填补了国内该领域的空白。

《小儿尿动力学检查图解》共收集了小儿尿动力学检查典型曲线和影像图 130 余幅，包括了小儿尿动力学相关的各种曲线及影像的解读，如尿流测定曲线、膀胱压力 - 容积测定曲线、膀胱压力 - 流率测定曲线、尿道压力测定曲线、影像尿动力学曲线、动态尿动力学曲线和尿道括约肌或盆底肌肌电图等。第一章重点介绍了尿动力学检查的基本概念和方法，为后面理解各种尿动力学检查的操作步骤和检查结果奠定基础；第二章到第七章介绍各种尿动力学检查的具体操作步骤和各种检查的适应证，重点对正常的尿动力检查图和异常的尿动力检查图进行讲解；最后，第八章结合神经源性膀胱、非神经源性神经性膀胱、遗尿、逼尿肌不稳定、逼尿肌 - 括约肌协同失调和尿道不稳定、膀胱输尿管反流、巨输尿管、巨膀胱及尿道瓣膜等具体案例的尿动力学检查记录的曲线和结果进行详细解读，对案例进行分析和讨论。最大程度地让读者能够深入理解尿动力图是如何获取及形成机制、如何解释临床相关症状和病理生理变化、如何指导临床制订治疗方案、如何用于治疗效果的随访及预测疾病转归等。

该书主要根据郑州大学第一附属医院尿动力中心和尿控团队多年的临床经验总结，并结合河南医药大学第一附属医院、广州医科大学附属妇女儿童医疗中心、福建省儿童医院、东莞市儿童医院及信阳市中心医院等兄弟单位的尿动力学检查临床病例，并参考国内外最新进展文献，尤其是国际尿控协会和国际小儿尿控协会及国内相关共识指南，对小儿尿动力学检查记录的各种曲线和图像资料深入地进行解读，为提高各种儿童青少年下尿路功能障碍的临床精准诊疗水平提供参考。

本书内容丰富，图文并茂，是从事各种排尿异常疾病诊断治疗工作的医护人员、研究生、本科生，尤其是尿动力和盆底专业、泌尿外科、小儿泌尿外科、新生儿外科、儿童康复科和肾科等医护人员的重要参考书。本书编写过程中得到了中国科学院院士张旭教授的鼓励和支持，在此深表感谢！此外，还要感谢中华医学会小儿外科学分会小儿尿动力和盆底学组，以及国家自然科学基金（82470807、82470806）的支持。本书编者主要为从事尿动力学检查的一线专家学者，文中涉及的尿动力图均为他们亲自记录的我国儿童青少年病例的原始尿动力资料。但是，由于缺乏图谱编写经验，错误和不当之处在所难免，恳请广大读者批评指正，欢迎发送邮件至邮箱 renweifuer@pmph.com，或扫描下方二维码，关注“人卫儿科学”，对我们的工作予以批评指正，以期再版修订时进一步完善，更好地为大家服务。

文建国

2025 年 3 月

目 录

第一章

尿动力学检查方法发展历史及其分类

一、尿动力学检查方法发展历史

尿动力学检查（urodynamic study，UDS）已经有100余年的发展历史。1872年，Schatz在行腹腔穿刺时，穿刺针误刺入膀胱并发现膀胱内有一定压力，开创了尿动力学检查（膀胱测压）的先例。1876年，Dubois发现膀胱内压与体位有关，记录到排尿时膀胱内压力升高。1882年，意大利人Mosso与Pellacani发明了一种测定膀胱压力的装置，他们在动物实验及女性患者中发现逼尿肌收缩可导致膀胱压力升高，还发现膀胱在一个恒定的压力下可以容纳不同容积的液体，排尿的启动与腹压无关。1897年，Rehfisch发明了可以同步测量膀胱压力及尿量的装置。

1927年，美国圣路易斯华盛顿大学的Rose教授提出“cystometer”（膀胱测压仪）一词，并描述了其构造与临床用途，被认为是膀胱测压之父。他发现将膀胱压力测定用于诊断神经源性膀胱要比当时常规的膀胱尿道镜检查更有价值。他还是第一个通过膀胱测压选择患者进行间歇导尿的医生。1933年，Denny-Brown和Robertson使用一种特殊的双腔导管及图像记录方法来测量膀胱尿道及直肠的压力，发现膀胱压力与腹腔压力无关。1939年，Lewis用记录仪连续记录膀胱压，描绘出连续性压力曲线。随着技术的进步，尤其是20世纪90年代以来的电子传感器与计算机化尿动力学仪器的临床普及应用，使得膀胱压力测定进入快速发展阶段。

尿流测定较膀胱压力测定出现稍晚一些。1897年，Rehfisch开始根据尿流开始与结束的时间间隔来计算尿流率。1922年，Schwartz及Brenner首次通过测定尿流射程来计算尿流喷射的速率。1925年，Gronwall首次记录了非瞬时的尿流率，并发现女性尿流率要大于男性。

美国Jefferson医学院的Drake被认为是发明尿流计的先驱。Drake发明尿流计的思路是受到一位日本学者于1940年发表的文献的影响，该学者描述了使用“裂隙流体钟装置”来测定尿流率。1948年Drake设计了一种新的装置，可以通过转筒记纹器测量并记录排尿过程中尿液重量随时间延长而不断增加的曲线，他将记录的曲线称为“尿流图”。首次使尿流测定得以在女性患者中完成。1956年，von Garrelts首次报道了使用电子装置记录尿流率，增加了Drake装置的精确度。

20世纪50年代现代尿动力学检查得以发展。1967年Miller设计了影像尿动力装置。20世纪80年代末诞生了电脑化的尿动力学检查仪，极大简化了尿动力学检查步骤，并使得检查结果更加准确。

我国的尿动力学研究起步较晚。20 世纪 50 年代，重庆西南医院郭道勉教授等率先开展了成人尿流率、膀胱测压、尿道压力图等基本检查。20 世纪 70 年代郭道勉、金锡御教授开始着手自行研发尿动力仪器，80 年代初先后研制出 SWⅠ、SWⅡ、SWⅢ型尿动力仪，并且应用于临床，获得了我国成人膀胱及尿道压力测定的多项指标。随后又研制出了拥有自主知识产权的 Nidoc 970A 尿动力学分析仪。20 世纪 80 年代，文建国和童尔昌教授等发表了我国小儿尿动力检查的系列研究论文，提出了我国正常儿童膀胱测压、尿流测定等正常参考值。近年，随着文建国教授主编的我国第一部《小儿尿动力学》出版和中华医学会小儿外科学分会小儿尿动力和盆底学组的成立，我国小儿尿控专家成为国际小儿尿控协会（international children’s continence society，ICCS）理事会和国际尿控协会（international continence society，ICS）尿动力委员会成员，并参与国际小儿尿动力学检查相关共识和指南的编写，标志着我国小儿尿动力学发展实现了与国际接轨。

尽管得益于科技进步，尿动力学检查有了飞速发展，但是现在进行尿动力学检查时仍需要在膀胱和直肠分别留置测压管。留置测压管的膀胱尿道测压检查是非生理性的。因此，探索更符合生理的无创的更加简化的尿动力学检查方法将是今后尿动力学发展的方向。

二、尿动力学检查方法

尿动力学检查根据是否需要在膀胱内置入测压管分为无创和微创尿动力学检查。无创尿动力学检查包括尿流测定（uroflowmetry，UFM）、尿流测定 + 残余尿（post-void residual volume，PVR）测定，以及尿流测定 + 盆底肌电图（electromyography，EMG）等。微创尿动力学检查包括膀胱压力 - 容积测定（cystometrograms，CMG）、压力 - 流率测定（pressure-flow study，PFS）、膀胱尿道同步测压（urethrocystometry，UCMG）、影像尿动力学（video uordynamics，VUDS）及动态尿动力学检查（ambulatory urodynamics monitoring，AUM）等。

（一）无创尿动力学检查

1. 尿流测定 是指用尿流计测定尿流量、尿流时间和尿流率等，是一种简便、无创、费用低的非侵入性检查，为下尿路症状患者门诊初诊和筛选的诊断方法，临床应用越来越广泛。可以帮助了解膀胱尿道功能，临床上主要用于预测下尿路梗阻、评价各种下尿路疾病治疗方法的疗效等。

2. 尿流测定 + 残余尿测定 是指在排尿刚刚完成后膀胱内剩余液体的体积，反映排尿期膀胱和尿道出口的相互作用。常用于区分膀胱出口梗阻的代偿期和失代偿期，以及决定是否进行手术治疗。由于 B 超的无创、准确和方便经济等优点，常作为自由尿流测定后残余尿测定的方法。将 B 超与 UFM 结合能提供关于膀胱功能更详细的信息，与单独测定 UFM 相比能更全面地评价下尿路功能。

3. 尿流测定 + 盆底肌电图 在尿动力学检查中，盆底肌电图主要与尿流测定、压力 - 容积测定同步检查，判断逼尿肌和尿道外括约肌的协调性。尿流测定 + 盆底肌电图组合常用于尿失禁、逼尿肌 - 括约肌协同失调等的诊断。常用的电极有表面电极、针状电极等。由于尿道括约肌与肛门括约肌由同一神经支配，常用肛门括约肌的肌电活动反映尿道外括约肌的肌电活动和支配神经的功能。

（二）微创尿动力学检查

1. 膀胱压力 – 容积测定 是一种测定膀胱压力和容积关系的方法，通常用膀胱压力 - 容积曲线表示。它主要用于评估逼尿肌活动，膀胱容量、感觉和顺应性。这些指标可以评价膀胱贮尿功能、排尿时逼尿肌的收缩功能，以及逼尿肌的稳定性等。

2. 压力 – 流率测定 包括膀胱压力和尿流的同步测定，通过分析膀胱压力和尿流各参数的关系判断膀胱尿道的功能。压力 - 流率测定可以对排尿功能障碍进行详细的评估，可诊断膀胱出口梗阻、逼尿肌收缩力受损，以及各种神经源性膀胱功能障碍。其可作为充盈期膀胱测压的后续测定项目，也可以同步进行放射或超声影像学检查，即影像尿动力学测定。压力 - 流率测定的指征包括：①当无创测试表明病变位于下尿路，有可能存在膀胱出口梗阻或逼尿肌收缩力受损，两者需要进一步鉴别时；②当期望获得的诊断对病变的预后及治疗效果具有提示作用时，如考虑施行外科手术等不可逆的治疗手段，其显得尤为重要；③对治疗效果进行评估和随访治疗效果。

3. 膀胱尿道同步测压 是指同时测定尿道和膀胱压力。尿道内括约肌（膀胱颈）和尿道外括约肌处的压力常是同步测定的。该检查方法的最大优点是能够显示逼尿肌 - 尿道外括约肌的协同性。

4. 影像尿动力学检查 是指在尿动力学检查的过程中，同时用 B 超或 X 线透视影像设备动态显示和摄录尿路形态变化，获得膀胱尿道压力等功能参数的同时记录泌尿系形态及形态变化的信息，是在普通尿动力学和影像设备发展基础上出现的一种全面的下尿路功能和形态相结合的检查方法。此检查是所有排尿功能障碍患者的门诊常规检测方法。对门诊随访患者尤其有用，例如对逼尿肌收缩无力的患者解除梗阻术后或压力性尿失禁患者修复术后怀疑有排尿功能受损的随访。

5. 动态尿动力学检查 是指患者随身携带一个便携式记录设备，在检查中可以自由活动，通过记录患者日常生活中多个排尿周期的膀胱压力变化，来了解生理性的膀胱功能。动态尿动力学检查不需要人工充盈膀胱，完全靠肾脏产生的尿液充盈膀胱。因此，可以减少人工充盈膀胱对膀胱功能的影响。动态尿动力学检查可以比较准确地检查膀胱过度活动症、尿失禁、不稳定尿道和神经源性膀胱，对膀胱出口梗阻的评价也更为确切。

尿动力学检查分类详见图 1-0-1。

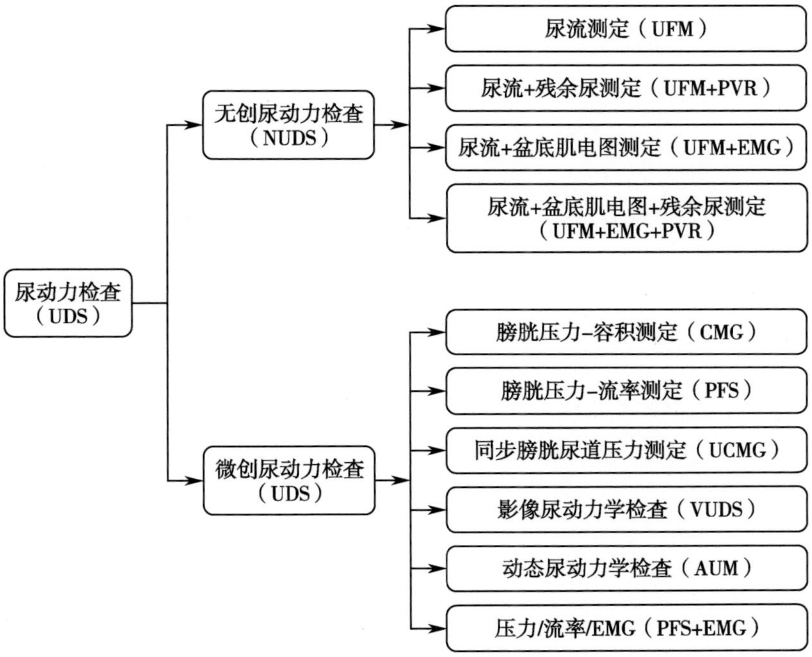

图 1-0-1 尿动力学检查方法

第二章

尿流测定和尿流曲线

第一节　操作规范及适应证

尿流测定（uroflowmetry，UFM）是一种无创、易被儿童接受的尿动力学检查方法，采用尿流计以尿流曲线的形式呈现排尿速度和方式（图 2-1-1）。因为是在没有留置膀胱测压管（自然排尿）的情况下进行检查，所以又叫自由尿流测定。尿流测定反映了排尿动力（膀胱逼尿肌功能）及阻力（尿道内外括约肌功能）的综合能力，是临床筛查下尿路功能障碍（lower urinary tract dysfunction，LUTD）常用的方法，还可作为指导下尿路药物或手术治疗疗效及评价其疗效的方法。

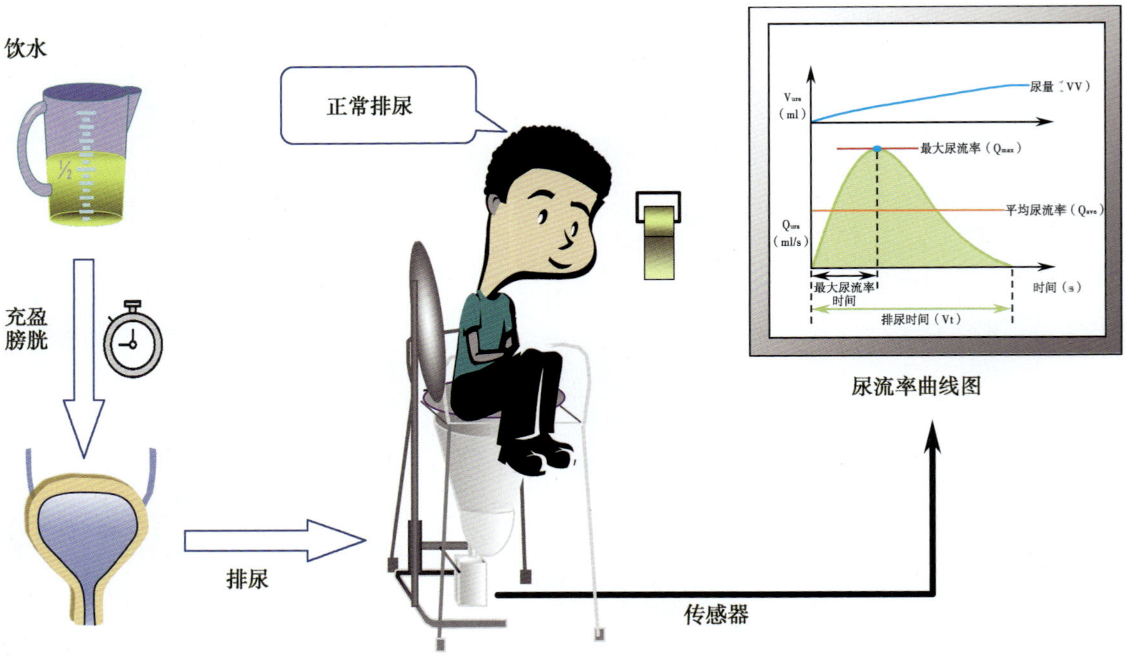

图 2-1-1　自由尿流率检查方法模拟图

一、技术和原理

尿流测定一般采用称重式或转盘式技术，利用尿流落在压力传感器上进行检测。称重式尿流计通过测量排尿期间液体的重量估算排尿量及尿流速度，应用较为广泛。尿流测定时，尿流计需固定于水平位置，由于敏感度较高，误碰到传感器有可能造成“零点错误”。该尿流计需要具备强制调零功能以及人工流率标记，排除干扰测量值（图 2-1-2）。转盘式尿流计通过尿流落在尿流计内的恒速转盘上，计算保持转盘恒速所需要的力，而得出尿流率。如果尿路转盘上有污垢，则会严重影响测试结果。尿流速度（尿流率，毫升 / 秒或 ml/s）和尿流曲线是最常用的尿流测定指标。

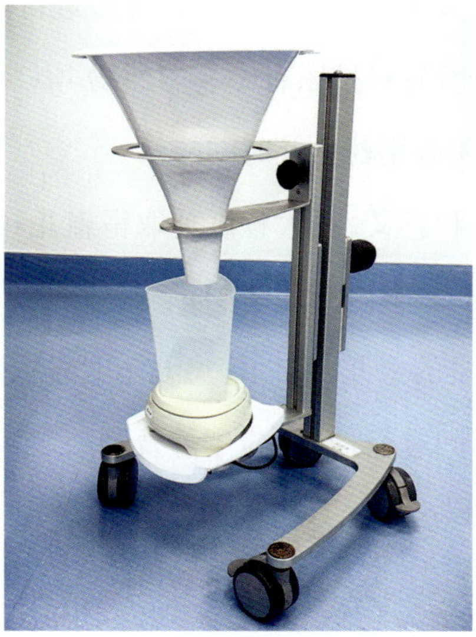

图 2-1-2　称重式尿流计

尿流测定结合排尿后 B 超检查测定残余尿能提供更多逼尿肌功能和膀胱出口是否梗阻的信息。尿流测定的具体方法有门诊尿流测定和家庭尿流测定等。家庭型尿流计带有储存器，可以放在患者家里厕所中，记录自然排尿情况。一般连续测定 1～3 天每次排尿情况，然后将数据输入计算机进行分析（图 2-1-3）。

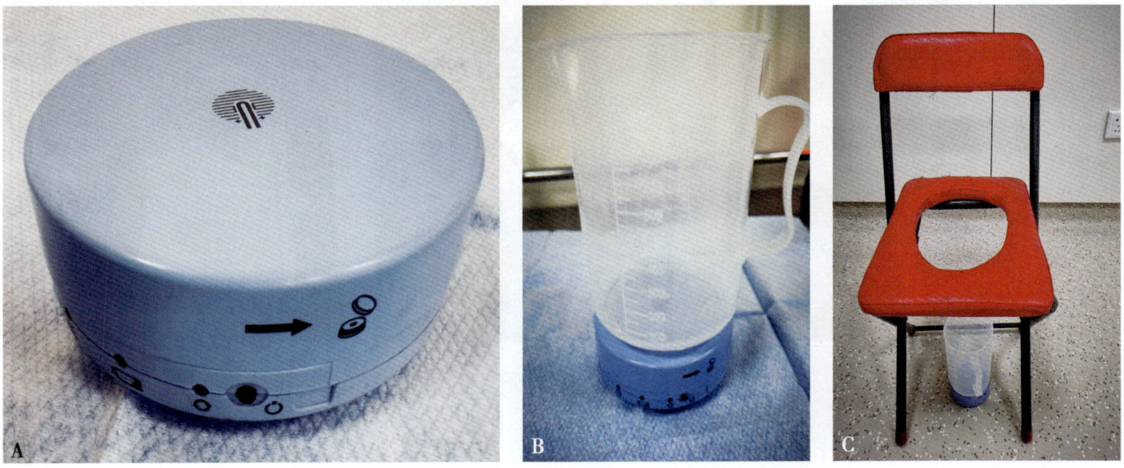

图 2-1-3　家庭尿流率检查系统

A. 家庭尿流计记录仪；B. 家庭尿流计（包括尿液收集杯和尿流记录仪）；C. 女性测量尿流的座椅和家庭尿流计。

二、操作规范

（一）检查前准备

1. 详细询问病史，进行相关体格检查（尤其注意是否有神经病变、尿道口是否正常；男童观察阴茎发育情况等）。评估婴幼儿是否可以配合进行排尿测定。

2. 测定前 1 天停止服用所有对排尿有影响的药物，以及确认没有进行下尿路有创检查或治疗。如不能停药者注明服用药物及时间。

3. 宣讲尿流测定的方法和意义，最大程度地取得患儿和家长配合。嘱患儿测定前适量饮水，以保证足够尿量，但是不主张过度憋尿。患儿的排尿量最好能大于预测膀胱容量的 50%。患有急迫性尿失禁的患儿，需做好患儿随时排尿的准备。

4. 检查最好在独立的房间进行，环境应宁静及隐蔽，注意保护隐私，使患儿放松，使检查能反映其真实排尿状况。

（二）测定步骤

1. 男孩一般选立位，女孩坐位，较小的婴儿可由父母把尿进行测定（图 2-1-4）。排尿体位可灵活掌握，尽量符合小儿自然排尿状态，必要时在报告中注明排尿体位。

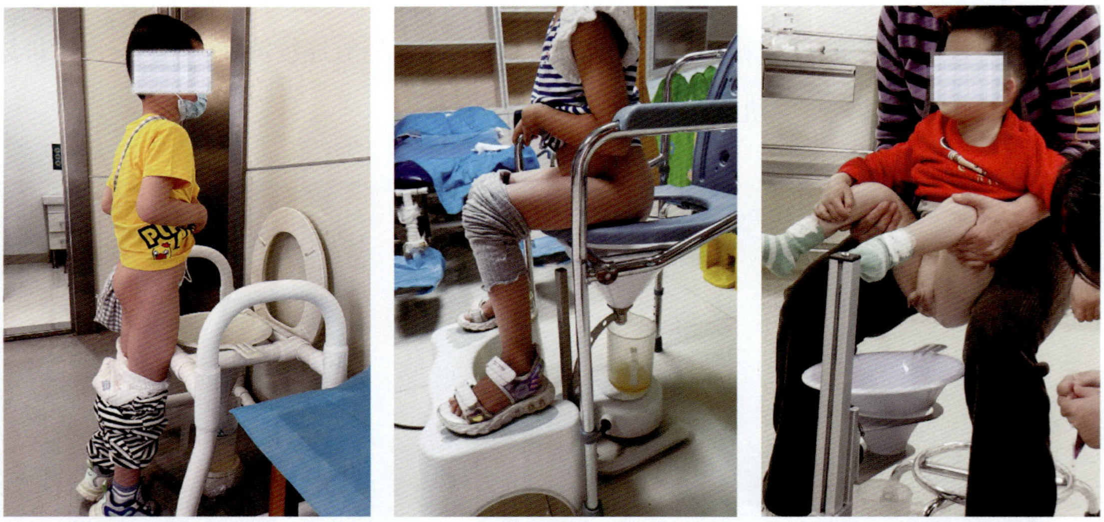

图 2-1-4　小儿自由尿流测定时体位的选择

2. 排尿时嘱患儿或家属尽量不触碰尿流计，避免因触碰造成的赝像（图 2-1-5），排尿停止时关闭尿流计。

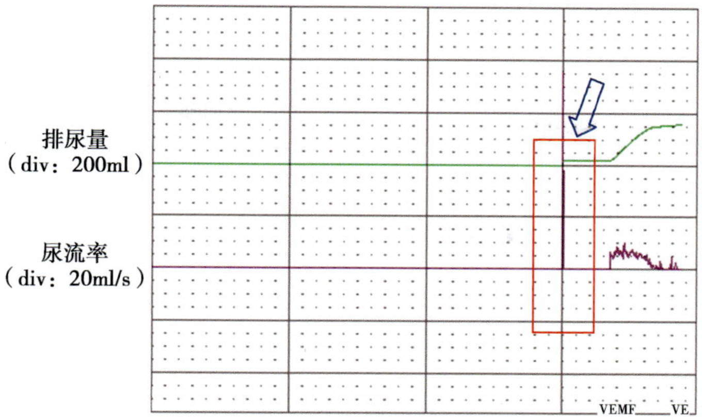

图 2-1-5　2 岁婴儿把尿时因触碰造成的赝像
div：每小格。

3. 儿童排尿量少时，尿流率测量易出现误差，常需重复测定（图 2-1-6）。因此，报告尿流率时需要同时报告尿流量（排尿量）。

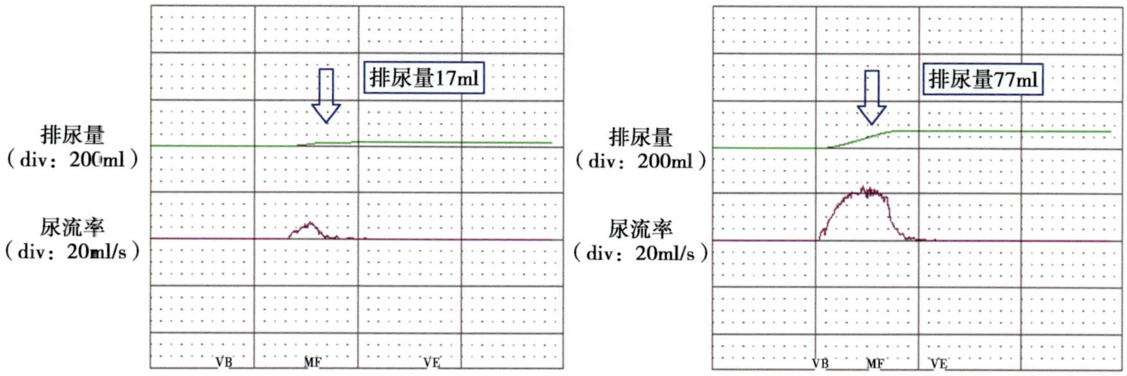

图 2-1-6　男童（3 岁）不同尿量的尿流率曲线图

（三）残余尿测量

残余尿（post-void residual volume，PVR）是指在排尿刚刚完成后膀胱内剩余液体的体积，反映排尿期膀胱和尿道出口相互作用的结果。常用于区分膀胱出口梗阻的代偿期和失代偿期，以及决定是否进行膀胱压力 - 流率或影像尿动力学检查。通常用 B 超采用腹部经耻骨上超声测量膀胱的长度、宽度和高度，按照相应的数学公式来计算和估计膀胱残余尿量。

（四）尿流结合会阴部盆底肌电图测定

尿流测定的同时记录会阴部盆底肌电图可以了解排尿期是否存在逼尿肌 – 括约肌协同失调。因为该测定无创，儿童开展此项检查比较容易。

三、适应证

尿流测定适用于所有排尿异常或怀疑有排尿异常且能配合排尿检查的患儿。一般要求能自由排尿且尿量在45ml以上。

具体适应证介绍如下：

1. 不明原因的各种排尿异常，如尿频、尿急、尿失禁、尿潴留、遗尿等。

2. 神经性或梗阻性病变引起排尿障碍患儿的筛选性检查。

3. 随访排尿异常的药物或手术治疗效果。

4. 与其他尿动力学检查的同步联合测定，如压力-流率测定等。

第二节　尿流曲线及结果解读

一、尿流曲线及相关参数

尿流测定（uroflowmetry，UFM）主要记录排尿时的流率、排尿量、排尿时间和排尿形式（排尿曲线）。婴幼儿控制排尿机制尚未发育完善，即使正常婴幼儿偶尔也会发生各种各样的膀胱-括约肌-盆底肌联合体的功能紊乱。尿流测定结果受到物理、生理、病理等诸多因素的影响。因此，分析尿流测定结果必须结合年龄、性别、尿量和疾病状态等因素进行分析。有经验的小儿尿动力学专家，即使在患儿排尿量很少也能看出尿流测定是否有助于排尿功能的诊断和其临床意义。一般要求儿童要进行2次尿流测定以提高尿流参数的准确性和可靠性。

1. **最大尿流率（maximum flow rate，Q_{max}）** 是指尿流率测定过程中所获得的最大值（图2-2-1A）。Q_{max}值与尿量有关。尿量在150～400ml时，男性Q_{max}最低值为15ml/s，女性为20ml/s。儿童尿量常小于150ml。随着尿量减少，Q_{max}值相应减小。作者研究显示尿量>45ml测定的Q_{max}正常儿童男女最大尿流率分别为（14±4.55）ml/s和（15±7.52）ml/s。

2. **排尿量（voided volume，VV）** 是指尿流测定过程中经尿道排出的总尿量（图2-2-1A，B）。尿量多少直接影响到最大尿流率的大小，因此，在分析尿流率时应使用

列线图去除尿量对 Q_{max} 的影响。一般认为小儿尿量应大于预测膀胱容量的 50%，所测其他参数相对比较准确。列线图（Nomogram 图）是一种基于多因素回归分析的工具，其基本原理是通过构建多因素回归模型，根据模型中各影响因素对结局变量回归系数的大小，为每个影响因素的不同取值水平赋予分数，然后将各分数相加得到总分数，最后通过总分数与结局事件发生概率之间的函数转换关系，计算出个体结局事件的预测值。

3. 平均尿流率（average flow rate，Q_{ave}） 即总的尿量除以尿流时间（图 2-2-1A，B）。

4. 排尿时间（voiding time，Vt） 是指整个排尿的持续时间，包括中断期（图 2-2-1B）。如整个排尿过程没有中断，则排尿时间与尿流时间相等。

5. 尿流时间（flow time，Ft） 是指尿流测定过程中可以确切测到的尿流的时间。

以下为国际尿控协会（International Continence Society，ICS）推荐并定义的正常尿流曲线相关参数示意图，偶尔可见排尿后又出现 1～2 次间断排尿，如果无残余尿，也可以视为正常曲线（图 2-2-1）。

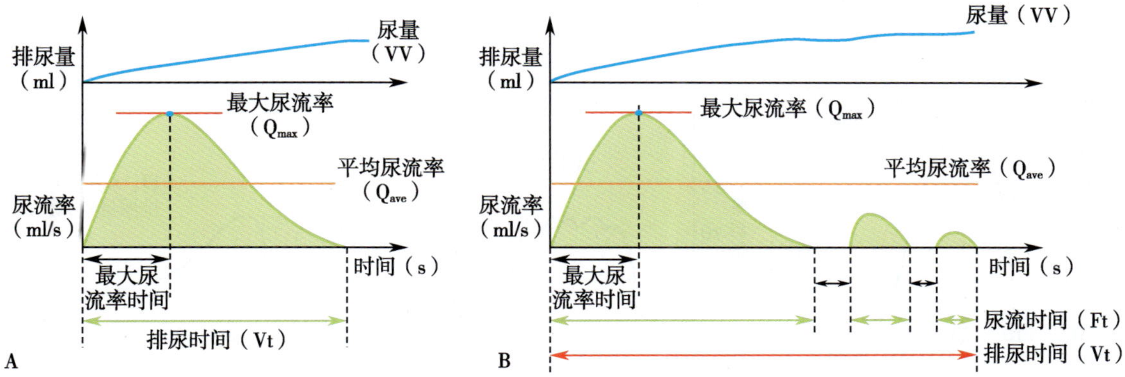

图 2-2-1 正常尿流曲线相关参数示意图

A. 无间断排尿；B. 有两次间断排尿。

二、尿流曲线解读

正常尿流曲线指排尿开始后，尿流率曲线快速增加，一般 1/3 尿流时间即能达到最大尿流率，各种尿流参数都在正常范围。健康儿童正常尿流曲线多呈钟形。理论上，正常生理状态下逼尿肌不会产生快速的收缩，尿流率曲线多为钟形平滑曲线，在增幅上无快速变化。实际情况中，各种生理性和物理性原因影响尿流曲线的形状，正常尿流曲线有可能不是一条典型的光滑曲线。应根据不同性别、年龄及尿量对尿流曲线进行分析。

（一）常见正常尿流曲线的类型

1. 钟形曲线 正常尿流曲线的形状多为钟形。正常膀胱排尿发生在逼尿肌主动收缩、膀胱颈被动松弛的时候。在正常生理情况下，排尿时尿道腔内压较低，尿流曲线呈弓形或钟形。

2. 高尖曲线 在儿童中多见于尿量小于 150ml 时，该曲线在儿童中较常见，这可能与小儿尿量少、排尿功能强有关。儿童膀胱过度活动时容易出现高尖曲线。

3. 柱丘 / 圆丘曲线 在儿童中，当尿量大于 150ml 时该曲线多见。

4. 高丘斜坡曲线 该曲线在儿童中较少见，排尿量多时可出现高丘斜坡曲线（图 2-2-2）。

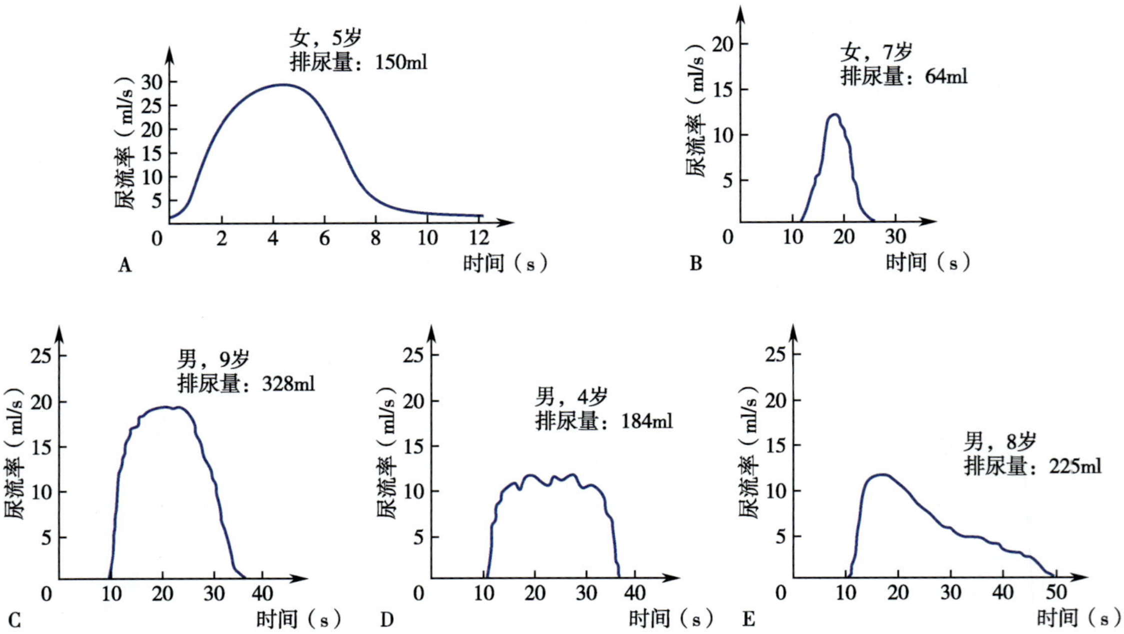

图 2-2-2 正常儿童尿流曲线

A. 钟形尿流曲线；B. 高尖尿流曲线；C. 柱丘尿流曲线；D. 圆丘尿流曲线；E. 高丘斜坡尿流曲线。

（二）常见异常尿流曲线的类型

尿流测定是逼尿肌和 / 或腹肌产生的压力与尿道阻力之间相互作用的产物，因此异常的测定结果提示逼尿肌和尿道括约肌存在异常。下面分别介绍几种常见的异常尿流曲线。

1. 间断尿流曲线 间断尿流曲线（intermittent uroflow curve）表现为独立的波峰，而在独立的波峰之间尿流可完全中断，同断奏尿流曲线相似，但又有区别。一般提示膀胱收缩力下降，是通过收缩膈肌和腹肌进行排尿，每次增加腹压可引起每个排尿高峰，停止增加腹压则尿流中断；也可见于生理性排尿，如部分女性习惯性增加腹压排尿，也可以是病理性的，如严重的膀胱出口梗阻或神经源性膀胱（逼尿肌 - 括约肌协同失调）。也多见于神经源性膀胱逼尿肌无收缩、腹压排尿时。在不规则或间断尿流率曲线中，最大尿流率作为评判尿液流出尿道阻力指标是不可靠的，因为即使是逼尿肌收缩力下降的患儿通过腹压排尿，最大尿流率也有可能是正常的。尿流率曲线模式在 85% 的患者可以被重复，异常的尿流率曲线需要重新测定（图 2-2-3）。

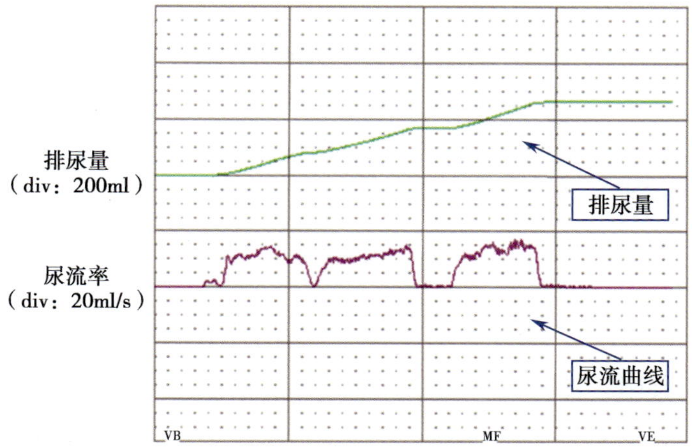

图 2-2-3 间断尿流曲线

患儿，女性，10 岁，脊髓栓系术后 5 年。间断尿流率曲线，最大尿流率降低。

尿流率参数：最大尿流率 15ml/s，排尿量 265ml，残余尿增多 110ml。

2. 断奏尿流曲线 断奏尿流曲线（staccato curve）指排尿过程中尿流曲线出现快速波动而始终未中断，可见于各个年龄段儿童，包括正常儿童。它是由儿童排尿时逼尿肌收缩的同时尿道括约肌间断性地收缩引起的。Staccato 尿流曲线的发生率跟尿量有显著相关性，随着尿量增加发生率明显升高。这可能与尿量较多时儿童不能长时间维持尿道外括约肌稳定和逼尿肌括约肌的协同有关，也提示儿童下尿路神经肌肉排尿调控尚未发育完善。Staccato 尿流曲线产生与尿道括约肌的不完全收缩或不规则蠕动有关。排尿过程中发生括约肌的收缩即提示存在逼尿肌 - 括约肌协同失调（detrusor-sphincter disorder，DSD）。因此，Staccato 尿流曲线提示存在逼尿肌 - 括约肌协同失调。正常儿童发生的 Staccato 尿流曲线不能简单地视为异常表现，Staccato 尿流曲线应结合残余尿是否增多来考虑其临床意义。残余尿不增多提示排尿过程中引起 Staccato 尿流曲线的括约肌收缩（或逼尿肌 - 括约肌协同失调）程度较轻，不影响膀胱的排空（图 2-2-4）。反之，残余尿增多提示排尿过程中可能存在严重的括约肌收缩（或逼尿肌 - 括约肌协同失调），影响了膀胱的排空。此时，应进一步查找原因和积极治疗逼尿肌 - 括约肌协同失调。

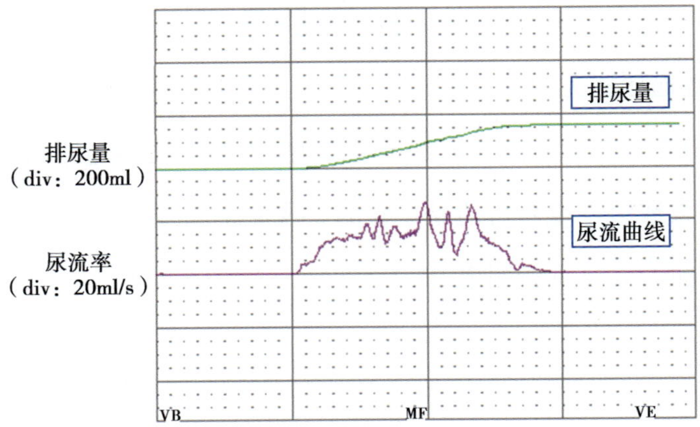

图 2-2-4　Staccato 尿流曲线

患儿，男性，7 岁。尿流率参数：人工矫正后最大尿流率正常（15ml/s），排尿量 159ml，残余尿 0，排尿功能（15/159/0）。

3. 低平尿流曲线　低平尿流曲线常见于流出道梗阻，主要包括器质性膀胱出口梗阻和功能性膀胱出口梗阻。器质性膀胱出口梗阻主要包括儿童尿道瓣膜引起的尿道狭窄或外伤引起的尿道瘢痕性狭窄尿流曲线，主要表现为连续低平的曲线模式，如果患儿排尿过程中增加腹压，低平尿流率曲线可以间断出现尖峰样改变（图 2-2-5）。功能性膀胱出口梗阻包括神经源性逼尿肌 - 括约肌协同失调和非神经源性逼尿肌 - 括约肌协同失调，表现为 Staccato 尿流曲线或者连续不规则尿流曲线。其中 Staccato 尿流曲线是排尿过程中尿流曲线出现快速波动而始终未中断，可见于各个年龄段儿童，包括正常儿童。在进行尿流测定时可同时进行肌电图测量对膀胱出口梗阻进行分型。

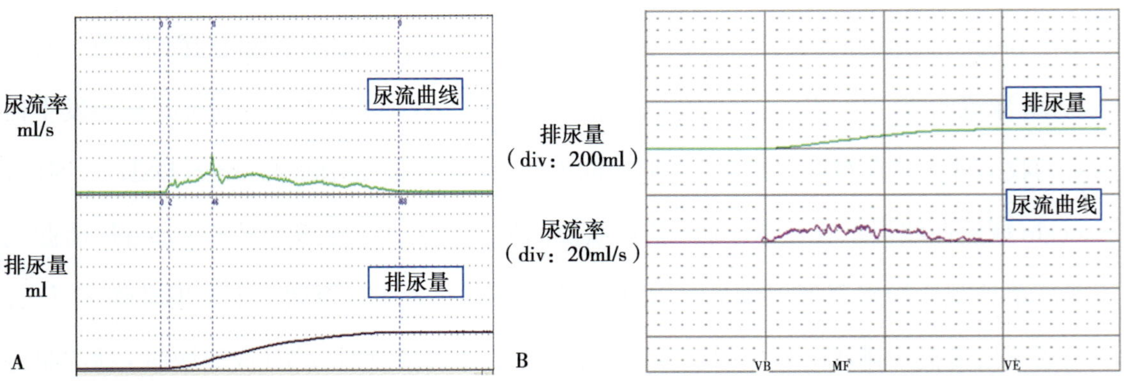

图 2-2-5　低平尿流曲线

A. 患儿，男性，13 岁，发现尿道瓣膜 10 年。低平尿流率曲线。尿流率参数：最大尿流率明显降低（6ml/s），排尿量 170ml，残余尿量增多 110ml。B. 患儿，男性，5 岁，尿道外伤术后 2 年。尿流率参数：最大尿流率降低（7ml/s），排尿量 79ml，残余尿量 20ml。

（三）尿流曲线结合EMG和残余尿测定

虽然排尿功能障碍患者通常表现为间断/断奏尿流曲线，然而在临床中，部分表现上述异常尿流曲线的患者并不存在相关疾病。尿流测定同时记录会阴部盆底肌电图可以了解排尿期是否存在逼尿肌-括约肌协同失调，将B超与尿流率结合能提供关于膀胱功能更详细的信息，与单独测定尿流率相比能更全面地评价下尿路功能，且该测定安全无创，儿童开展此项检查比较容易（图2-2-6，图2-2-7）。

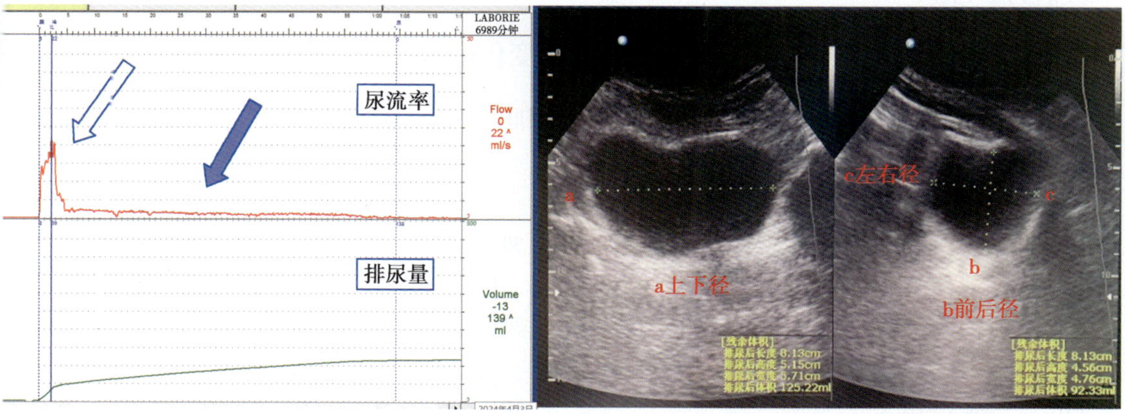

图2-2-6　排尿困难患儿尿流曲线结合超声检查

患儿，男性，6岁，尿急，排尿困难1年。开始排尿时患儿明显通过增加腹压进行排尿（空心箭头），以后患儿放松腹部时可见尿流率低平延长（实心箭头），残余尿量显示残余尿量增多约92ml。

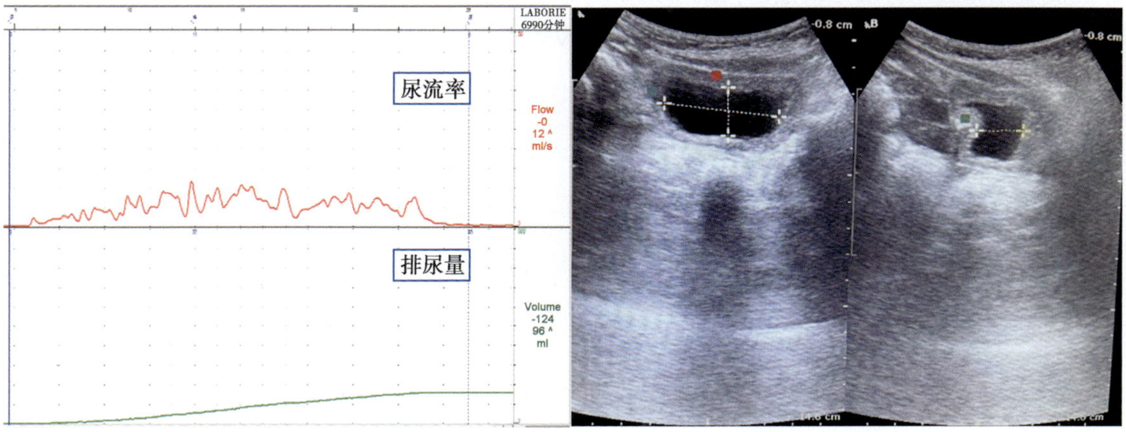

图2-2-7　遗尿患儿尿流曲线结合超声检查

患儿，男性，7岁，夜间遗尿2年。Staccato尿流曲线，排尿期逼尿肌－括约肌协同失调，残余尿量显示5ml。

（四）尿流测定结果报告规范

为了规范尿流测定结果的描述，国际尿控协会（ICS）建议使用标准书写格式，即排尿功能（VOID）= 最大尿流率（Q_{max}）/ 排尿量（VV）/ 残余尿量（PVR）。Q_{max} 精确到整数位（如 13.33m/s 应记录为 13ml/s，13.63m/s 应记录为 14ml/s）。VV 和 PVR 应精确到 10ml（如 VV 为 134ml 应记录为 130ml）。Q_{max} 应该与 VV 和 PVR 同时记录。例如：仪器自动检出尿流率 16.6ml/s、尿量是 93ml，抹平处理后的值是 8ml/s，VV 是 90ml，以及 PVR 为 0，则尿流测定描述为 VOID：8/90/0（即第一个数值为最大尿流率，第二个数值为排尿量，第三个数值为 PVR）。

尿流率曲线持续时间小于 2 秒正负方向的变化应为赝像，需要人为校正（尿流率抹平处理），方法是以平均跨度超过 2 秒的光滑曲线加以校正（图 2-2-8）。

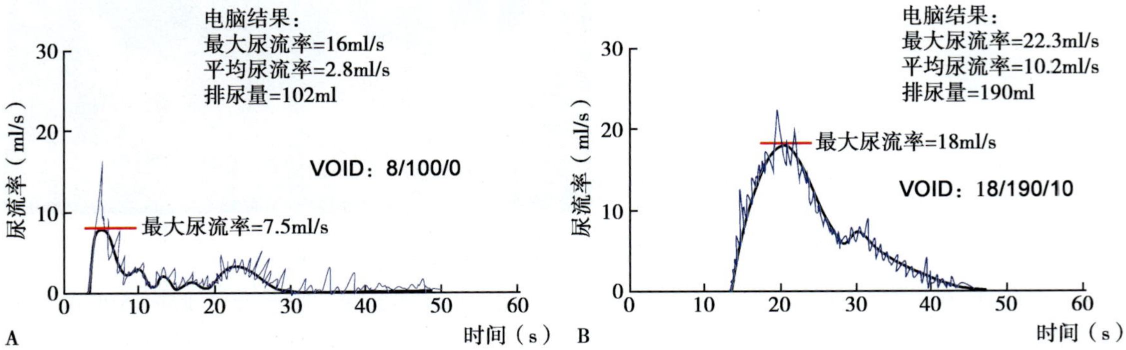

图 2-2-8 人工校正（排除）尿流曲线中的赝像（伪峰）$Q_{max \cdot raw}$，手工确定临床相关的平滑的最大流曲线（Q_{max}）

尿流测定结果应用标准格式报告：最大尿流率（Q_{max}）/ 排尿量（VV）/ 残余尿量（PVR）（Q_{max}/VV/PVR）。A. Q_{max}/VV/PVR = 8/100/0；B. Q_{max}/VV/PVR = 18/190/10。

第三章

膀胱压力－容积测定

第一节　操作规范及适应证

膀胱压力 - 容积测定简称膀胱测压（cystometry，CMG），不仅能测定膀胱的压力 / 容量关系，还能记录膀胱的感觉功能，通过模拟膀胱储尿过程重现下尿路功能障碍，找出造成这些症状的原因，为精准制订诊断及治疗方案提供依据。膀胱测压和排尿期压力 - 流率测定（pressure flow study，PFS）是尿动力学检查的核心内容，是尿控专家的“叩诊锤”。临床中一般将这两个阶段的测定连续完成，以完整、充分地反映下尿路功能（图 3-1-1）。

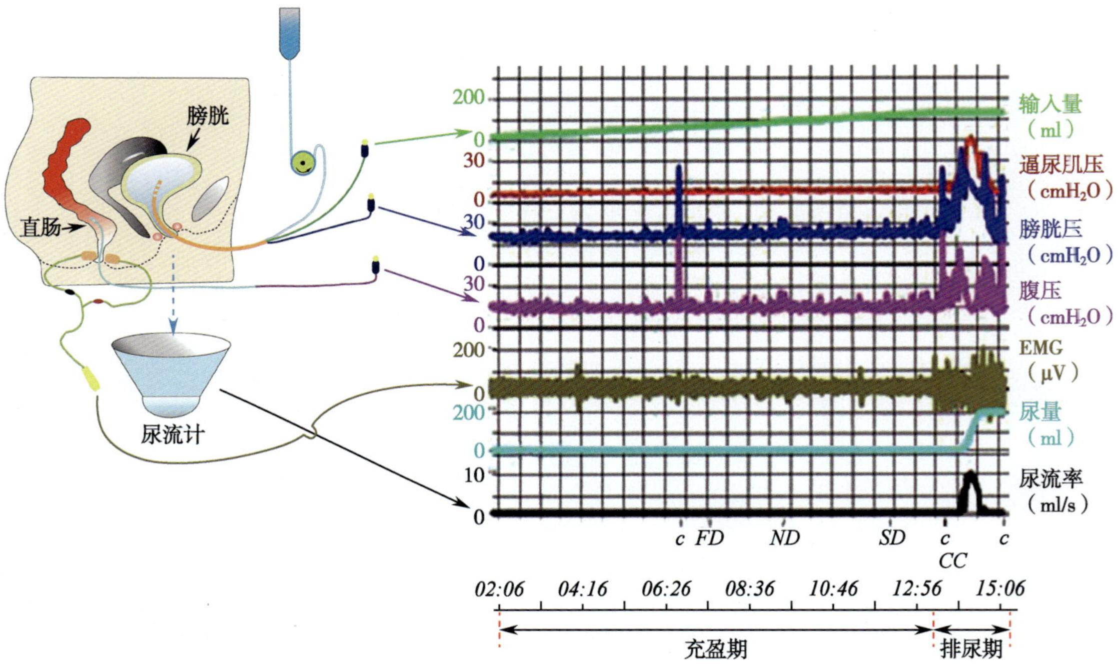

图 3-1-1　CMG/PFS 测定方法

一、测压仪器

CMG 用人工方法充盈膀胱，模拟生理状态下膀胱的充盈，用以评价膀胱感觉、逼尿肌的活动性、膀胱容量和膀胱顺应性。尿动力学检查仪包括 2 个系统：

1. 灌注系统　灌注速度可从 5～90ml/min 中选择，容积式泵（软管）采用滚动挤压泵产生脉冲液体向膀胱内灌注，通过调节泵的转速可调节灌注速度；不同年龄的儿童灌注速度不同。

2. 测压系统 测量的压力包括尿道压力、膀胱压力和腹压。单位以厘米水柱（cmH_2O）表示，$1cmH_2O = 98.07Pa$。压力信号具有敏感性，且易受影响因素出现伪像，在结果描述中需注明测量环境参数。例如，“采用 6Fr 双 / 三腔测压管，生理盐水灌注速度 10ml/min”。一般要求测压精度在 $1.5cmH_2O$ 以内、测量范围在 0～$250cmH_2O$、信号记录频率在 3Hz 以上。

国际尿控协会推荐使用液体介导测压管和外置传感器，液体作为充盈膀胱和压力传递的介质，将压力传至位于体外的传感器，由设备收集压力信号并记录（图 3-1-2A）。空气介导测压管和外置传感器，压力传导依靠空气，由置于体内的小气囊将压力信号传递至传感器（图 3-1-2B，图 3-1-3）。

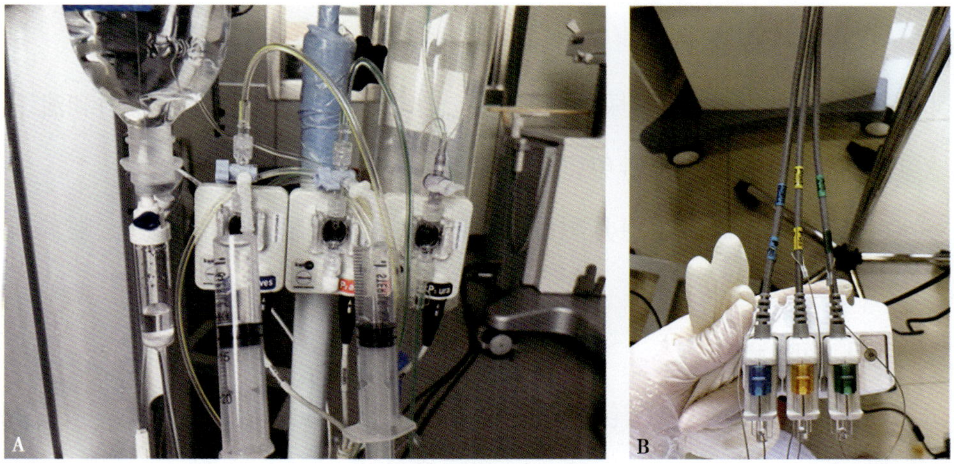

图 3-1-2 尿动力学仪器

A. 液导尿动力学仪器；B. 气导尿动力学仪器。

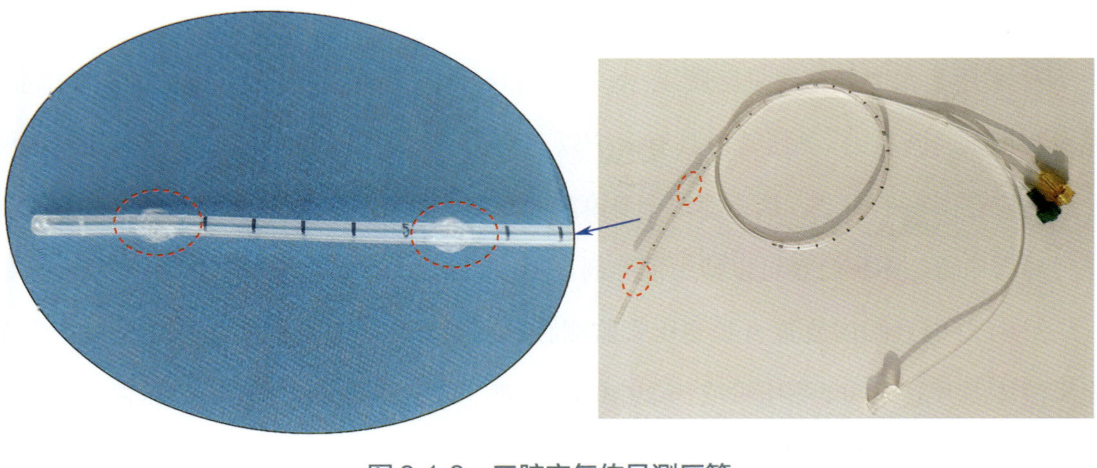

图 3-1-3 三腔空气传导测压管

该导管用于同步膀胱尿道测压，红色圈注为小气囊。

二、操作规范

（一）检查前准备和宣教

1. 全面了解病史并进行相关体格检查，让患儿和 / 或其父母充分了解检查的原因及检查前的准备工作，并签署尿动力学检查告知书（或知情同意）。年龄较大儿童检查前安排参观检查室，熟悉环境。

2. 尿常规和传染病四项检查。如果为阳性，按照相关规定做好防护和处理耗材。

3. 进行必要的肠道准备，检查前排空大便，便秘者可用开塞露或灌肠，以免直肠内大便对检查结果产生干扰。

4. 准备充盈介质，充盈介质一般采用室温生理盐水。对于 2 岁以下的婴幼儿建议采用体温（36～37℃）生理盐水。

5. 检查尿动力学设备（包括尿流计）准备就绪，随时可以开始进行压力和流率测定。

6. 检查期间注意调节室温避免患儿受凉。

7. 采取各种安抚措施减少患儿焦虑或恐惧，如让家长陪同，给予玩具、喂养或播放动画片。

（二）置入膀胱测压管

1. 准备消毒包及相关耗材（包括膀胱尿道及直肠测压管、生理盐水）。安装泵管、测压管、灌注管及肌电接收装置。膀胱置入测压管前常规自由尿流测定和 B 超记录残余尿。取截石位或坐位，婴儿可仰卧，暴露尿道口，按照无菌导尿术的要求操作经尿道置入膀胱测压管，胶布固定测压管于阴茎或会阴部（图 3-1-4），也可经耻骨上穿刺置入膀胱测压管，国内较少使用。年龄较大儿童采用坐姿。

2. 采用无张力导管测量膀胱压（气导或液导）。一般使用 6～8Fr 双腔测压管，同时充盈和记录膀胱压力，测压管应具有两个以上侧孔。如果用于测尿道压要求测压管的两个侧孔应在同一平面上。禁止使用全身麻醉。可以在测压管外涂抹局部麻醉凝胶有利于减轻局部痛苦。不配合者可以使用镇静剂，并在报告结果时给予注明。

3. 经肛门直肠内放置直肠测压管监测腹部压力变化。直肠测压管可以是一个完全充满液体的开放式 8Fr 测压管或一个小的无液充气球囊直肠测压导管。测压仪器会根据膀胱压力减去腹压自动计算出逼尿肌压力，并实时显示膀胱压力、腹压和逼尿肌压力曲线变化（图 3-1-5）。

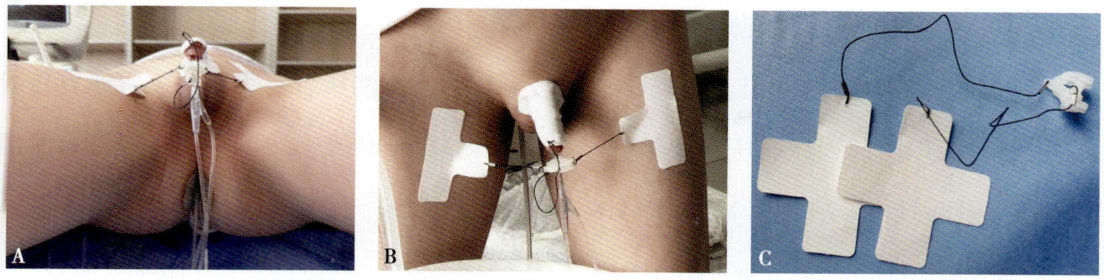

图 3-1-4　膀胱尿道测压管置入及固定
置入膀胱尿道测压管并固定（A，B），导管固定器（C）。

（三）传感器置零

1. 在充盈膀胱前，排空膀胱尿液，测压管内压力与外在大气压保持一致，液导的膀胱压力测定需把传感器置于耻骨水平置零后，再连接相应的测压管、灌注管，注意排空气泡。气导直接将测压管连接压力通道后再置零。

2. 测试导管和传感器　初始膀胱静止压力应为 0。为了获得准确的初始静止压力，经测压管向膀胱中充盈一些液体，附着在测压管侧孔的麻醉凝胶冲离测压管侧孔。当儿童站立时，最初的逼尿肌压力应接近于零。为了进一步测试婴儿的导管和传感器反应，可轻轻按压下腹部，而年龄较大的儿童鼓励咳嗽。腹压升高应具有与膀胱压力相似的响应峰值，此时逼尿肌压力保持在零（图 3-1-5）。

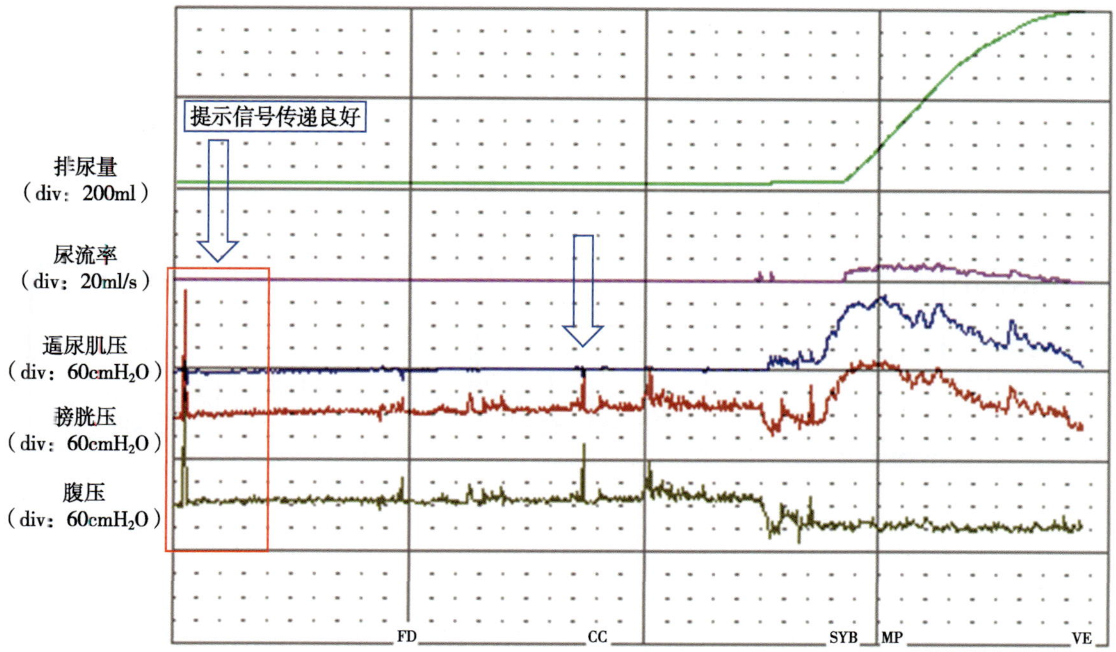

图 3-1-5　CMG/PFS 测定图
充盈膀胱时咳嗽（箭头）引起 P_{ves} 及 P_{abd} 同步增加，逼尿肌压力保持不变。CMG：膀胱压力－容积测定；PFS：膀胱压力－流率测定。

（四）膀胱压力 - 容积测定

1．膀胱充盈过程中，可让患儿咳嗽或轻按下腹部检测测压管有无堵塞。腹压管传导障碍或滞后可以引起逼尿肌压力假性升高（图 3-1-6）。咳嗽或轻按下腹部还可以检测能否激发逼尿肌过度活动（图 3-1-7）。

2．膀胱充盈速度（每分钟充盈生理盐水）应为正常最大膀胱的 5%～10%。1 岁以上膀胱容量根据公式［30 + 年龄（岁）× 30（ml）］计算。小于 1 岁婴儿按照（38 + 2.5 × 月龄）进行估算。

3．对于大龄儿童注意标注“初始尿意”和“强烈尿意”。这些标志应在尿动力描述上显示。

4．膀胱充盈过程中出现灌注量超过估计膀胱容量 150% 或出现漏尿速率大于灌注速度或表现出强烈的排尿欲望（新生儿或婴儿脚趾弯曲或较大儿童活动）时，可被解释为膀胱充盈完全的迹象，停止充盈并在测压曲线上标记为充盈结束。

5．当使用相关药物或镇静剂时，应在报告中注明。

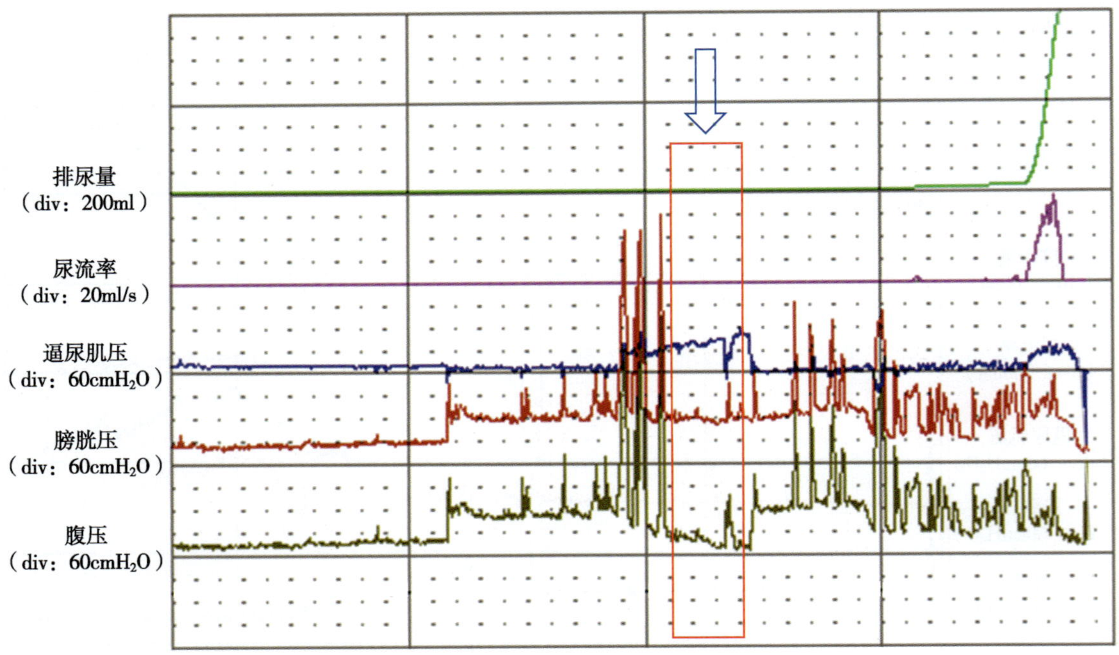

图 3-1-6　CMG/PFS 测定图

P_{abd} 及 P_{ves} 测压管信号反应差（箭头），腹压下降引起逼尿肌压力假性升高。CMG：膀胱压力 / 容积测定；PFS：膀胱压力 / 流率测定。

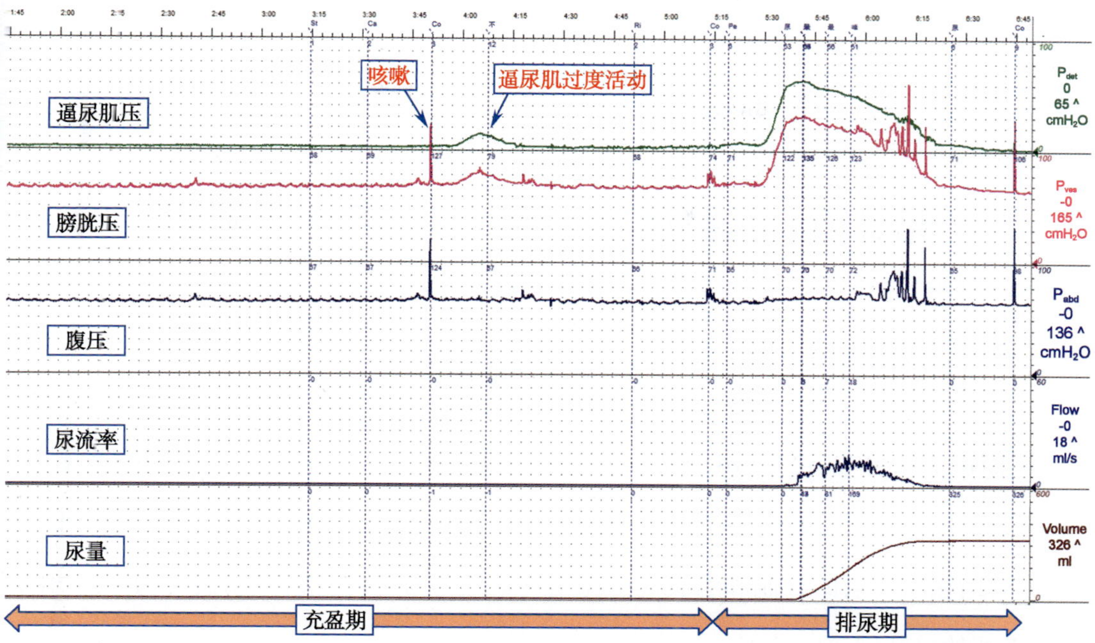

图 3-1-7 CMG/PFS 测定图

咳嗽（箭头提示）诱发逼尿肌过度活动。CMG：膀胱压力 / 容积测定；PFS：膀胱压力 / 流率测定。

三、适应证

1. 膀胱功能障碍性疾病的诊断、鉴别诊断及病因分析，适用于各种类型的尿失禁及遗尿症、非尿路感染性尿频尿急者、神经系统疾病及精神心理障碍等引起的膀胱尿道功能障碍、各种伴有膀胱排空障碍的非神经源性疾病、各类盆腔脊柱手术及外伤引起的膀胱排空障碍。

2. 指导治疗膀胱功能障碍的方法并评估治疗效果。对膀胱功能的准确评估是确定膀胱功能障碍治疗方案的主要依据。

3. 膀胱生理学、膀胱疾病的病理生理学、与排尿相关的药理学及神经生理学研究。

第二节　膀胱压力－容积曲线及结果解读

一、正常膀胱压力－容积曲线及相关参数

膀胱压力 - 容积测定（CMG）反映了膀胱充盈过程中压力与容积的关系（见第三章第一节图 3-1-1）。它用于评价膀胱在充盈过程中的膀胱容量、顺应性、逼尿肌功能、中枢神经系统对逼尿肌反射的控制和膀胱的感觉功能。通过该曲线记录的膀胱压力 - 容积测定参数，来评估膀胱储尿的功能。

1. 膀胱感觉　通过膀胱测压过程中和患儿之间的语言交流或者观察患儿肢体活动方式进行判读。年龄较小的婴儿很难测定其膀胱的感觉。

（1）初次排尿感（first desire to void，FD）：指膀胱充盈到患儿刚刚开始有排尿感觉的程度。正常膀胱的初次排尿感常出现在膀胱充盈达到最大膀胱容量 50% 时。

（2）正常排尿感（normal desire to void，ND）：指膀胱充盈到患儿需要排尿，但排尿可以根据需要被延迟的程度。此时，正常排尿感可能出现在最大膀胱容量 75% 时。

（3）强烈排尿感（strong desire to void，SD）：指膀胱充盈到患儿产生持续排尿欲望，但又没有担心尿液漏出的程度。在配合检查的 3 岁以上的婴幼儿可以记录该项参数。而年龄较小婴幼儿或者少数年龄较大的儿童在强烈排尿感时就会发生自主排尿。强烈排尿感出现在最大膀胱容量 90% 时。

（4）尿急（urgency）：指膀胱继续充盈到患儿产生强烈的排尿欲望并伴有尿液漏出或下腹疼痛的恐惧。例如膀胱过度活动症患儿在出现逼尿肌过度活动时会出现尿急并可能伴有尿液漏出。

2. 逼尿肌压力（P_{det}）　指膀胱本身固有的力量产生的压力，由膀胱内压减去腹内压获得。逼尿肌压力若为负压，应认为是直肠收缩活动引起的假象。焦虑和痛苦引起的腹部紧张能刺激或产生膀胱收缩的假象。在膀胱充盈过程中，逼尿肌压力稳定，不出现逼尿肌过度活动波，可以抑制由激惹试验诱发的逼尿肌收缩。

3. 膀胱容积

（1）最大膀胱容量或最大膀胱测定容量（maximum cystometric capacity，MCC）：指儿童开始排尿（或漏尿）时的膀胱容量或膀胱充盈到最大压力时的容量，包括排出的尿量和残余尿之和。在膀胱感觉正常患者中，MCC 指在膀胱测压过程中膀胱充盈到患者感到其不能再延迟排尿时的容积；在感觉障碍的患者中，指测试者决定终止膀胱充盈时的容积。对于儿童，可根据年龄计算最大膀胱容量，一般采用公式：膀胱最大容量（ml）= 30 +[30 × 年龄（岁）]。

（2）功能性膀胱容量（functional cystometric capacity，FCC）：与临床更为相关，被定义为排出的尿量。除了用 CMG 测定外，也可用排尿日记（排尿频率 / 尿量表）来判断。

4. 膀胱顺应性　膀胱顺应性（bladder compliance，BC）指逼尿肌压力变化后的相应体积改变，其计算方法为容积变化（ΔV）除以相应的压力改变（ΔP_{det}）（$BC = \Delta V/\Delta P_{det}$），以 ml/cmH_2O 表示（图 3-2-1）。用于衡量膀胱的可扩张性，即反映膀胱的弹性。正常情况下，低速灌注模式时，充盈末期逼尿肌压力一般 < $15cmH_2O$。膀胱顺应性受膀胱充盈速度的影响，也与膀胱容量有关，因而还随年龄而变化。至今，小儿膀胱顺应性仍无可靠参考值。充盈到根据年龄计算的最大膀胱容量时，逼尿肌压 ≤ $10cmH_2O$ 提示膀胱顺应性正常。由于膀胱容量从出生时的 30ml 增加到 10 岁时的 300ml，顺应性有随年龄增加的倾向。在婴幼儿较低的顺应性可以是正常的。但是，膀胱顺应性 < $10ml/cmH_2O$ 表明顺应性降低，可能是因为膀胱容量减少或者是 P_{det} 升高，抑或是两者都存在。

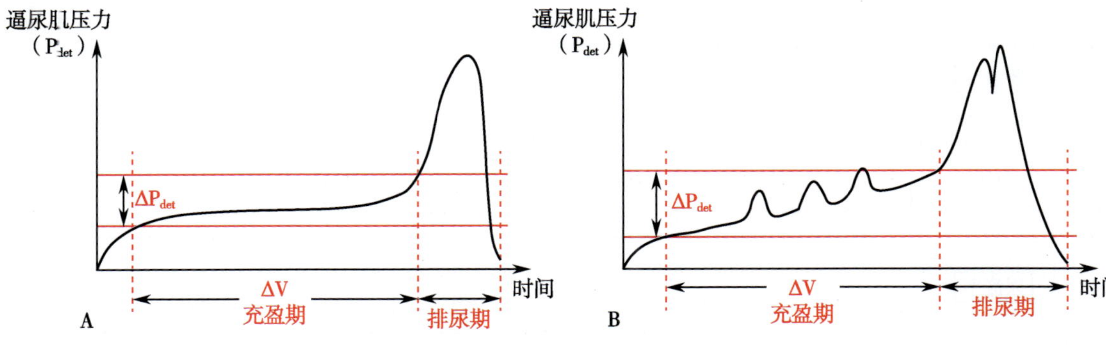

图 3-2-1　膀胱顺应性的计算方法

膀胱顺应性（BC）计算方法为容积变化（ΔV）除以相应的压力改变（ΔP_{det}），即：$BC = \Delta V/\Delta P_{det}$，单位以 ml/cmH_2O 表示。

二、正常膀胱压力－容积曲线及结果解读

1. 正常膀胱压力－容积测定（CMG）曲线 指能反映正常膀胱功能的曲线，即在充盈膀胱压力不升或稍升高，较大儿童膀胱稳定，无逼尿肌过度活动发生；膀胱充盈到最大膀胱容量时产生强烈排尿愿望等（图3-2-2，图3-2-3）。

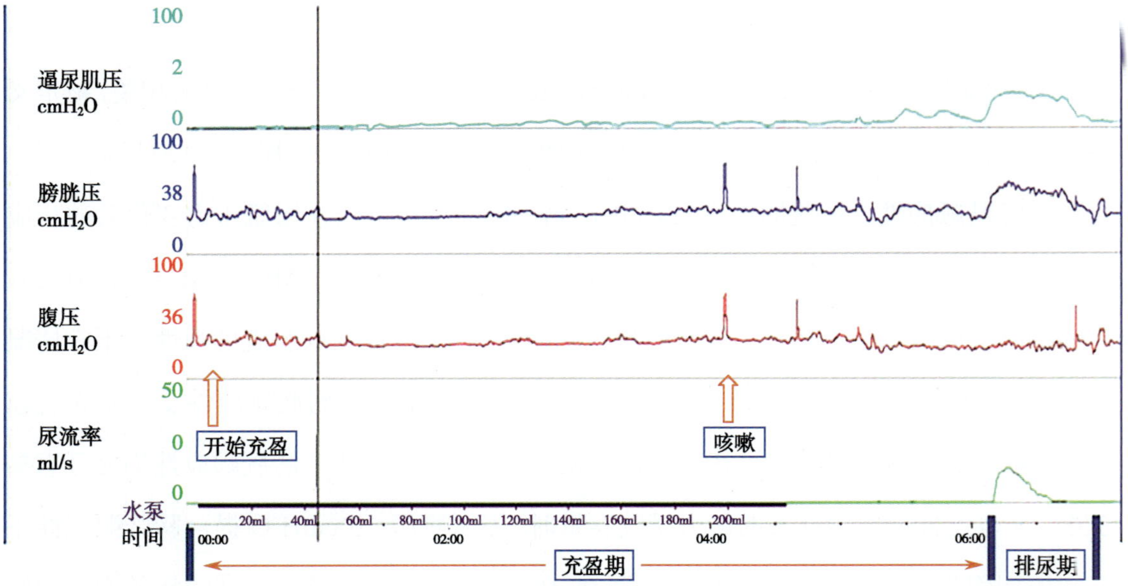

图3-2-2 正常膀胱压力－容积曲线

显示充盈期压力无明显升高，而排尿期逼尿肌压力明显升高。

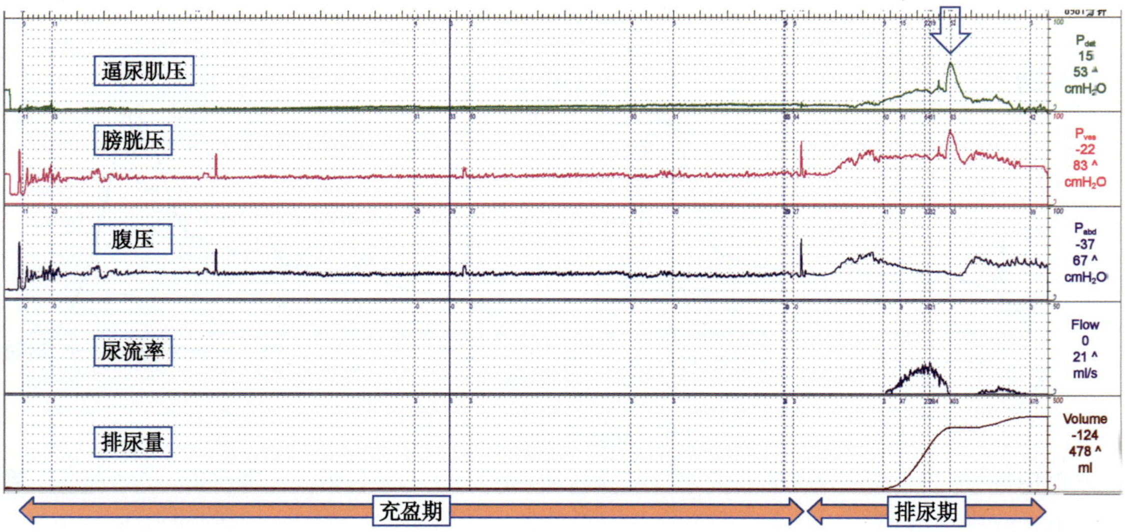

图3-2-3 正常膀胱压力曲线

显示充盈期压力稳定与排尿期逼尿肌压力明显升高，可见排尿后收缩（箭头）。

2. CMG/EMG 曲线 同步进行 CMG 和 EMG 测定可以了解逼尿肌 - 括约肌是否协同或逼尿肌 - 括约肌协同失调（detrusor- sphincter dyssynergia，DSD）。正常的膀胱充盈过程中逼尿肌压力无变化或稍升高，EMG 随着膀胱的充盈活动逐渐增加；排尿过程中逼尿肌压力升高，腹压活动减弱或略增加，括约肌活动减弱，有利于排尿（图 3-2-4）。

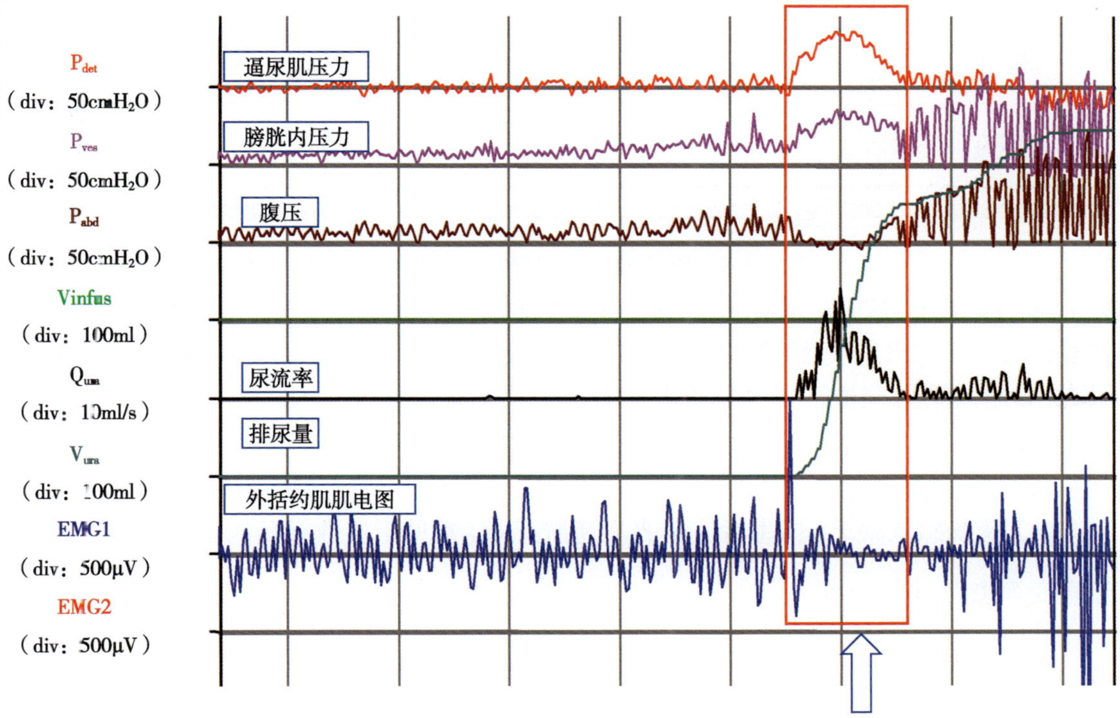

图 3-2-4 CMG/PFS/EMG 检查

遗尿患儿检查结果显示膀胱功能正常，排尿时（箭头）逼尿肌压力升高，腹压略降低，外括约肌活动减弱。

三、异常膀胱压力－容积曲线及结果解读

1. 膀胱感觉异常

（1）膀胱感觉增高：也称膀胱感觉过敏（bladder hypersensitive，BHS），定义为提前出现的 FD（低于膀胱最大容量的 1/3 时）、正常的 ND、降低的 MCC，膀胱感觉过敏可能是尿频、尿急及急迫性尿失禁等症状的原因。常见于各种 OAB 和特发性感觉过敏（图 3-2-5）。

（2）膀胱感觉减退：指延迟出现的 FD 与 ND，但不会出现 SD 与尿急或膀胱疼痛等症状。常见于糖尿病性膀胱功能障碍、骶髓下神经源性膀胱、膀胱出口梗阻所致的慢性尿潴留等疾病。

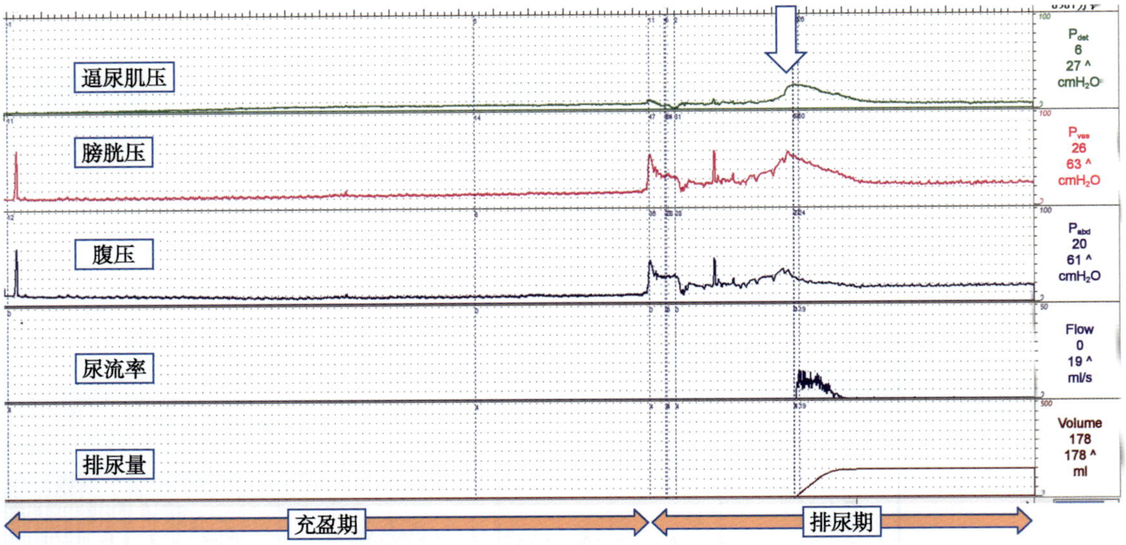

图 3-2-5　膀胱感觉敏感膀胱压力曲线示意图

患儿，女性，15 岁，尿频 2 月余。膀胱压力检查结果示：逼尿肌顺应性正常，逼尿肌压力稳定，但充盈至 180ml 时患儿感觉下腹憋胀不适（图中箭头所示），强烈要求排尿，不能控制，发生排尿。尿动力诊断：膀胱感觉敏感，最大膀胱容量减少。

（3）膀胱感觉缺乏：指患者完全丧失膀胱感觉，常见于急性脊髓病变、感觉麻痹性神经病变等患者（图 3-2-6）。

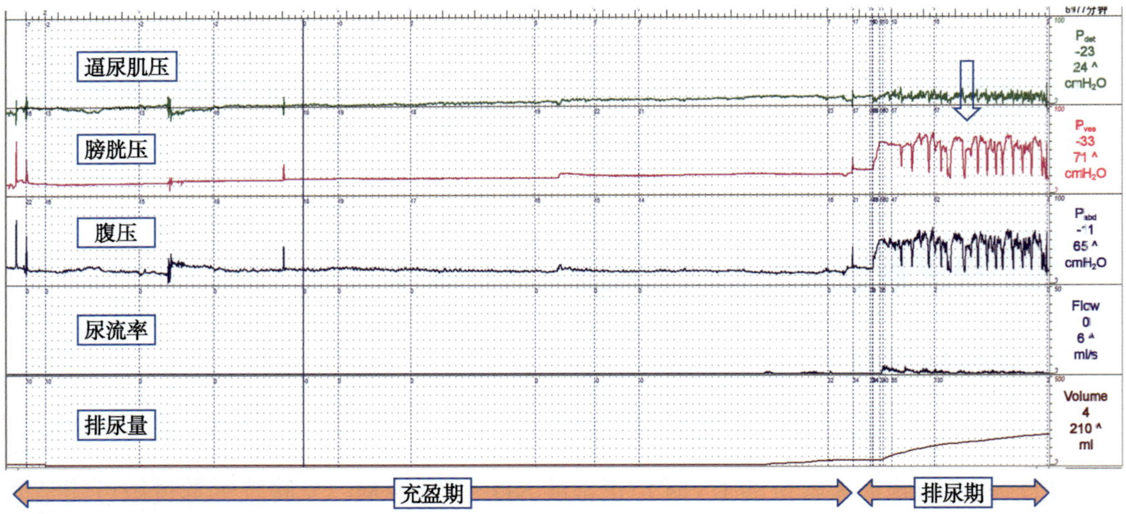

图 3-2-6　神经源性膀胱逼尿肌活动低下伴膀胱感觉迟钝的膀胱压力曲线

患儿，女性，8 岁，骶尾部畸胎瘤术后 2 年。膀胱压力检查结果示：逼尿肌顺应性增大，逼尿肌压力稳定，充盈至 250ml 时仍未出现膀胱初始感觉。嘱患儿排尿，排尿期逼尿肌未见主动收缩波（腹压排尿，如箭头所示）。尿动力诊断：膀胱感觉迟钝，逼尿肌无收缩。

2. 膀胱活动性异常

（1）逼尿肌过度活动（detrusor overactivity，DO）：指充盈期尿动力学检查观察到的自发或诱发出来的逼尿肌无抑制收缩。包括两种模式：①期相性逼尿肌过度活动：指膀胱充盈过程中逼尿肌压力曲线上出现的波形改变，其可以或者不会导致尿失禁（图 3-2-7）；②终末性逼尿肌过度活动：指膀胱充盈过程中逼尿肌压力曲线上出现的单一、发生于最大膀胱测压容积处的无抑制性逼尿肌收缩，其不能被抑制，并常导致膀胱完全排空性尿失禁（图 3-2-8）。

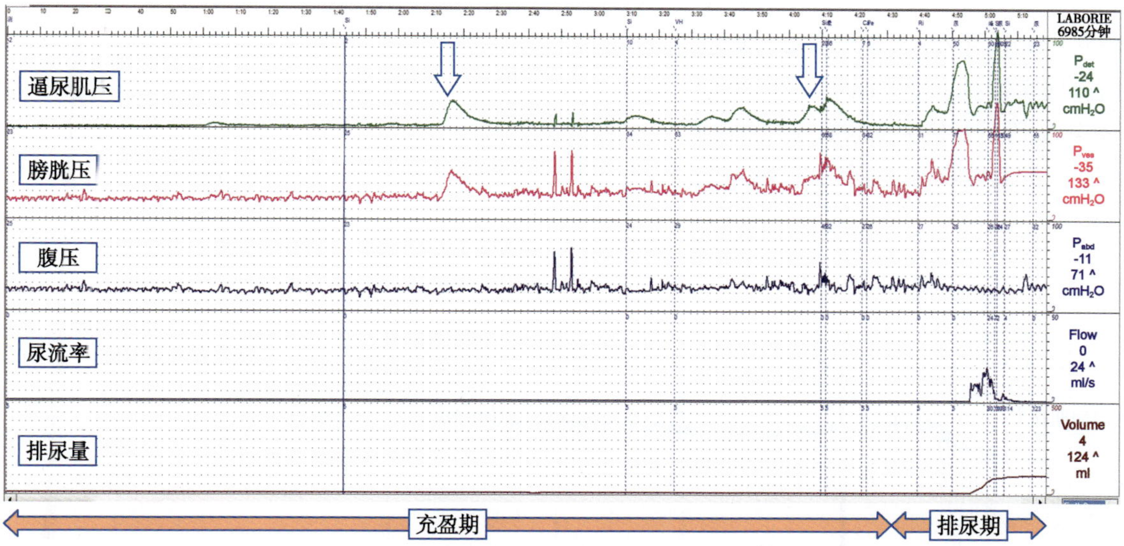

图 3-2-7　脊髓损伤期相性逼尿肌过度活动的膀胱压力曲线

患儿，女性，13 岁，MRI 示脊髓损伤，表现为尿频、尿急，偶有尿失禁和排尿困难。膀胱压力检查结果示：逼尿肌顺应性正常，充盈期出现多个逼尿肌过度活动（如箭头所示），不伴漏尿；充盈至 120ml 时患儿自诉憋胀，膀胱感觉敏感。停止灌注，嘱患儿排尿，排尿期可见逼尿肌主动收缩波，有尿液排出。尿动力诊断：膀胱过度活动（期相性），最大膀胱测定容量减小。

（2）逼尿肌活动低下：指充盈期逼尿肌无收缩或收缩力低下，有过度充盈膀胱的危险。

3. 膀胱顺应性异常

（1）膀胱顺应性降低：许多疾病可以影响 BC，而 BC 的改变也是产生 LUTS 的原因。膀胱顺应性低可由三个指标来确定：①较小的膀胱容量变化伴随着膀胱压力的显著增加；②膀胱顺应性值 $<10ml/cmH_2O$；③充盈末期压力 $>15cmH_2O$（图 3-2-9，图 3-2-10）。

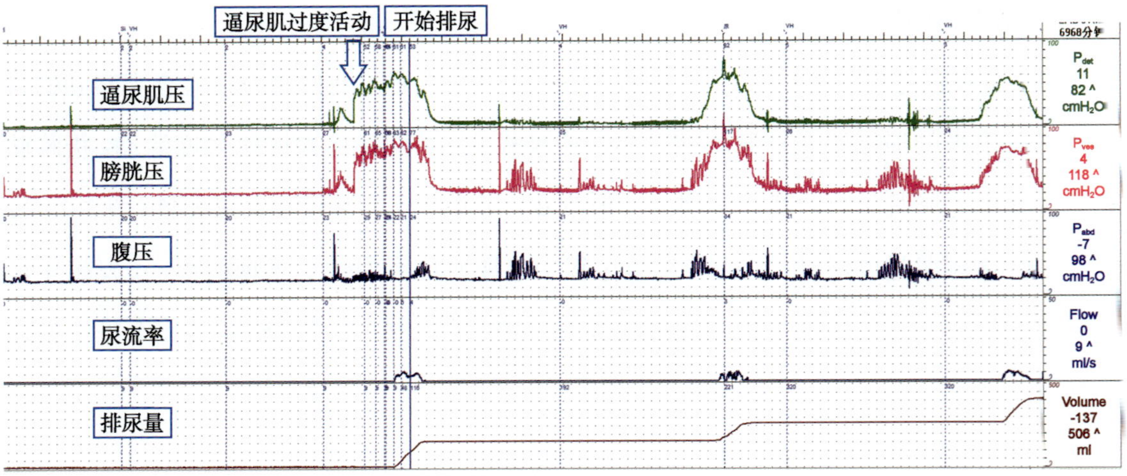

图 3-2-8　终末性逼尿肌过度活动膀胱压力曲线

患儿，男性，8 岁，表现为尿频、尿急，日间尿失禁。膀胱压力检查结果示：膀胱感觉敏感，最大膀胱测压容量减小（171ml）。3 次尿动力检查，第一次充盈至 171ml 时患儿不可抑制进入排尿期（如箭头所示），最大逼尿肌压力升高 61cmH$_2$O，有尿液排出。3 次尿动力在膀胱充盈期均出现逼尿肌无抑制性收缩。尿动力诊断：逼尿肌过度活动（终末性），最大膀胱测定容量减小。

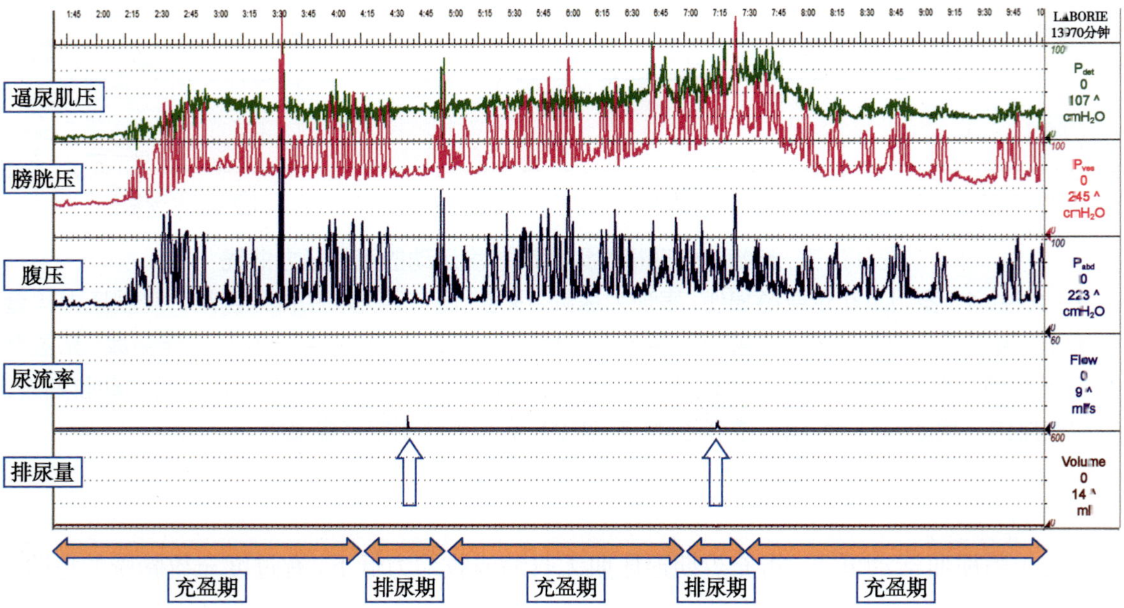

图 3-2-9　脊柱裂膀胱压力曲线

患儿，女性，41 天，发现排尿困难 13 天，双肾积水 1 周。MRI 示 L$_5$ 以下椎板未融合。膀胱压力检查结果显示：逼尿肌顺应性差，最大膀胱容量 90ml，充盈末期逼尿肌压力显著升高，排尿期未见明显逼尿肌主动收缩波，患儿通过腹压排尿，残余尿量增加约 40ml。该曲线为 41 天婴儿的膀胱压力曲线图，膀胱压力和腹部压力随着婴儿哭闹出现多个波峰，此时可以主要观察逼尿肌压力的改变。尿动力诊断：逼尿肌无收缩，膀胱顺应性差。

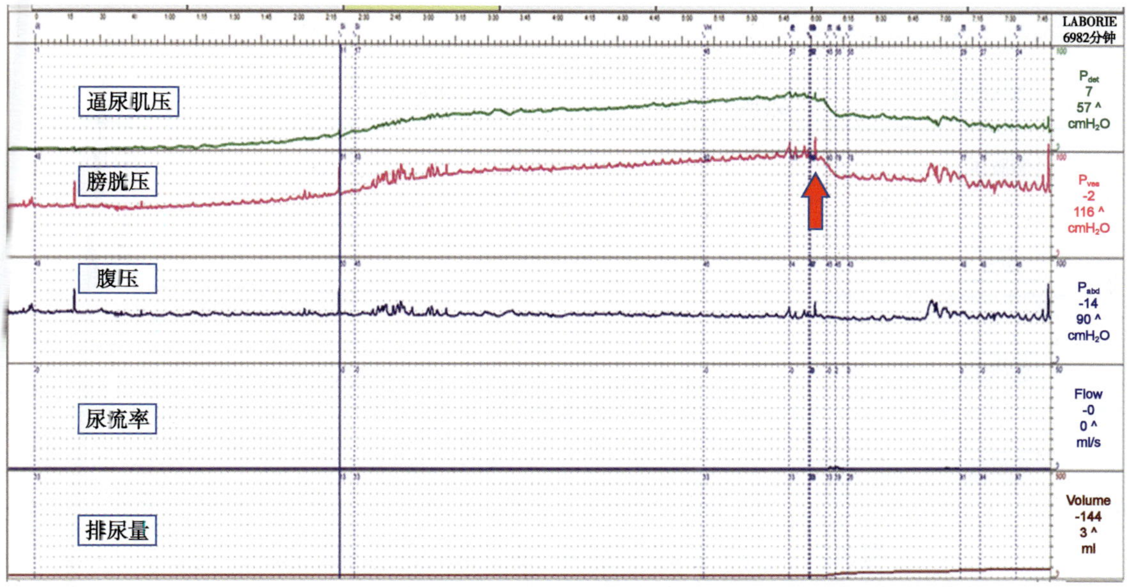

图 3-2-10 神经源性膀胱逼尿肌顺应性差的膀胱压力曲线示意图

患儿，男性，5 岁，3 年前曾行“脊髓膨出修补术”，1 年前彩超发现右肾积水，表现为排尿困难、尿失禁、大便干结和右肾积水。膀胱压力检查结果示：充盈期膀胱顺应性差，充盈至 125ml 时出现漏尿，DLPP（逼尿肌漏尿点压）= 51cmH_2O，漏尿后逼尿肌压力明显降低（红色箭头），最大膀胱测压容量为 125ml，膀胱感觉迟钝。停止灌注，嘱患者排尿，有少量尿液排出。尿动力诊断为：逼尿肌无收缩，逼尿肌顺应性差，DLPP = 51cmH_2O。

（2）高顺应性膀胱：若膀胱容量 > 膀胱预测容量的 2 倍以上且膀胱内压始终处于低水平则称为高顺应性膀胱，与膀胱无收缩相比，高顺应性膀胱逼尿肌可以收缩，而后者逼尿肌无收缩（图 3-2-11）。

4. 膀胱容量异常 低于膀胱容量测定值的 65%，提示为小膀胱容量；而高于膀胱容量测定值的 150%，则提示为大膀胱容量。

5. 逼尿肌漏尿点压 在膀胱充盈过程中，膀胱腔内压随着充盈量的增加而增高，当膀胱腔内压增高超过尿道压或尿道阻力时，即产生尿液漏出，此时测定记录的逼尿肌压力即为逼尿肌漏尿点压（detrusor leak point pressure，DLPP）。DLPP 测定是一种被动地测试膀胱储尿期压力和膀胱出口阻力、膀胱顺应性，有效地预测神经源性膀胱患者上尿路损坏危险性的简单方法（图 3-2-12）。40cmH_2O 为 DLPP 的参考界值，压力 > 40cmH_2O 表示发生肾脏损害的风险高。一个较高的 DLPP 意味着较高的储尿期膀胱压，长期的高膀胱压最终可以导致上尿路的损毁，较高的储尿期膀胱腔内压与肾盂积水和肾功能受损之间有密切关系。

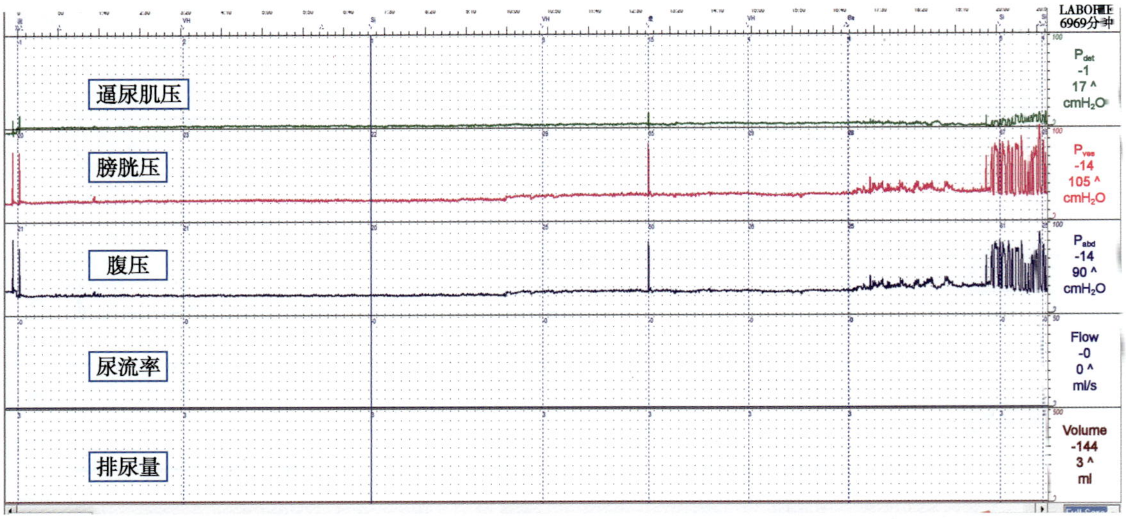

图 3-2-11 神经源性膀胱高顺应性膀胱的膀胱压力曲线

患儿，女性，4 岁，3 年前曾行“脊髓栓系松解术”，表现为排尿困难、尿失禁。膀胱压力检查结果示：逼尿肌顺应性增大（100ml/cmH_2O），逼尿肌稳定，充盈至 150ml 时仍未出现膀胱初始感觉。嘱患儿排尿，排尿期逼尿肌未见主动收缩波，未见尿液流出。尿动力诊断：高顺应性膀胱，膀胱感觉迟钝，逼尿肌无收缩。

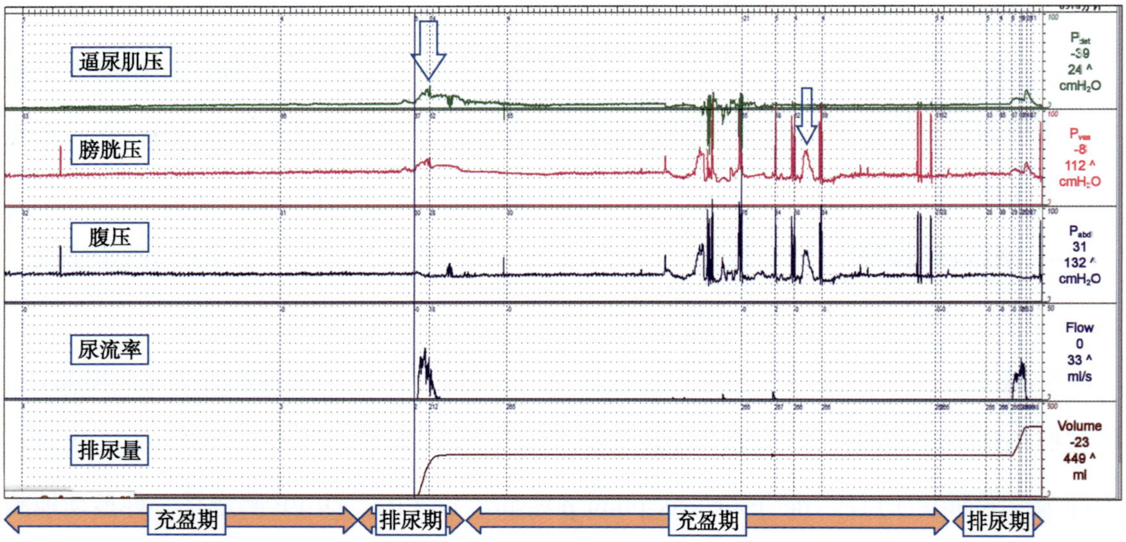

图 3-2-12 混合性尿失禁膀胱压力曲线示意图

患儿，女性，9 岁，尿失禁 2 年。膀胱压力检查结果示：逼尿肌过度活动，有尿液排出（如实心箭头所示）；嘱患儿行 valsalva 动作时，有尿液漏出，腹压漏尿点压（VLPP）= 66cmH_2O（如空心箭头所示）；膀胱感觉敏感；最大膀胱容量正常（300ml）。患儿漏尿后继续充盈膀胱，最后排尿总量为 449ml。尿动力诊断：逼尿肌过度活动，压力性尿失禁。

四、特殊膀胱压力－容积曲线及结果解读

多种因素可以影响膀胱压力曲线，如测压管移动、直肠发生蠕动等（图 3-2-13）。

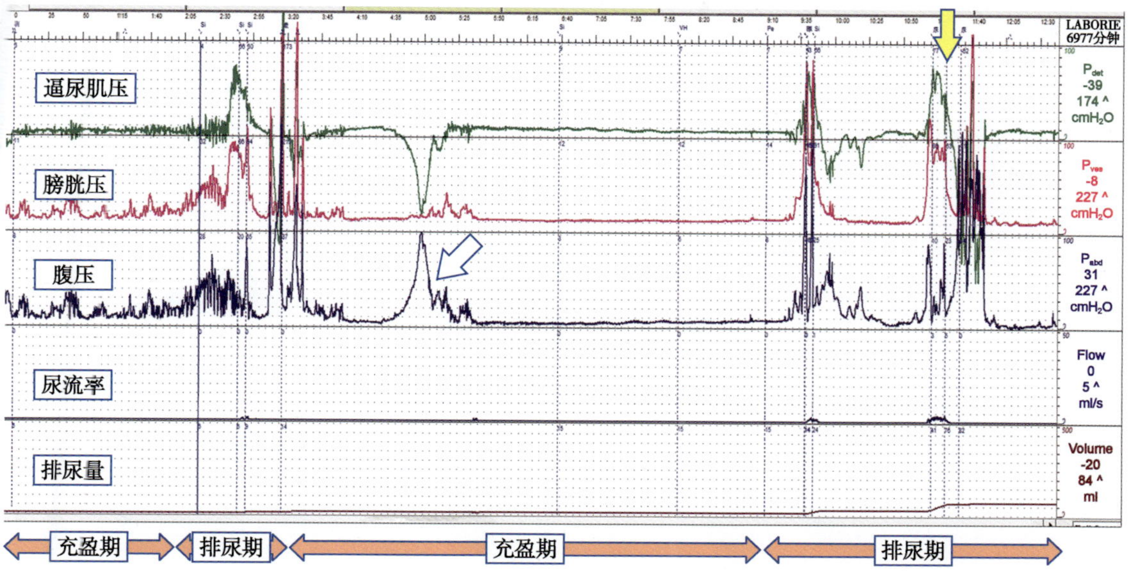

图 3-2-13　膀胱压力容积曲线

患儿，男性，2 月龄，出生后发现右侧输尿管扩张，排尿困难。膀胱压力检查结果示：膀胱顺应性正常，最大膀胱容量 95ml。充盈过程中可见患儿直肠蠕动波（如空心箭头所示），排尿期可见患儿两次间断排尿（如实心箭头所示）。排尿期最大逼尿肌压力升高 $60cmH_2O$，有尿液排出。尿动力诊断：残余尿量 25ml，最大膀胱容量 95ml，最大逼尿肌压力升高 $60cmH_2O$。

第四章

膀胱压力－流率测定

第一节　操作规范及适应证

压力-流率测定（pressure-flow studies，PFS）是指膀胱压力和尿流率的同步测定。记录的压力包括膀胱腔内压测定、腹压测定等。PFS 可以对排尿功能障碍进行详细的评估，可以诊断膀胱出口梗阻、逼尿肌收缩力等膀胱尿道功能障碍。

一、操作规范

1. PFS 是膀胱压力-容积测定（cystometry，CMG）检查的延续，前期进行 CMG 的操作不再赘述。具备尿控能力的儿童排尿期开始于下达排尿指令，即“允许排尿”时，或无排尿功能障碍的儿童达到最大膀胱容量时（图 4-1-1）。当有强烈尿意时（适用于膀胱感觉正常的年龄较大儿童）或膀胱达到预期最大膀胱容量[30＋年龄（岁）×30（ml）]时，鼓励排尿，必要时调整排尿姿势，如男孩站立位排尿。排尿前嘱患儿咳嗽或增加腹压，观察膀胱压与腹压的增高幅度是否一致，进一步评估传感器是否正常，随后患儿进入排尿期。

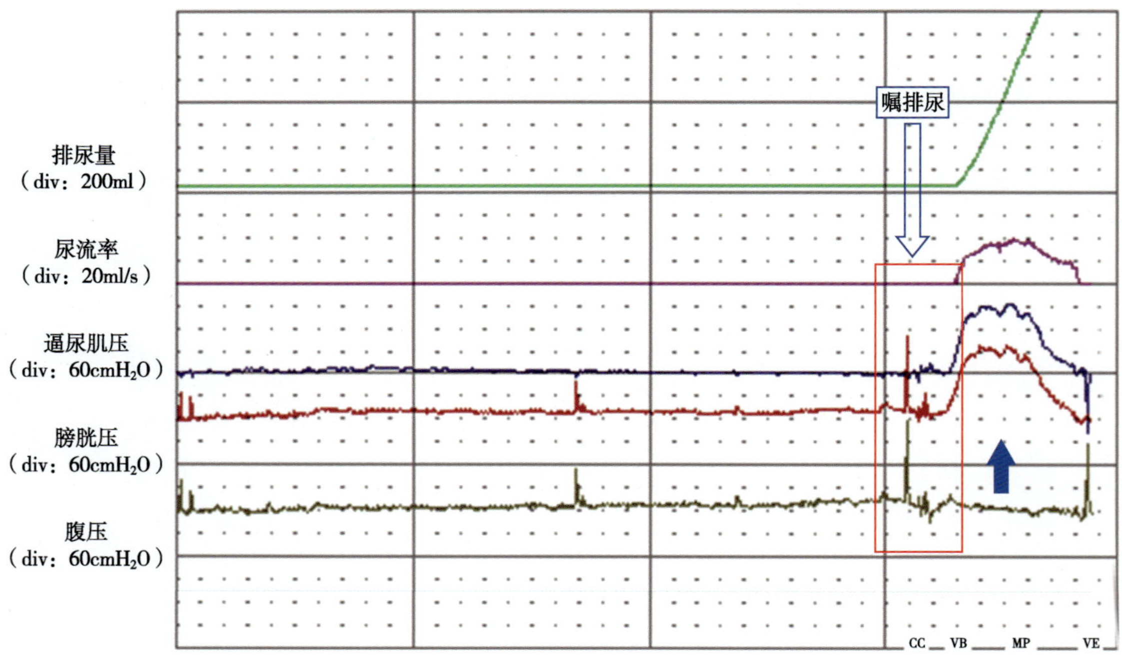

图 4-1-1　CMG/PFS 测定图

“排尿”指令下达（空心箭头），遂后患儿自主排尿，膀胱压力升高（实心箭头）。

2. 排尿后，应立即进行技术质量评估和判断尿动力检查结果是否与临床表现一致，以确定是否需要重复检查。如果怀疑有问题则进行第二次膀胱充盈测压。再次检查时，儿童通常比较放松和配合，可以获得更满意的结果，如果两次检查结果一致则提示结果更可靠。

3. 结束时，移除所有导管，检查后鼓励多喝水，以“消除”尿道刺激症状和减少发生尿路感染的机会。

4. 检查后尽快完成尿动力学检查报告，检查过程中的特殊情况，如体外变化、导管堵塞等给予标注。

二、适应证

PFS 适应证基本上同 CMG，简要介绍如下：

1. 原因不明的残余尿过多。

2. 神经源性膀胱或怀疑神经源性膀胱。

3. 非神经源性膀胱引起严重的 LUTS。

4. 先天性畸形出现 LUTS 或需要了解其病理生理变化机制（如，瓣膜膀胱综合征、膀胱外翻、尿道上裂、多发膀胱憩室输尿管扩张和高级别膀胱输尿管反流等）。

5. 反复泌尿系感染需要寻找原因；经保守治疗无效的 LUTD 需要进一步寻找原因。

第二节　膀胱压力－流率曲线及结果解读

一、正常膀胱压力－流率曲线及参数解读

膀胱压力 - 流率测定（PFS）指同时记录膀胱排尿压力和尿流的测定，记录的 PFS 曲线能显示的参数有逼尿肌排尿压、尿流率及排尿压与尿流率的关系等。压力 - 流率测定的主要目的是：①确定排尿异常的诊断及排尿异常的严重程度；②帮助制订精准的治疗方案；③预测治疗后可能出现的问题原因；④随访治疗效果。

1. 膀胱压力 - 流率检查中测定的尿流率和自由尿流率测定的意义相同（图 4-2-1）。测定尿流率的同时测定膀胱压力有助于理解和解释尿流率变化的机制。

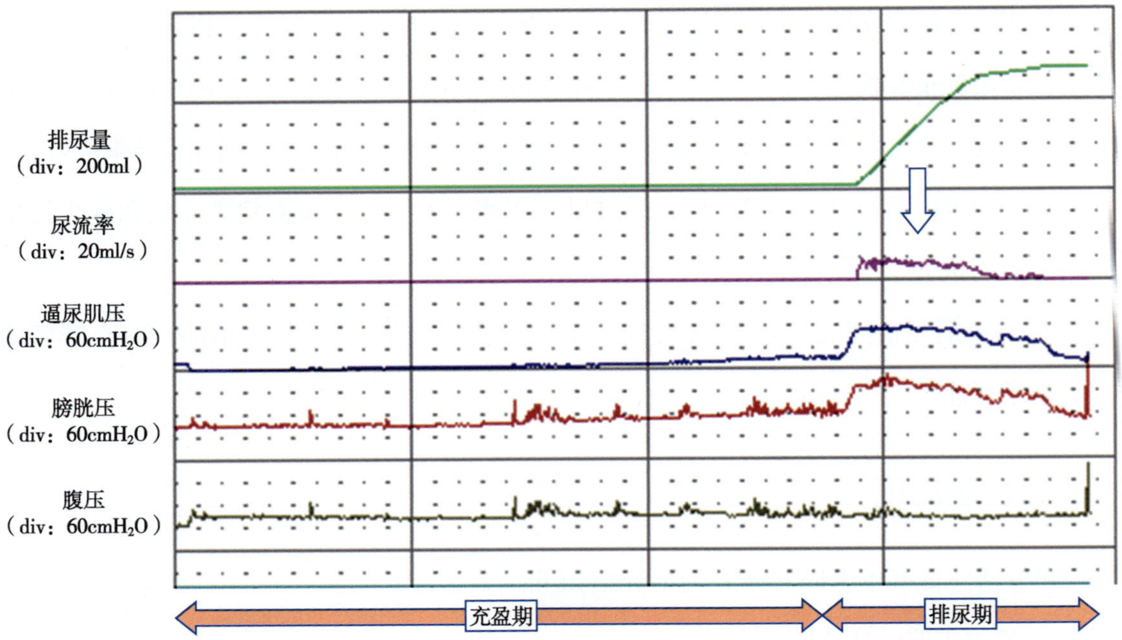

图 4-2-1　CMG/PFS 测定图

压力－流率图中的流率曲线（箭头）。

2. **膀胱压力**（intravesical pressure，P_{ves}） 是膀胱腔内的总压力，是排尿的驱动力所在，膀胱压力受腹压影响大，记录的膀胱压减去腹压得到逼尿肌压力。

3. **腹压**（intra-abdominal pressure，P_{abd}） 是通过直肠测压管测得的压力。膀胱测压开始前，膀胱和直肠内压力都可以置零，统一从零压力开始记录，方便比较和计算。记录的直肠压力要注意区别直肠本身收缩引起的压力变化和腹压增加引起的直肠内压力变化（图 4-2-2）。

4. **逼尿肌压力**（detrusor pressure，P_{det}） 是通过膀胱压力减去腹压获得。排尿期逼尿肌压力是指在发出排尿命令后膀胱进入排尿期所记录的逼尿肌压力变化。特殊时间点的逼尿肌压力有：①膀胱开放压（bladder opening pressure，$P_{ves \cdot open}$）指刚记录到尿流时的逼尿肌压力，这个压力反映了排尿启动时的膀胱出口阻力；②最大逼尿肌压力（detrusor maximum pressure，$P_{det \cdot max}$）指排尿过程中记录的逼尿肌压力最大值；③最大尿流率时逼尿肌压力（detrusor pressure at maximum urinary flow rate，$P_{det} \cdot Q_{max}$）指在记录到最大尿流率时的逼尿肌压力，如果最大尿流率的时间稍长，通常选择其中的最小逼尿肌压力；④逼尿肌关闭压（detrusor closing pressure，$P_{det \cdot close}$）指尿流终止时的逼尿肌压力。压力 - 流率测定的各项参数见模拟图 4-2-3，正常 PFS 见图 4-2-4。

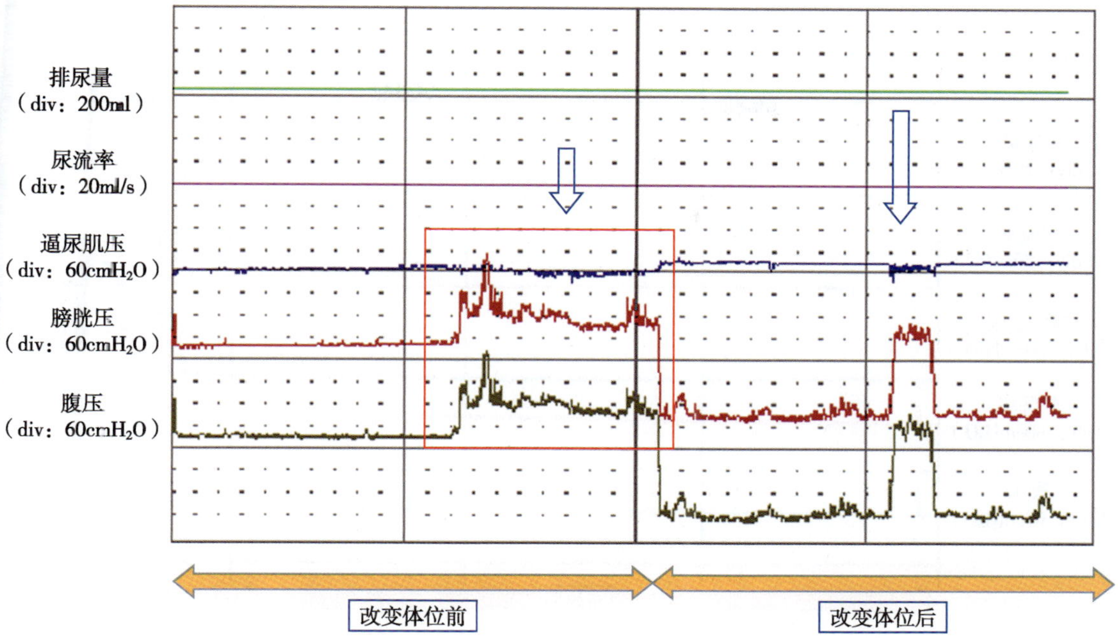

图 4-2-2 膀胱充盈期体位改变时膀胱压与腹压曲线的变化
如箭头所示。

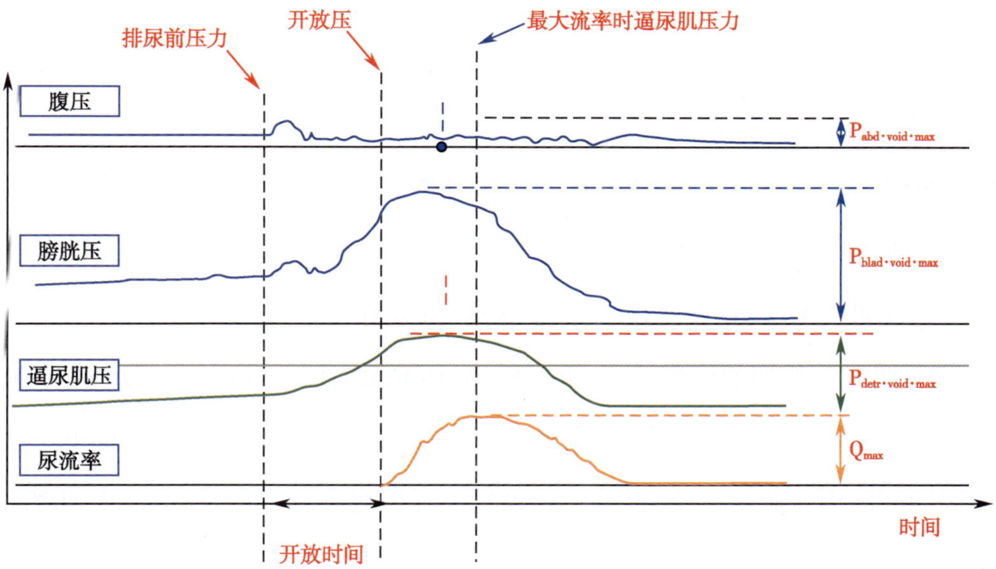

图 4-2-3 压力－流率测定的各项参数

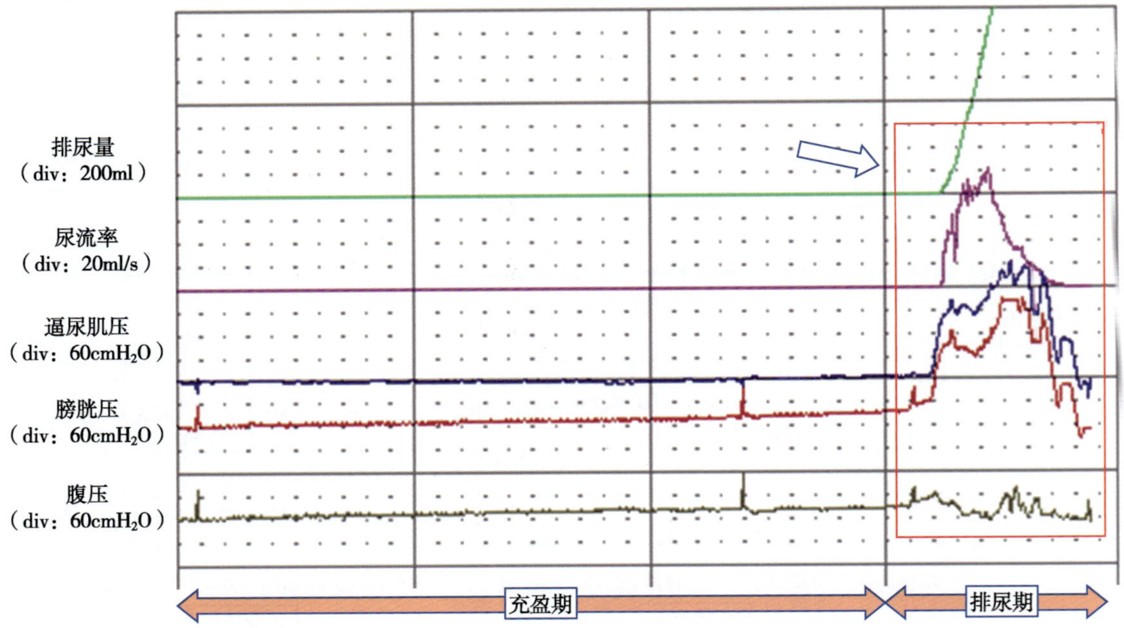

图 4-2-4　CMG/PFS 测定图

患儿，男性，13 岁，体检发现隐匿性脊椎。PFS：充盈至约 324ml 时患儿诉憋胀不适，嘱其排尿，排尿期（如箭头所示）可见逼尿肌收缩压升高约 67cmH$_2$O，可见尿液排出，排尿量约 450ml，最大尿流率（Q_{max}）为 23ml/s。诊断：尿动力学检查未见明显异常。CMG：膀胱压力 – 容积测定；PFS：膀胱压力 – 流率测定。

二、各种异常膀胱压力 – 流率曲线解读

PFS 可以记录到各种异常膀胱压力 / 尿流曲线，主要反映排尿功能。异常曲线主要有逼尿肌 - 括约肌协同失调曲线、高压伴或不伴低排曲线、逼尿肌无收缩曲线（充盈性尿失禁曲线）、逼尿肌无收缩 / 腹压排尿（间断排尿）曲线和排尿后收缩曲线等。

1. 逼尿肌 – 括约肌协同失调（detrusor-sphincter dyssynergia，DSD） DSD 通常通过压力 / 流率 /EMG 检查或同时膀胱 / 尿道压力记录来评估。婴儿的高 P_{det}•Q_{max} 或排尿期出现间断逼尿肌压力曲线，当流速降低与逼尿肌压力增加同步时，表明存在逼尿肌 - 括约肌协同失调（图 4-2-5）。

2. 逼尿肌收缩乏力 指排尿期强度和 / 或持续时间降低的逼尿肌收缩，导致膀胱排空时间延长和 / 或在正常时间内未能完全排空膀胱。需要压力 - 流率列线图或计算来量化逼尿肌收缩力。逼尿肌乏力 PFS 的特征是低逼尿肌低流率曲线（图 4-2-6），逼尿肌活动不足可以出现也可以不出现残余尿增多。

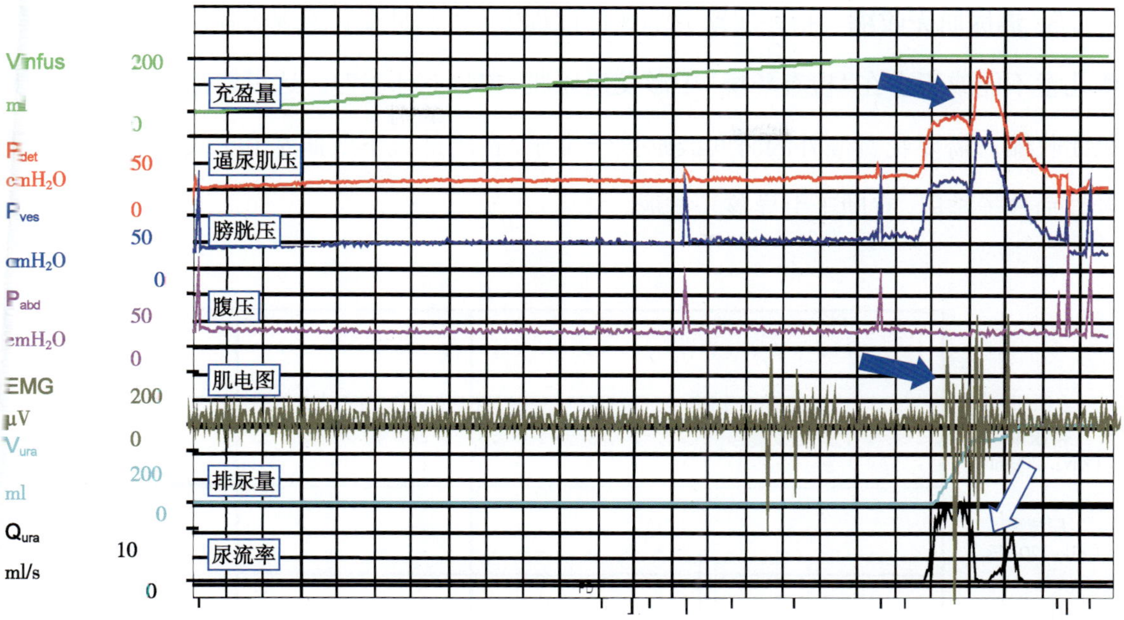

图 4-2-5 逼尿肌 - 括约肌协同失调膀胱压力 - 流率测定

患儿，女性，12 岁，遗尿，每周 3～4 次。尿动力学检查：充盈期膀胱正常尿量为 169ml，最大膀胱容量为 224ml，排尿前逼尿肌压力为 17cmH$_2$O，顺应性为 13.2ml/cmH$_2$O，排尿期最大逼尿肌压力为 74cmH$_2$O。排尿期有明显逼尿肌－括约肌协同失调，肌电图活跃，逼尿肌压力同步升高（如实心箭头所示），引起尿流间断（如空心箭头所示）。残余尿为 28ml。

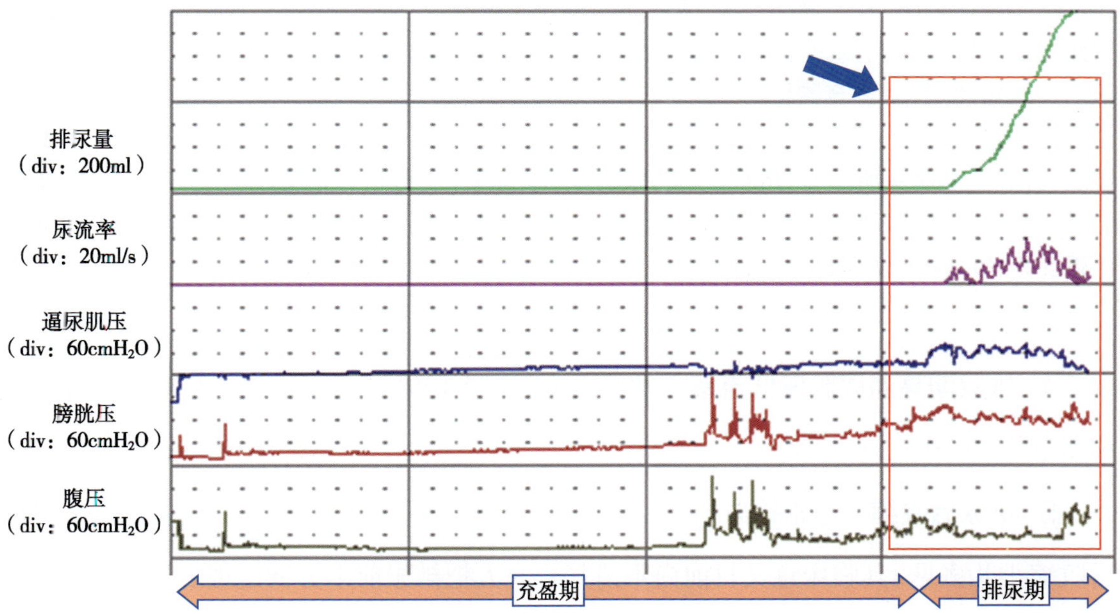

图 4-2-6 逼尿肌收缩乏力膀胱压力 - 流率测定

患儿，女性，14 岁，自幼遗尿，排尿费力。膀胱压力－流率测定：充盈期未见逼尿肌无抑制收缩波，排尿期可见逼尿肌主动收缩波，最大逼尿肌收缩压升高约 13cmH$_2$O，排尿量约 325ml，最大尿流率（Q_{max}）为 6ml/s（如箭头所示），最大尿流率相对的膀胱压为 16cmH$_2$O，最大排尿压相对的腹压为 3cmH$_2$O。诊断：逼尿肌收缩乏力。

3. 逼尿肌无收缩 指在尿动力学评估过程中，逼尿肌没有表现出任何收缩活动。有些儿童不能或不会在“检查环境”中激发逼尿肌收缩（图 4-2-7）。这可能被误认为是逼尿肌无收缩。需要花费额外的时间鼓励孩子排尿，在阴部或下肢滴水和/或让母亲或护理者鼓励孩子排尿，有助于引导孩子排尿。

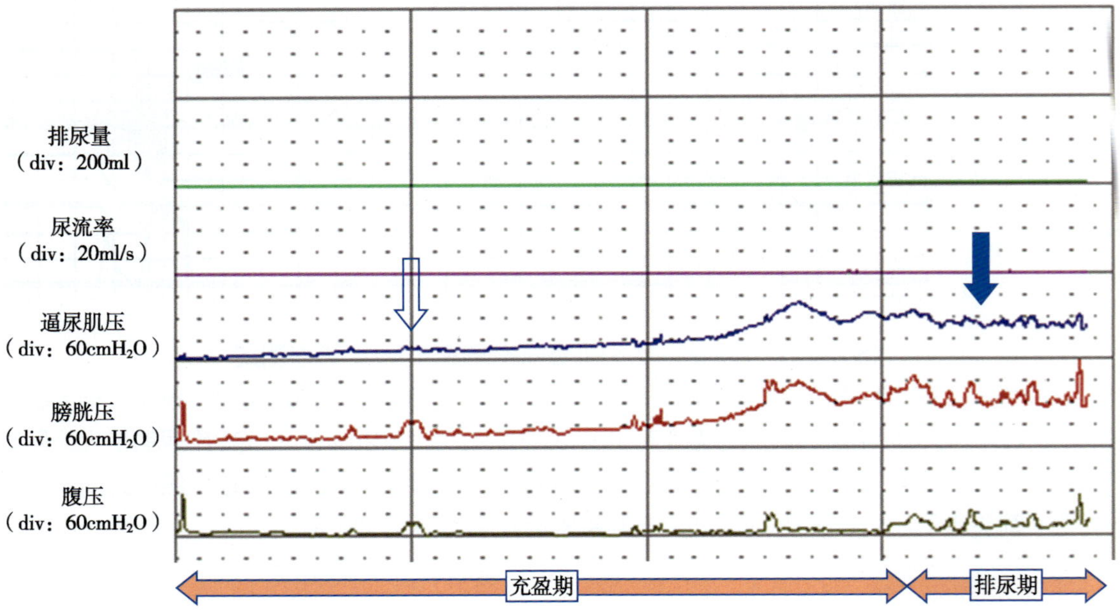

图 4-2-7 神经源性膀胱膀胱压力-流率测定

患儿，女性，3 岁，自幼尿失禁，不自主漏尿，把尿时患儿伴有排大便动作，尿滴沥（家长诉）。膀胱压力－流率测定：最多充盈至约 65ml 时，可见尿液自尿道口漏出，DLPP＝39cmH$_2$O，排尿期（把尿）长时间等待，鼓励诱导患儿排尿，可见患儿增加腹压，P_{ves} 和 P_{abd} 同幅度增加，P_{det} 未见明显波动（如空心箭头所示）。充盈后期逼尿肌压力显著升高，嘱排尿，未见逼尿肌主动收缩（如实心箭头所示），无尿液排出，尿流率曲线及尿量无法记录。诊断：充盈期逼尿肌漏尿点压（DLPP）＝39cmH$_2$O，膀胱顺应性 2ml/cmH$_2$O，排尿期逼尿肌无收缩。

4. 排尿期高逼尿肌压低流率 常提示梗阻（图 4-2-8），低逼尿肌压低流率常提示逼尿肌乏力（见图 4-2-6）。

5. 排尿后收缩 是指排尿结束后立即发生的逼尿肌收缩（图 4-2-9）。排尿前和排尿后收缩小儿多见，其临床意义目前尚不清楚。有人把排尿前半分钟出现的逼尿肌收缩定义为排尿前收缩，而不是逼尿肌不稳定性收缩。一般认为排尿前收缩为正常现象。排尿后收缩有学者认为与逼尿肌不稳定有关，也有学者认为与尿道外括约肌不稳定或突然收缩有关。

6. 膀胱排空效率 膀胱排空效率（bve）=（排空容积/总膀胱容量）× 100%。

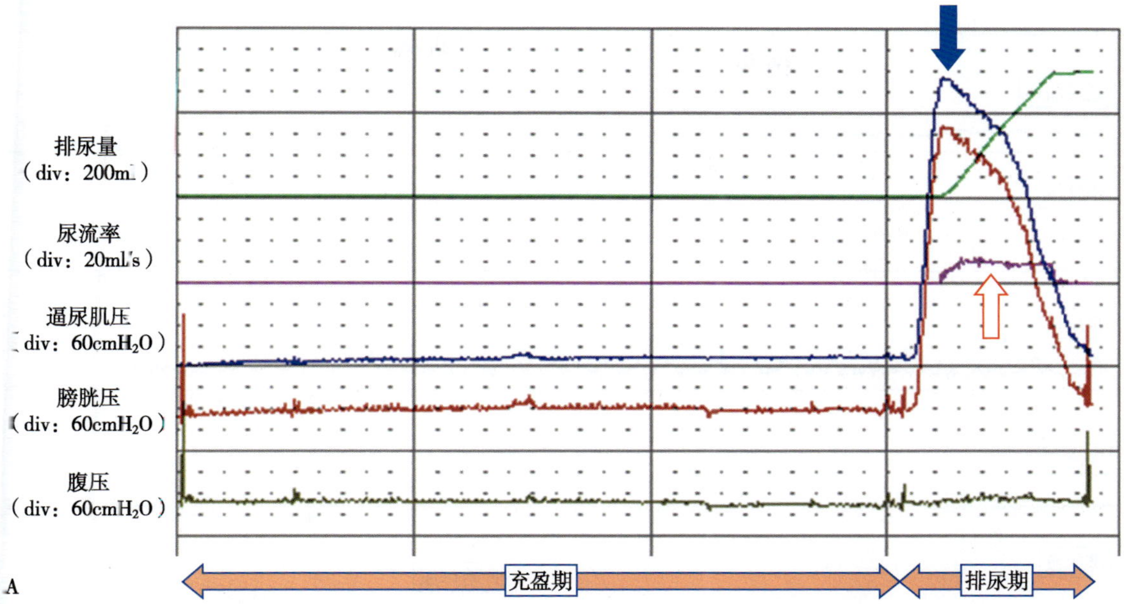

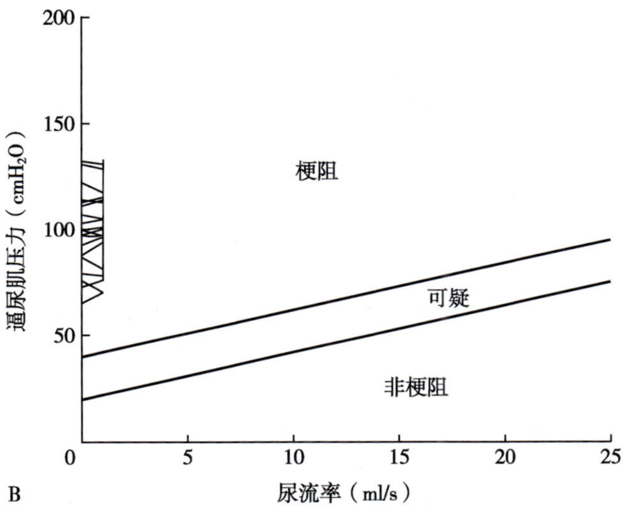

图 4-2-8　尿道下裂术后膀胱压力 - 流率测定和 P-Q 图

患儿，男性，11 岁，尿道下裂术后 8 年余，患儿自感排尿费力，尿线细，尿射程近。A. 膀胱压力－流率测定：充盈期未见逼尿肌无抑制收缩波，排尿期可见逼尿肌主动收缩波，最大逼尿肌收缩压升高约 49cmH_2O（如图 A 实心箭头所示），排尿量约 325ml，最大尿流率（Q_{max}）为 3ml/s（如图 A 空心箭头所示），呈现出典型的高压低流曲线（如图 A 箭头所示）；B. P-Q 图：压力流率曲线明显位于梗阻区。诊断：膀胱出口梗阻。

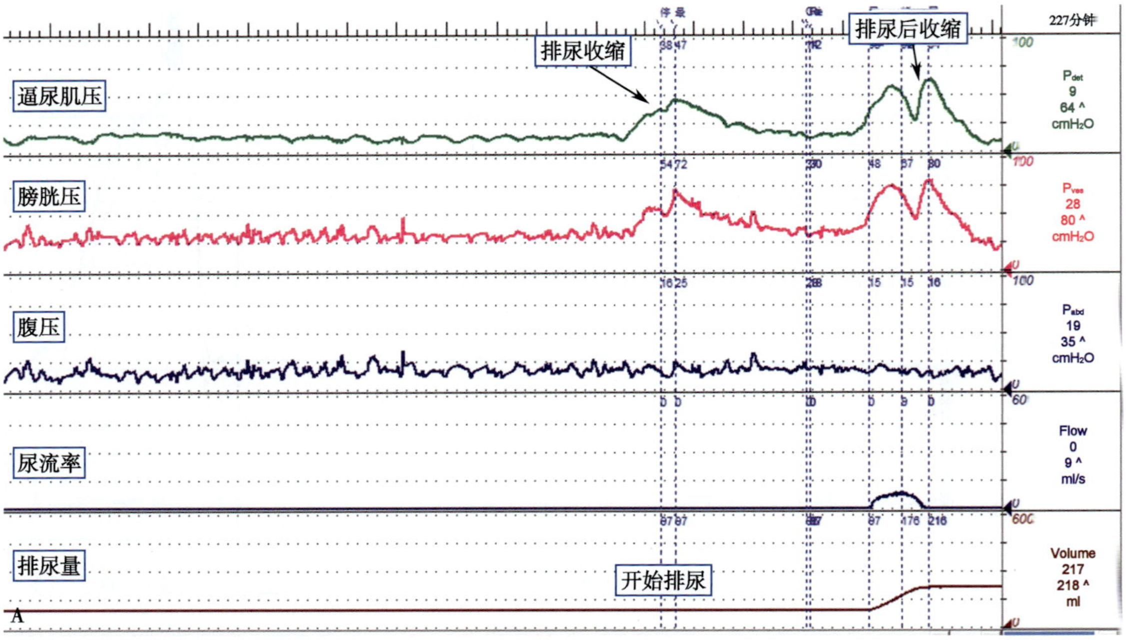

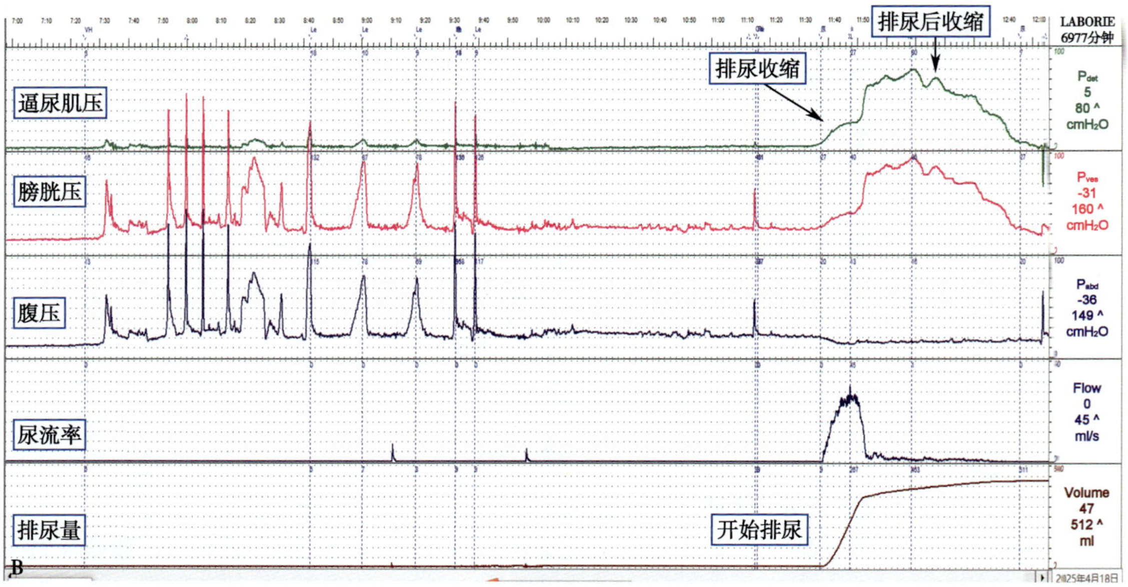

图 4-2-9 排尿后收缩

A. 患儿，男性，11 岁，压力 – 流率 –EMG 检查显示排尿后收缩；B. 患儿，女性，14 岁，压力 – 流率测定显示排尿后收缩。

第五章
尿道压力分布测定和膀胱尿道同步测压

第一节　操作规范及适应证

尿道压力分布测定（urethral pressure profile，UPP）是指以曲线形式记录沿尿道全程各个部位的静止压力。单纯测定 UPP 临床意义有限，现逐步被同步膀胱尿道测压（urethrocystometry）取代。儿童逼尿肌 - 括约肌协同失调或括约肌不稳定发生率较高，膀胱尿道压力同步测定可同时测量膀胱逼尿肌压力及尿道压力的改变，显著提高了膀胱尿道功能障碍的诊断率。检查方法主要有：①液体或气体灌注测压法；②气囊尿管测压法；③微型压力传感器尿管测压法。临床以液体或气体灌压法使用最为普遍，下面进行详细介绍。

一、静态尿道压力描记

静态尿道压力描记（resting urethral pressure profile，RUPP）是一种在膀胱及其周围处于静止状态下进行的 UPP。主要步骤为经尿道置入测压尿管至膀胱，通过尿管前端的侧孔（2 个在同一平面的侧孔）不断以恒定流量将液体（2ml/min）缓慢注入尿道，同时借助机械装置匀速将该尿管沿尿道拉出，即可记录到整个尿道内各点压力，并由电脑记录尿道压力分布曲线。其基本原理是通过置于尿道内的测压管，以较慢的速度将气体或液体经测压管前端侧孔注入尿道时，所需要的压力大致接近尿道壁的闭合压力。

（一）操作规范

1. 对年龄较大儿童，测压前应告知患儿测定的内容并熟悉检查环境。选择平卧位，嘱检查过程中尽量放松，避免哭闹及增加腹压的动作。检查过程中，如患儿高度紧张会导致尿道括约肌痉挛，测得的尿道压偏高。

2. 经尿道置入测压导管，置入深度必须保证测压管上的两个测压孔均进入膀胱内。置入测压管前应排空膀胱内尿液。需测定膀胱充盈状况与尿失禁关系时，膀胱内可注入适量液体后再进行压力测定。测压导管置入膀胱后注意固定导管位置，使测压导管和牵引器不能发生位置改变。

3. 在连接各管道系统以前，需排出膀胱压力（P_{ves}）与尿道压力（P_{ure}）测压管道系统内的气泡，选择尿动力仪的 RUPP 项，进入设定准备状态，设定水泵灌注速度与牵引器退管速度；一般将水泵灌注速度设定为 2ml/min，牵引器退管速度设定为 1mm/s。研究表明，不同的退管速度所测得的静态尿道压力也不同，而使用 1mm/s 的退管速度进行尿道压力测定时结果更可靠。

4. 将 P_{ves} 与 P_{ura} 测压管暴露于大气压中位于患儿耻骨联合上缘水平，压力传感器进行调零。然后，嘱患者咳嗽，以确保 2 个测压孔均在膀胱内（咳嗽时 P_{ves} 与 P_{ura} 出现相同增幅）。完成零点标记、导管连接等工作后开始检查，同步行注水、牵引和压力记录，拉出尿管时直至尿道口有液体流出时完成检查（图 5-1-1）。UPP 和膀胱尿道同步测压一般在 CMG/PFS/VUDS 结束后拔除测压管前进行。

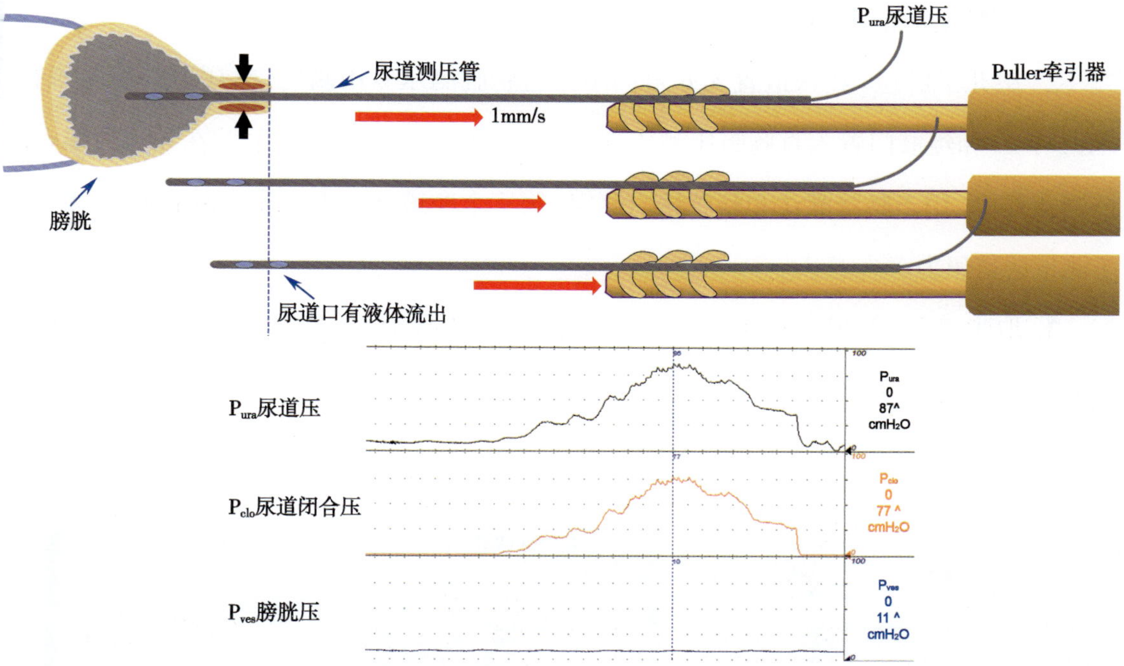

图 5-1-1　尿道压力测定原理图

（二）适应证

尿道压力分布测定可用于下列疾病或下尿路症状的评估。

1. 各种尿失禁患儿均可行此检查。尿道压力分布测定可评估储尿期尿道的控尿能力。

2. 各种近端尿道和膀胱颈梗阻的诊断及梗阻定位，如器质性及功能性膀胱颈梗阻、逼尿肌 - 括约肌协同失调等。

3. 确定尿路症状，如尿频、尿急、耻骨上及会阴部疼痛等与近端尿道和膀胱颈功能的关系。

4. 先天性尿道畸形的评估，如评估尿道瓣膜的功能。

5. 尿道外伤后的狭窄或尿道下裂手术后狭窄的诊断和评估。

6. 有关尿道功能的药理学、神经支配、排尿生理等试验研究。

二、同步尿道膀胱压力测定

同步尿道膀胱压力测定（urethrocystometry）指同时测定尿道和膀胱压力。尿道内括约肌（膀胱颈）和尿道外括约肌处的压力是常同步测定的压力。该检查方法最大的优点是能够显示逼尿肌 - 括约肌的协同性。

（一）操作规范

1. 检查前准备同尿道压力分布测定。

2. 患儿平卧位，经尿道置入 6 号同步尿道膀胱测压专用测压管（尿道三腔测压管）（图 5-1-2）和经肛门置入直肠腹压测压管。三腔测压管有两个独立的腔在导管顶端有两个侧孔开口，用于膀胱灌注和膀胱压力测定，第三个腔道开口于距导管顶端 10cm 处，用于测量尿道压力。

3. 取半坐位，常规测量静态尿道压力以确定最大尿道压位置并固定测压管，其最大尿道压处即尿道外括约肌部位。

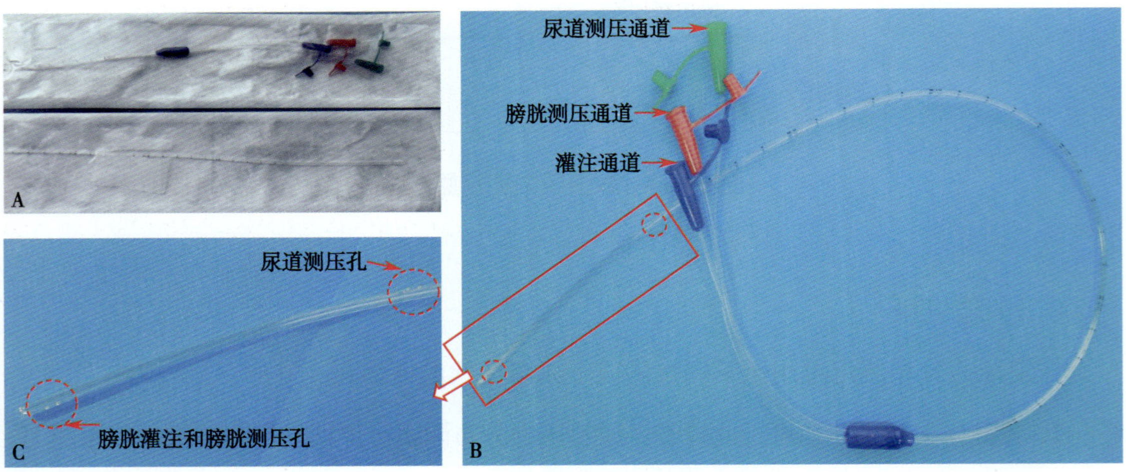

图 5-1-2　尿道三腔测压管

A. 无菌包装；B. 去除包装图；C. 膀胱灌注和测压孔（箭头）。

4. 测压管侧孔均进入膀胱后，开始牵拉导管。尿道侧孔进入尿道后出现尿道压力升高曲线，达到最高尿道压时即可确定尿道测压孔位于尿道外括约肌部位，此时可以固定测压管（建议使用 WENSON 测压管固定器固定）（图 5-1-3），然后即可开始持续同步进行尿道膀胱压测定。不同的参数在不同的道程上显示（图 5-1-4）。记录压力变化时膀胱持续灌注（灌注速度同 CMG）和尿道测压管持续灌注（灌注速度 2ml/min）。

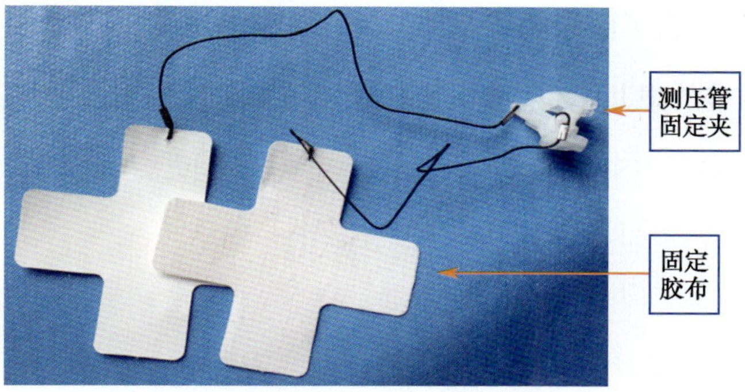

图 5-1-3　同步膀胱尿道测压管 WENSON 测压管固定器

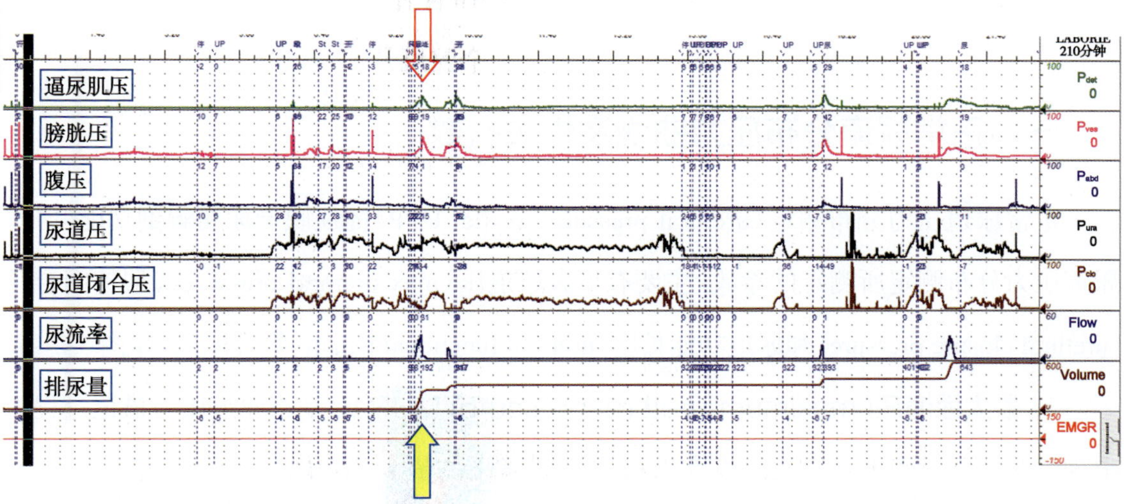

图 5-1-4　同步尿道膀胱测压图

提示膀胱充盈过程中，发生逼尿肌过度活动（空心箭头）和尿道闭合下降导致尿失禁（实心箭头）。

（二）适应证

需要进行 CMG/PFS 的患儿都可以进行该检查，了解膀胱或尿道功能障碍，或二者同时存在功能障碍。该检查的最大优势是能确定是否存在 DSD 或尿道不稳定，协助制订精确治疗尿道不稳定的方案。

主要适应证如下：

1. 伴有尿急、尿频、真性压力性或急迫性尿失禁的患儿，怀疑存在逼尿肌过度活动或尿道不稳定。

2. 增加腹压时逼尿肌过度活动和压力性尿失禁的患者（尤其是女性），需要了解和确定逼尿肌和/或尿道功能障碍，以及二者的协同性。

3. 完全性尿道关闭功能不全的患者，尿道膀胱压力同步测定显示尿道关闭压力为0，膀胱内无PVR，膀胱失去了储尿功能。

4. 对于排尿困难的患儿，怀疑膀胱出口梗阻或DSD者，建议常规进行尿道膀胱同步测压。

第二节 尿道压力分布测定和膀胱尿道同步测压曲线及结果解读

一、正常尿道分布压力曲线及相关参数

正常尿道压力分布测定（urethral pressure profile，UPP）能反映下尿路解剖功能变化，尿道压力分布测定所测定的参数，主要有最大尿道压（max urethral pressure）、尿道闭合压（urethral closure pressure）和尿道功能长度（urethral functional length）等（图5-2-1，图5-2-2）。

1. 最大尿道压（maximum urethral pressure，MUP） 是指尿道压力描记过程中出现的最大压力值。小于25岁女性最大尿道压平均值为90cmH$_2$O，参考范围为55～103cmH$_2$O；小于25岁男性最大尿道压平均值为75cmH$_2$O，参考范围为37～126cmH$_2$O。最大尿道压一般位于尿道外括约肌的位置。其正常范围随性别、年龄的不同而不同。压力性尿失禁（图5-2-3）、尿道括约肌缺陷等，最大尿道压会降低；尿道狭窄、膀胱颈口梗阻（图5-2-4）、后尿道瓣膜和膀胱颈口痉挛时，最大尿道压会增加。

2. 最大尿道闭合压（maximum urethral closure pressure，MUCP） 是最大尿道压与膀胱压之间的差值，为临床上评估尿道尿液控制功能最重要的参数之一。最大尿道闭合压正常参考范围：男性为60～90cmH$_2$O，女性为70～90cmH$_2$O。

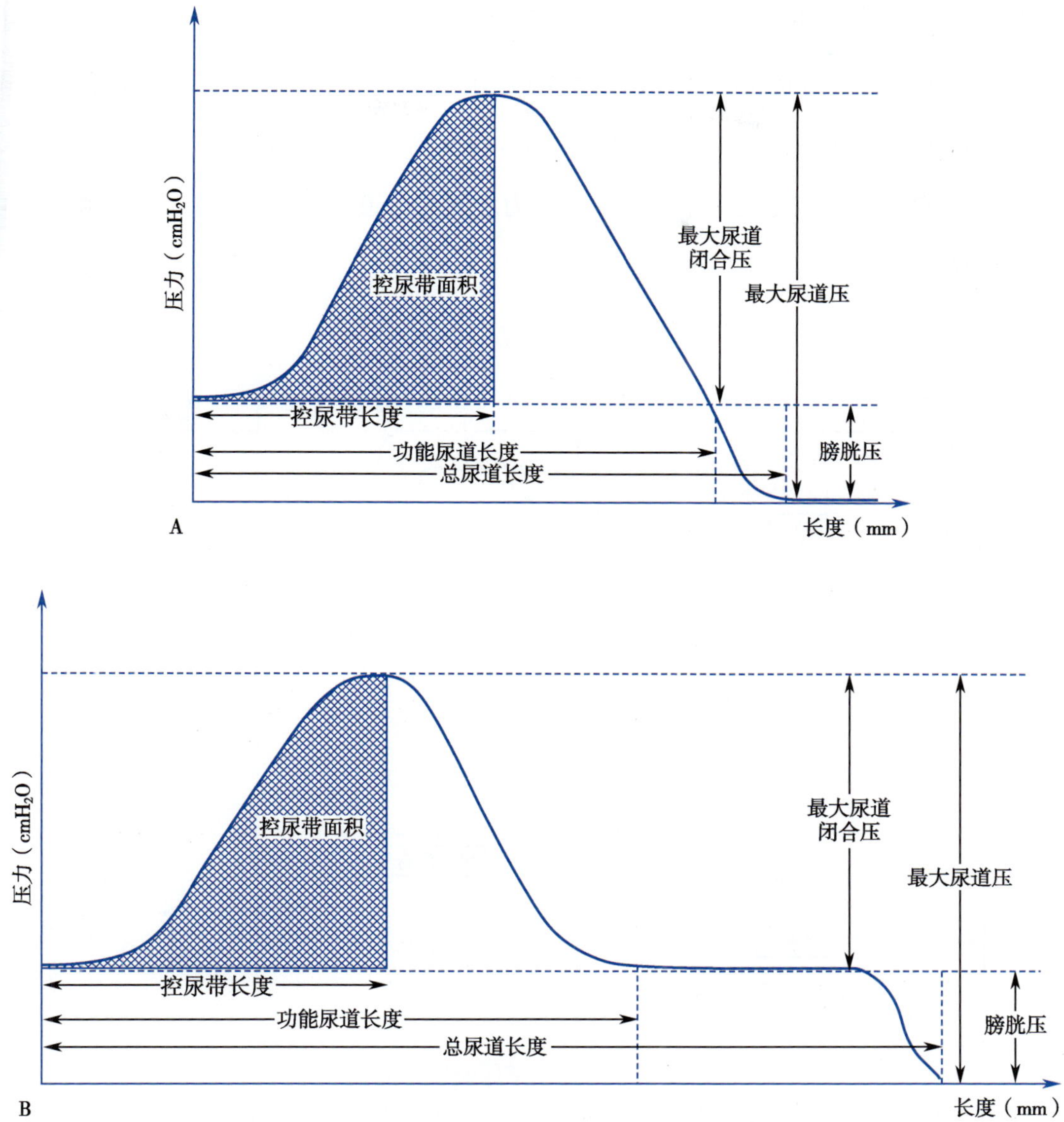

图 5-2-1　尿道压力分布测定曲线

A. 女性尿道压力分布模拟图；B. 男性尿道压力分布模拟图。

3. **功能性尿道长度**（functional urethral length，FUL） 是指在尿道压力描记过程中，尿道压力高过膀胱压的一段尿道长度。小于 4 岁的女童功能性尿道长度在 2cm 左右，随着年龄的增长而延长，到成年增长至 3.5～4.2cm。男童相对于女童略高。从理论上讲，功能性尿道长度是具有尿液控制功能的尿道长度。一般尿失禁的患者功能性尿道长度会缩短（图 5-2-3）。

4. 总尿道长度（total urethral length，TUL） 是指在 UPP 过程中测得的全部尿道长度。1～6 岁男孩的尿道长度约为 6.2～6.4cm，10 岁约为 10.5cm，14 岁约为 12.2cm。而女孩出生时尿道长约为 1cm，5 岁时增加到 2cm，成年后约为 3.5cm。

5. 控制带 是指从膀胱颈至最大尿道压力之间的尿道长度，为评估尿液控制功能最重要的指标之一。

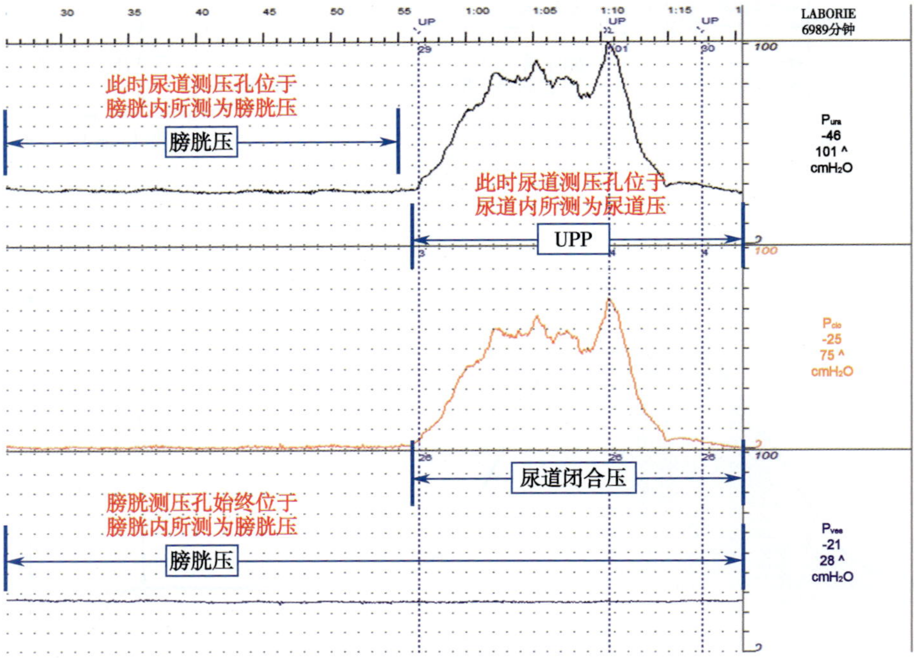

图 5-2-2　门诊正常尿道压力描记

患儿，女性，10 岁，发现遗尿 2 年。尿道压力描记曲线显示：最大尿道压力 $101cmH_2O$，最大尿道闭合压力 $75cmH_2O$，功能性尿道长度 26mm，未见明显异常。

二、异常尿道分布压力曲线

储尿期的尿道功能可分为功能正常和尿道闭合功能不全。正常的尿道闭合机制意味着在灌注阶段和诱发动作中尿道闭合压为正值。尿道闭合功能不全意味着在无逼尿肌收缩时也出现尿液泄漏；对于括约肌无反射的病例，则在灌注阶段或增加腹压动作时不出现括约肌反射性收缩。最大尿道压的异常变化也有助于诊断疾病，例如压力性尿失禁（图 5-2-3）、尿道括约肌缺陷等最大尿道压会降低，尿道狭窄、膀胱颈口梗阻（图 5-2-5）、后尿道瓣膜和膀胱颈口痉挛时最大尿道压值会增加。

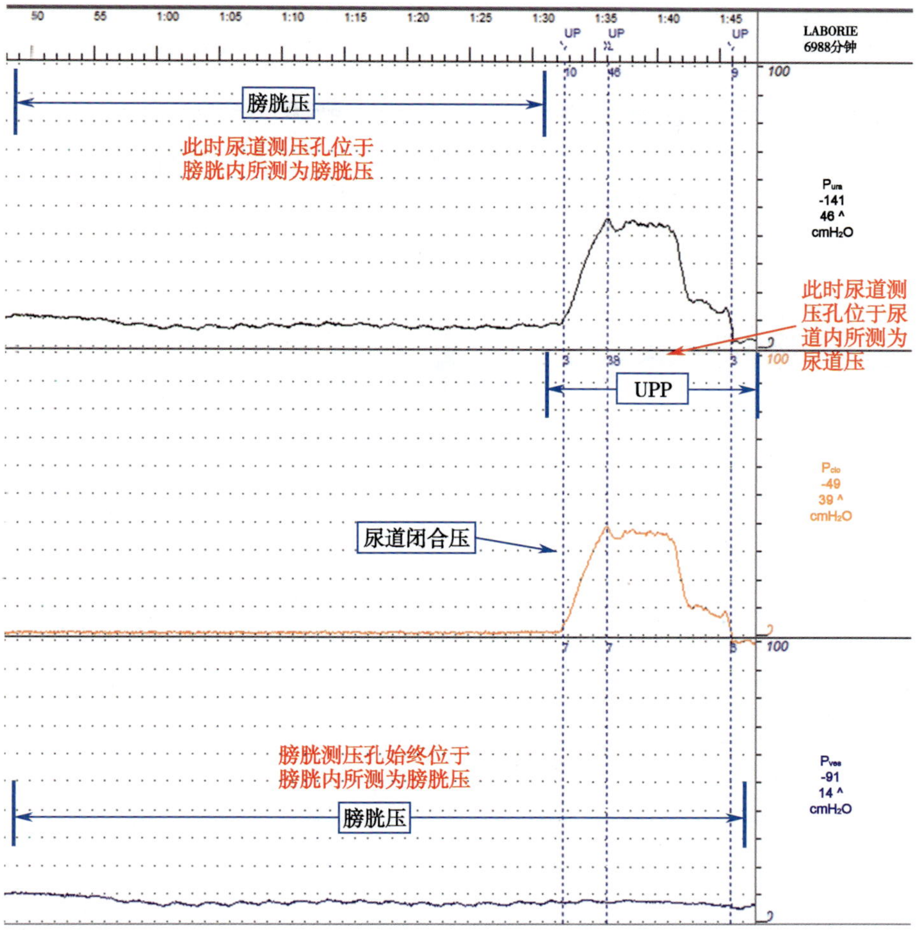

图 5-2-3　腰骶部脂肪瘤术后压力性尿失禁尿道压分布曲线

患儿，女性，8 岁，腰骶部脂肪瘤术后，已 CIC 3 年。尿道压力分布曲线显示：最大尿道压力（46cmH_2O）和最大尿道闭合压力（39cmH_2O）明显降低，功能性尿道长度（18mm）明显减小。

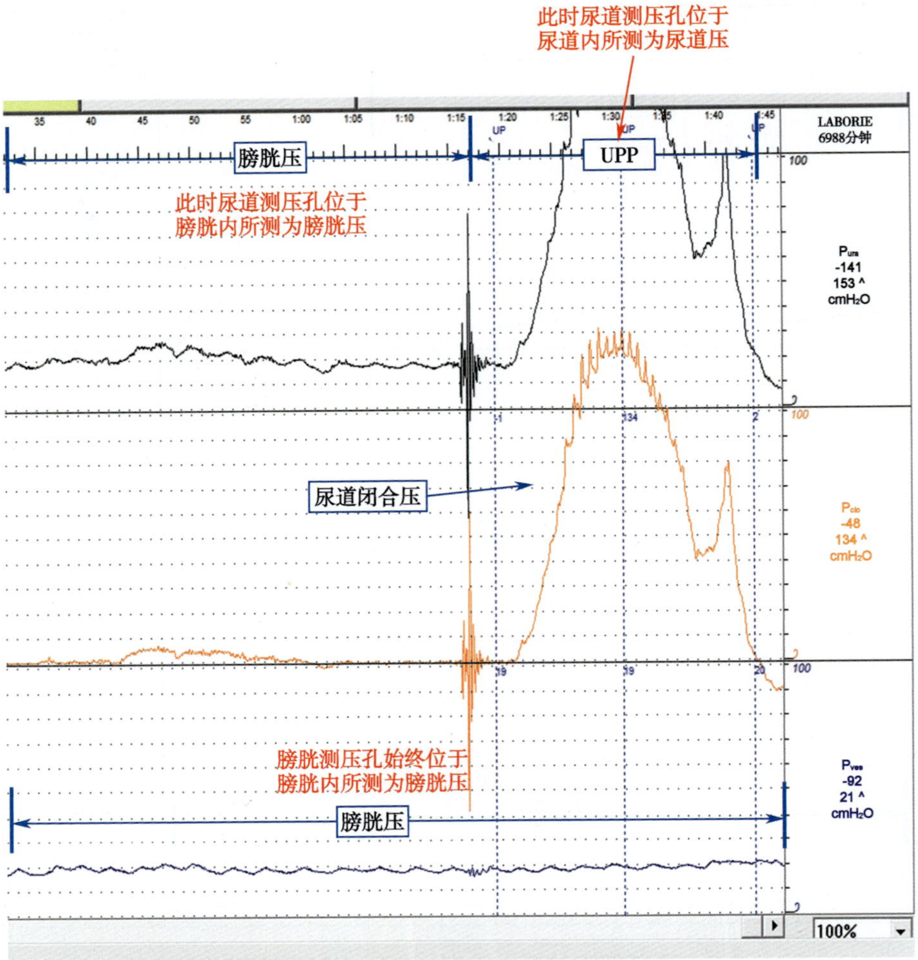

图 5-2-4　急迫性尿失禁尿道压分布曲线

患儿，女性，10 岁，白天尿急尿失禁 3 年。尿道压力分布曲线显示：最大尿道压力（153cmH$_2$O）和最大尿道闭合压力（134cmH$_2$O）增高，功能性尿道长度 25mm，未见明显异常。

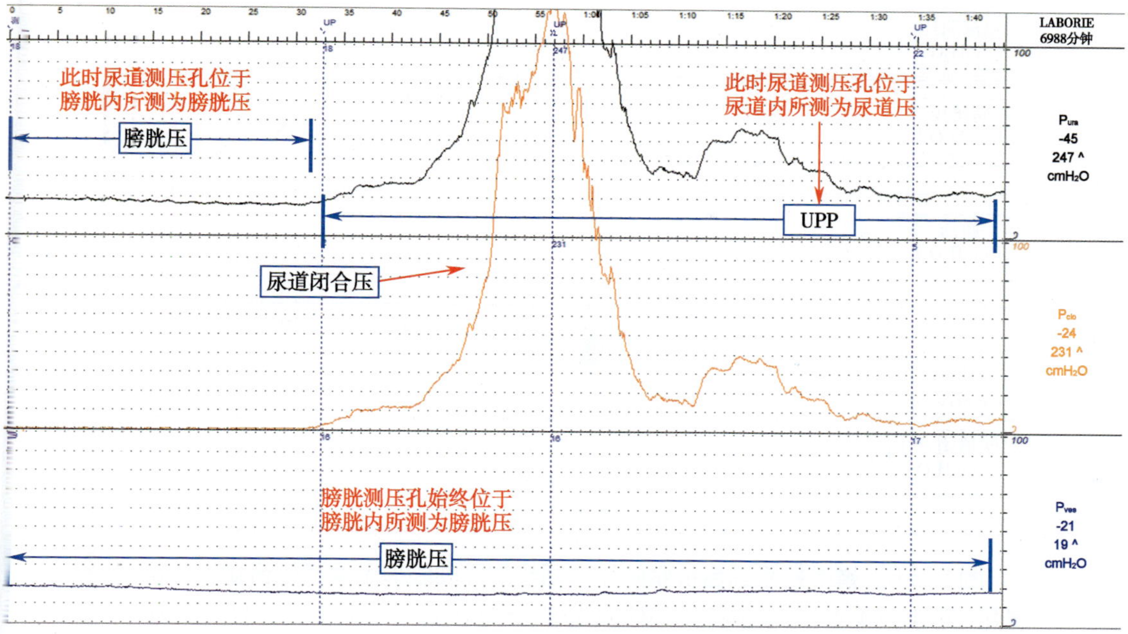

图 5-2-5　膀胱颈口梗阻尿道压分布曲线

患儿，男性，11 岁，尿道外伤术后排尿困难 2 年。尿道压力分布曲线显示：最大尿道压力（247cmH_2O）和最大尿道闭合压力（231cmH_2O）明显增高，功能性尿道长度（61mm）明显延长。

三、膀胱尿道同步测压曲线

膀胱尿道同步测压即同时记录膀胱尿道的压力变化，并可通过因腹压改变引起的尿道压力变化和膀胱压力变化之间的比值，计算压力传导率。膀胱尿道同步测压的临床意义主要为能够直观地同步显示充盈期及排尿期尿道括约肌的功能状态，确定尿道是否存在不稳定和是否存在逼尿肌 - 括约肌协同失调等。正常情况下，膀胱充盈期，随着膀胱的充盈，尿道闭合压逐渐增加，腹压突然增加时尿道压力同步增加，可防止尿液从尿道漏出。启动排尿时，尿道压力降低到膀胱压力之下，从而排空尿液。

尿道功能不全时，膀胱充盈过程中，咳嗽等腹压突然增加，尿道压力不能同步升高或升高幅度较小，常发生漏尿等现象（图 5-2-6）。

同步膀胱尿道测压中，逼尿肌 - 括约肌协同失调常表现为膀胱充盈过程中尿道压力突然下降（又称尿道不稳定）（图 5-2-7，图 5-2-8），排尿期表现为逼尿肌收缩的同时尿道压力不下降或同步上升，此时尿流率曲线明显降低。逼尿肌 - 括约肌协同失调儿童的膀胱尿道同步测压中逼尿肌无抑制性收缩时或不稳定收缩时，尿道外括约肌常突然收缩引起尿道压力同步上升，防止尿液漏出。这是一种正常的尿道压力反射性变化。

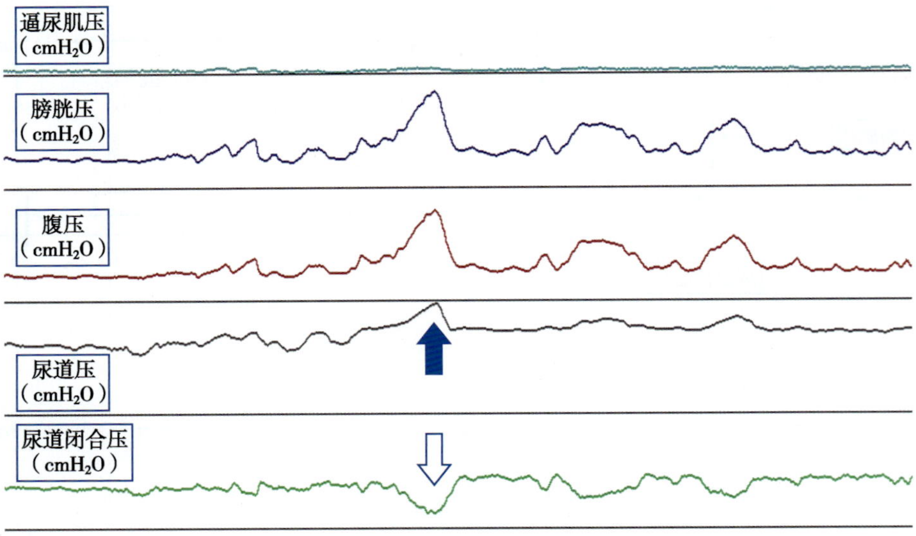

图 5-2-6　脊髓栓系综合征膀胱尿道同步测压曲线提示尿道闭合功能不全

患儿，男性，14 岁，2 年前行脊髓栓系松解，术后出现日间尿失禁。膀胱尿道压力同步测定显示：患儿行 Valsalva 动作增加腹压时，尿道压同步增高幅度较小（见实心箭头），尿道闭合压力下降（见空心箭头），发生尿失禁。

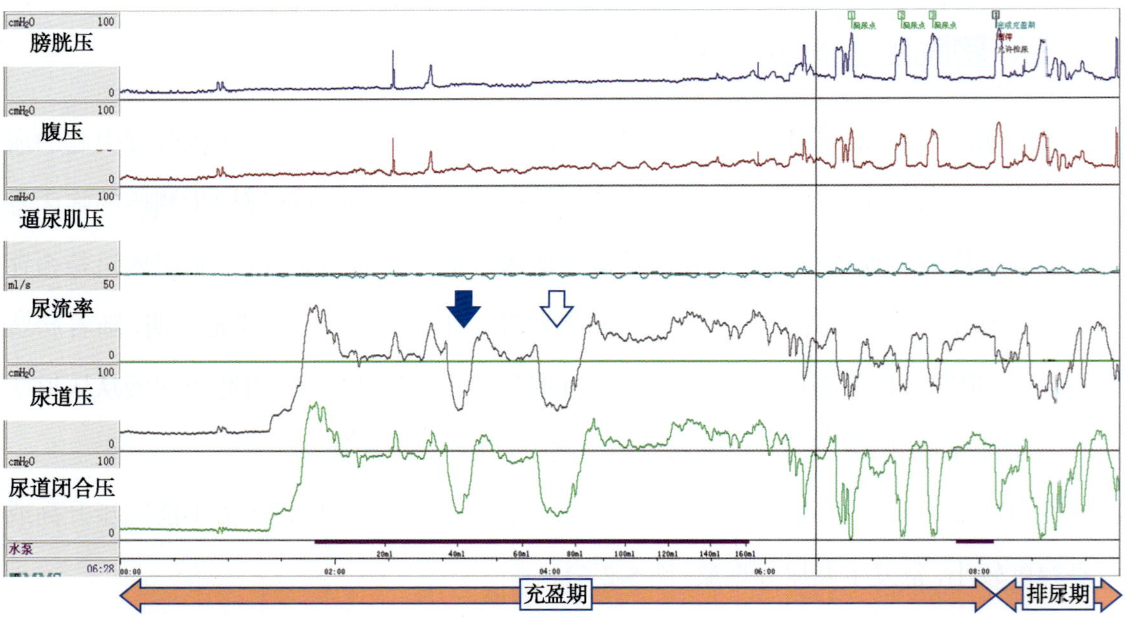

图 5-2-7　急迫性尿失禁膀胱尿道同步测压提示尿道括约肌功能障碍

患儿，男性，7 岁，尿频尿急伴尿失禁 7 月余。膀胱尿道同步测压结果：患儿充盈期尿道压力突然下降（见蓝色实心箭头），但是无明显逼尿肌压升高。嘱患儿做 Valsalva 动作，可见尿道压明显下降（蓝色空心箭头），有尿液漏出。

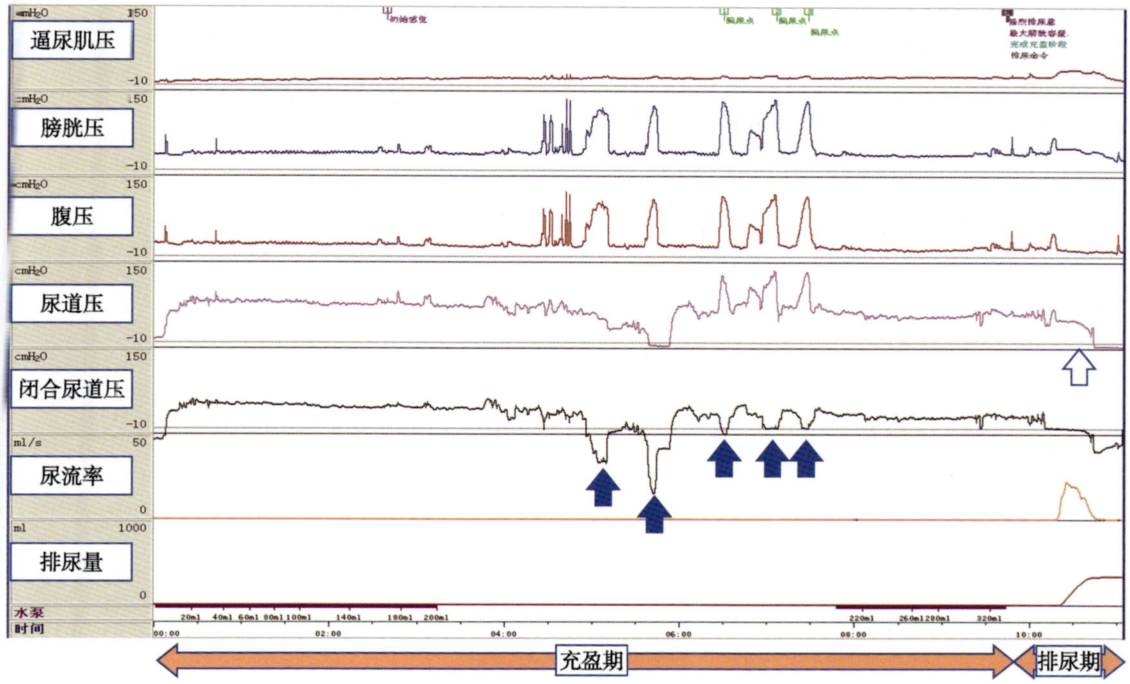

图 5-2-8　日间尿失禁膀胱尿道同步测压曲线

患儿，女性，12 岁，自幼日间尿失禁，咳嗽或运动时加重。充盈期尿道压维持较高水平，随着腹压的突然升高，尿道压不升反降，尿道闭合压变为负值，有尿液漏出（见实心箭头）。排尿期逼尿肌压收缩，尿道压及尿道闭合压力可见降低（见空心箭头），见尿液排出。

第六章

影像尿动力学检查

第一节　操作规范及适应证

影像尿动力学检查（video urodynamic study，VUDS）是指在膀胱压力 - 容积和压力 - 流率测定（cystometry and Pressure-flow study，CMG/PFS）的同时，用 X 线影像透视设备或彩色多普勒超声动态显示和摄录尿路形态变化。X 线影像尿动力临床应用较为广泛，C 型臂 X 射线机为最佳搭配（图 6-1-1）。下面以 C 型臂 X 线机为例介绍影像尿动力学检查的操作规范和适应证。

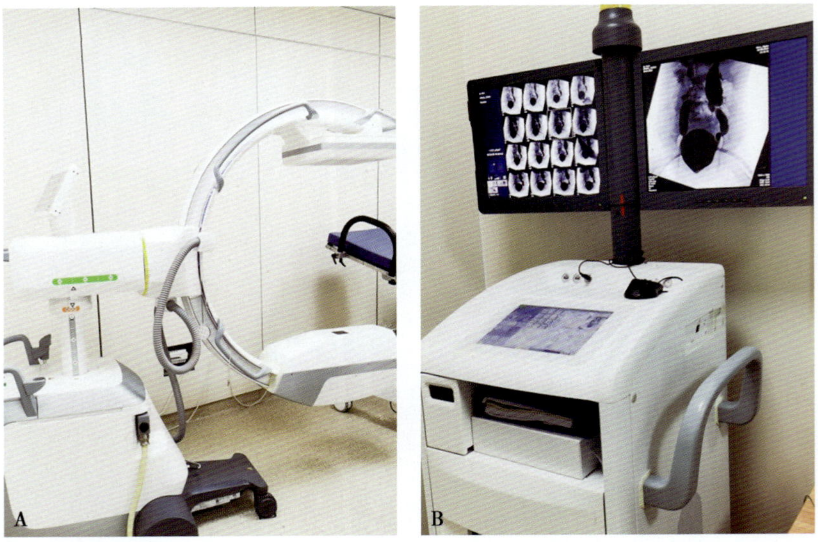

图 6-1-1　影像尿动力学检查 C 型臂 X 线机
A. 检查室；B. 操作间。

与影像尿动力学检查相关的尿动力学参数主要包括 CMG 和 PFS 观察的尿动力参数，以及实时监控膀胱、尿道和上尿路形态变化等。影像尿动力学检查是储尿、排尿功能学和尿路形态学的实时动态结合。

一、操作规范

（一）检查前告知及准备

检查前准备基本上同 CMG 和 PFS，如检查前应常规询问病史，在检查前告知患者影像尿动力检查的必要性、大致步骤、检查前的准备事项、检查后的注意事项及可能存在的风险等，并签署知情同意书。儿童影像尿动力学检查有其特殊性和复杂性，操作难度也更大，如常需要特殊体位以便捕捉到尿道的全程影像。因此，影像尿动力学检查过程中争取患者配合很重要。

（二）自由尿流和残余尿量测定

如果患儿能自主排尿，影像尿动力学检查前可嘱患者提前憋尿，有较强尿意时，进行自由尿流测定，检测自由尿流率及结合超声测定残余尿（post-void residual，PVR）进行排尿功能的初步评估。自由尿流测定时，患者可取站立位或坐位。

（三）压力－容积、压力－流率及肌电图测定

1. 根据病情采用相应的体位，如截石位、坐位、站立位或半卧位等。用防辐射铅衣覆盖患者无须检查的部位，如颈部、胸部等。经尿道或耻骨上膀胱造瘘（少用）置入膀胱测压管，抽取膀胱 PVR，同时验证超声记录的 PVR。经肛门直肠、结肠造瘘口或阴道放置腹压测压管，在靠近肛缘的位置（肛门和尿道口之间的会阴部）贴上肌电图电极片，并妥善固定。

2. 严格按照国际尿控协会（International Continence Society，ICS）推荐的标准检查方法，以周围大气压为零点压力，以耻骨联合上缘平面为参考平面，进行压力置零。分别将安装好的传感器连接灌注管、膀胱测压导管、直肠测压导管等。膀胱充盈灌注前，嘱患者咳嗽核实测压管是否通畅。

3. 充盈介质为 0.9% 生理盐水和含碘造影剂（10∶1 配比），婴幼儿膀胱灌注速度为每分钟灌注预计膀胱最大容量的 5%～10% 的液体量。例如：2 岁的幼儿，根据预计最大膀胱容量的计算公式［最大膀胱容量（ml）= 30 + 30 × 年龄（岁）］计算出该幼儿的最大膀胱容量为 90ml。膀胱充盈速度为（5～10）% × 90 =（4.5～9），单位为 ml/min。随着年龄的增加，灌注速度逐渐增加，年龄较大儿童常用灌注速度为 10～20ml/min。

4. 充盈期分别标注初始尿意、正常尿意、强烈尿意，充盈至非强烈尿意时可嘱患者咳嗽看有无腹压漏尿，同时观察膀胱顺应性、膀胱逼尿肌稳定性及有无输尿管反流等。当患者达到最大耐受容量时，停止灌注，嘱患者排尿。结合电脑记录每个时刻的膀胱容量、逼尿肌压、膀胱压、膀胱安全容量及逼尿肌漏尿点压、腹压漏尿点压（abdominal leak point pressure，VLPP）、无抑制性收缩波等相关参数或事件，同时定点拍摄不同时期肾盂、输尿管、膀胱、尿道等图像。

5. 膀胱充盈和排尿期按照需要同步连续拍摄（或定点拍摄）膀胱、尿道及上尿路形态变化；重点观察排尿期膀胱颈口开放程度、尿道显影连续性等显影情况，观察有无尿道狭窄、膀胱憩室、膀胱阴道瘘、膀胱直肠瘘、逼尿肌 - 括约肌协同失调等，逼尿肌 - 括约肌协同失调也可通过影像尿动力结合尿道外括约肌肌电图（EMG）测定，影像尿动力学检查发现膀胱输尿管反流者应同步记录反流等级、单双侧及肾盂形态等（图 6-1-2～图 6-1-4）。

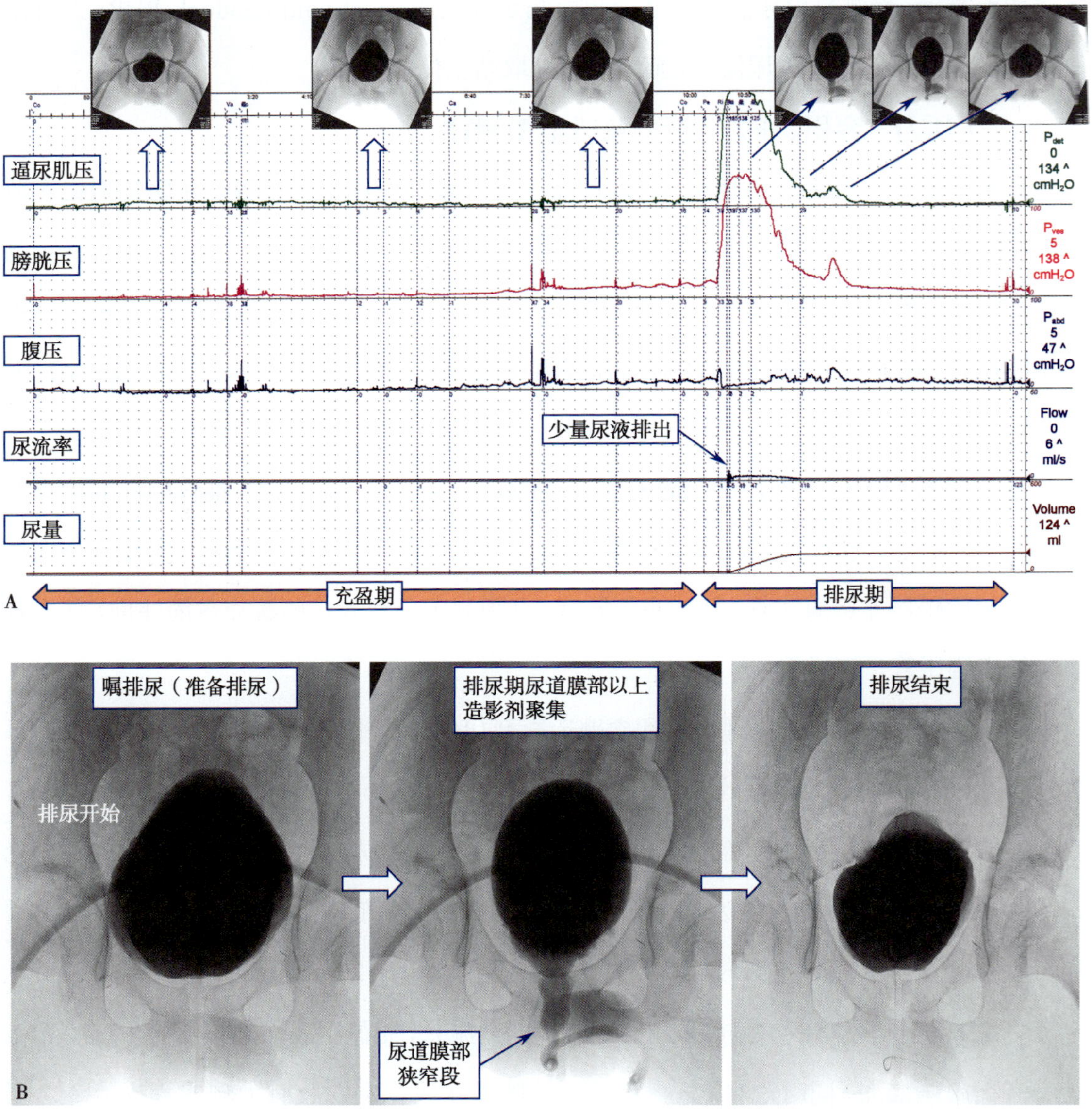

图 6-1-2　后尿道瓣膜术后尿道再狭窄影像尿动力学检查

患儿，男性，8 岁，因后尿道瓣膜切除术后约 10 个月发生排尿困难就诊。A. CMG/PFS/X 线影像图同步显示膀胱压力和膀胱尿道的形态变化，排尿期膀胱压力明显升高；尿道扩张，排尿后残余尿增多；B. 为排尿期影像图局部放大，尿道膜部狭窄，膜部以上造影剂聚集显影增宽（匙孔征）。

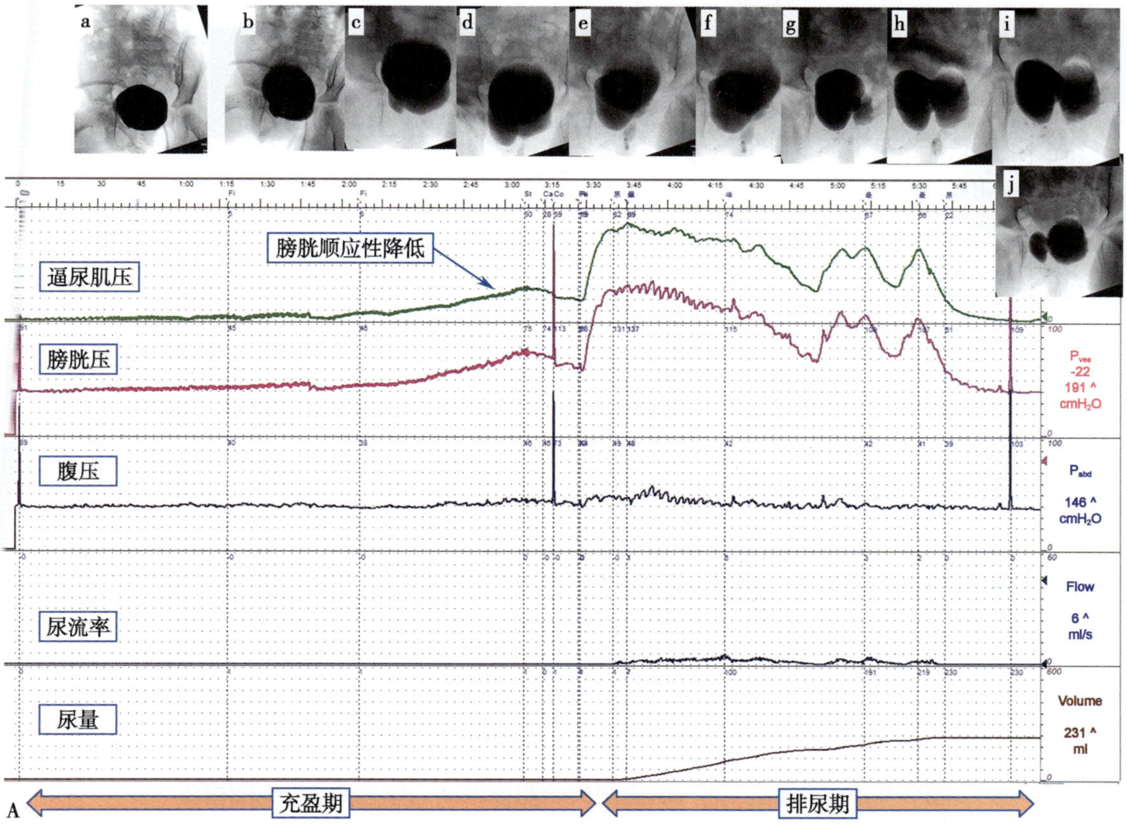

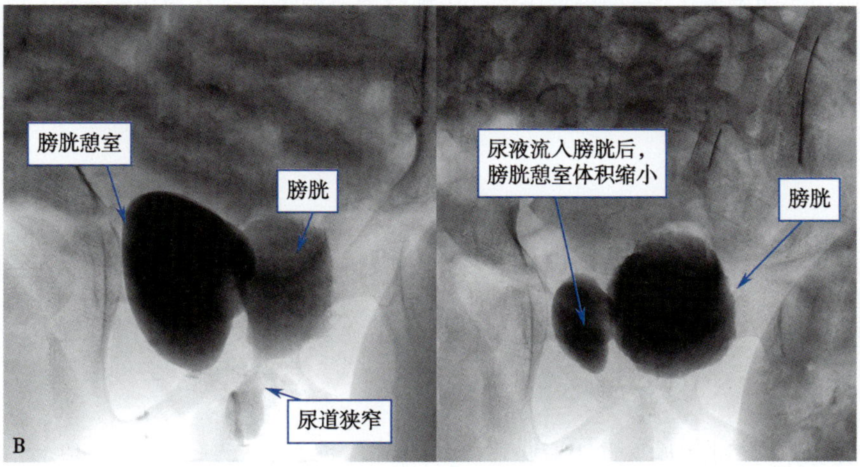

图 6-1-3　尿道下裂术后下尿路梗阻影像尿动力学检查

患儿，男性，11 岁，尿道下裂术后约 7 年，再发渐进性排尿困难及反复泌尿系感染就诊。影像尿动力检查显示：CMG/PFS 膀胱逼尿肌“高压低流”的下尿路梗阻图像；A. a～d 为充盈期图像，e～i 为排尿期图像，j 为排尿结束后图像；B. 为排尿期膀胱尿道图像的放大图，可见巨大膀胱憩室，排尿后憩室变小。

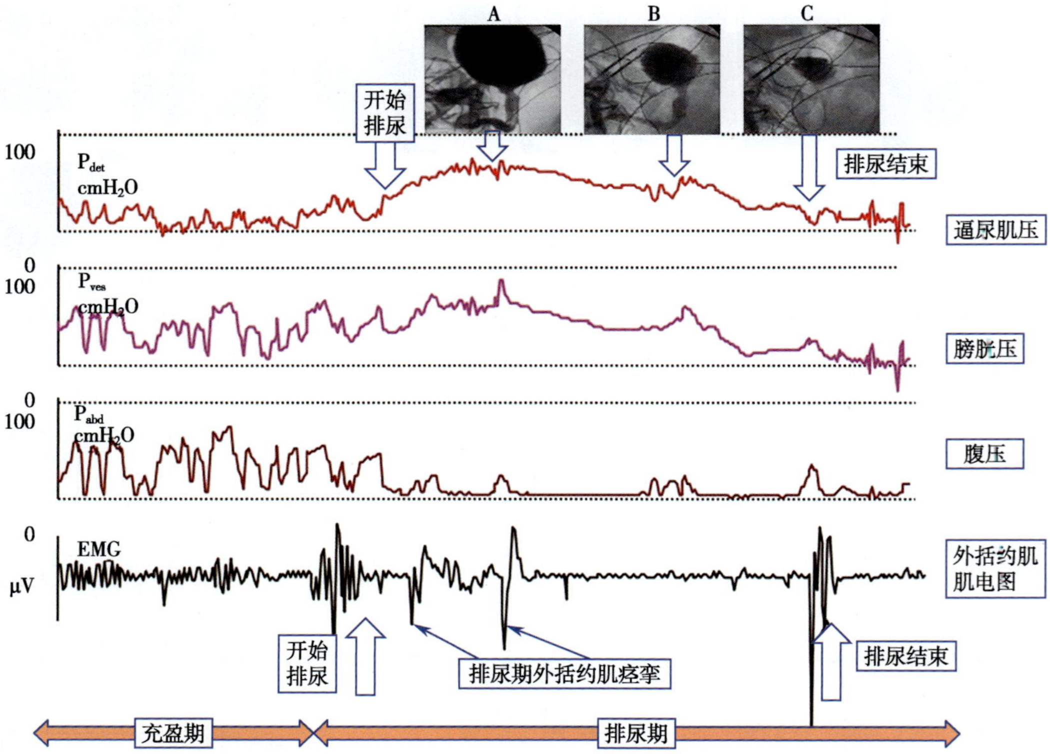

图 6-1-4　逼尿肌 - 括约肌协同失调影像尿动力学检查 / 肌电图检查

患儿，男性，5 月龄，影像尿动力学检查显示无膀胱功能障碍和膀胱输尿管反流。测压过程中患儿哭闹，开始排尿后哭闹停止，排尿过程中间断出现轻度逼尿肌 – 括约肌协同失调（蓝色细箭头）。A、B. 显示排尿开始后尿道开放；C. 显示排尿结束尿道关闭，残余尿 5ml。尿动力学检查结果显示膀胱功能基本正常。

6. 在压力 - 流率测定阶段的排尿结束后，应将膀胱残余尿用一次性导尿管排空，必要时留置导管，再次用碘伏和生理盐水消毒及冲洗会阴，最大程度降低泌尿系感染发生的可能性。

7. 在 X 线检查过程中，应注意保护患者隐私，严禁无关人员随意进出检查室，应该对患者未拍摄部位做好防射线保护。重视医务人员的防射线保护。

二、影像尿动力学检查适应证

影像尿动力学检查应用于测定膀胱功能的同时，还需要了解尿路形态的患者，可完全替代排泄性膀胱尿路造影（VCUG）。影像尿动力学检查尤其适用于神经源性膀胱和有下尿路功能障碍（lower urinary tract dysfunction，LUTD 的先天性下尿路畸形、泄殖腔畸形，以及怀疑逼尿肌 - 括约肌协同失调、膀胱输尿管反流（vesicoureteral reflux，VUR）、输尿管囊肿、尿道瓣膜等患儿。影像尿动力学检查可检测储尿期和排尿期的上下尿路功能学及形态学，多用于储尿功能障碍、排尿功能障碍、神经源性下尿路功能障碍、儿童夜间遗尿症、膀胱输尿管反流、尿道直肠瘘等疾病的诊断。VUDS 尤其 X 线 VUDS 是在 CMG/PFS 的基础上实时动态监测膀胱尿道和输尿管形态改变，在诊断各种储尿排尿障碍中发挥重要作用，比普通尿动力增加了全尿路实时动态的形态学依据，比单纯的排泄性尿路造影增加了膀胱容量和压力的评估。影像尿动力学检查是评估复杂下尿路功能障碍的首选诊断方案。

（一）储尿功能障碍

尿失禁为常见的储尿障碍，VUDS 检查可鉴别不同类型的尿失禁，明确病因，可为治疗提供参考。如充盈期逼尿肌过度活动（detrusor overactivity，DO）引起的急迫性尿失禁（图 6-1-5）；压力性尿失禁多见腹压漏尿，并可根据腹压漏尿点压（abdominal leakage point pressure，ALPP）进行严重程度分型；充盈性尿失禁多见于神经源性逼尿肌无力、低顺应性膀胱和 / 或严重的尿潴留等；真性尿失禁多见于尿道外括约肌功能受损，也属于神经源性膀胱的一种类型。

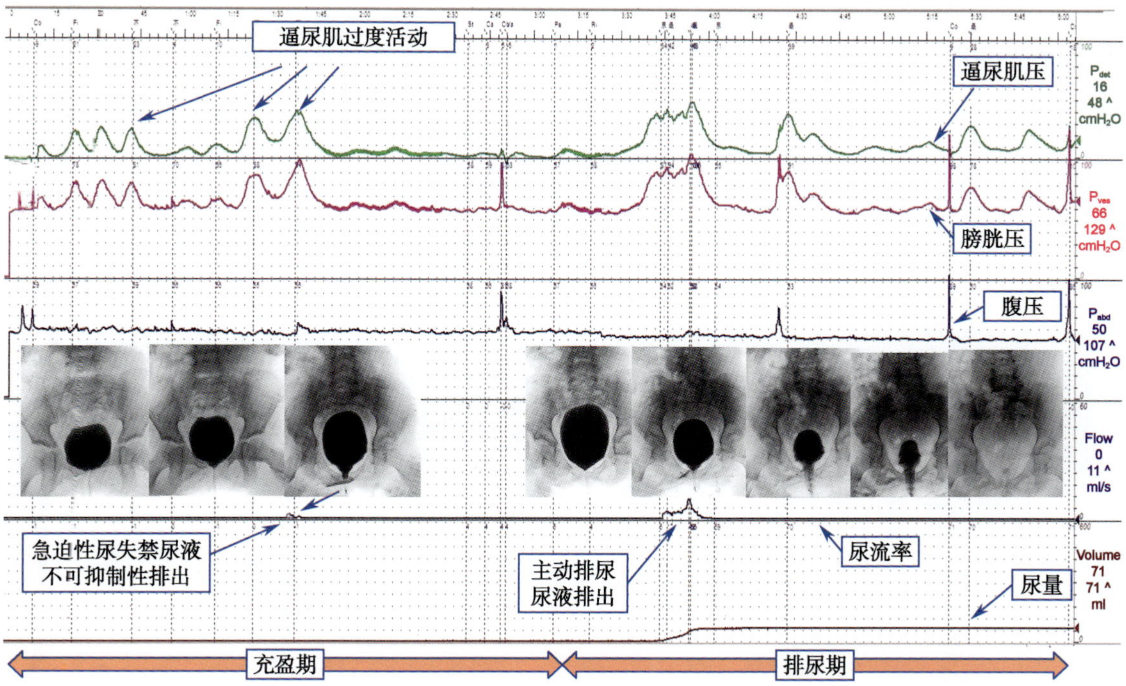

图 6-1-5　影像尿动力学检查显示充盈期逼尿肌过度活动和急迫性尿失禁

患儿，女性，6 岁，日间尿失禁伴尿急 2 年，隐性脊柱裂。

（二）排尿功能障碍

以排尿困难为主的常见排尿功能障碍（voiding dysfunction，VD）有排尿期逼尿肌乏力和下尿路梗阻。而下尿路梗阻引起的排尿困难，常表现为排尿期的“高压低流”，即逼尿肌高压和低尿流率。

（三）神经源性下尿路功能障碍

神经源性下尿路功能障碍（neurogenic lower urinary tract dysfunction，NLUTD）包括神经源性因素相关的储尿障碍和排尿障碍。影像尿动力学检查可通过 CMG/PFS 判断膀胱容量、逼尿肌压、有无 DSD 和逼尿肌过度活动等。某些病例中膀胱逼尿肌和尿道括约肌功能障碍同时存在，VUDS 可以准确诊断此类复杂性 NLUTD。

（四）儿童夜间遗尿症

顽固性夜间遗尿症行影像尿动力学检查可以了解膀胱和尿道的形态功能，确定遗尿的病理生理变化机制和排除器质性病变。

（五）膀胱输尿管反流

评估患者的排尿功能和膀胱输尿管反流（vesicoureteral reflux，VUR）等级，可为治疗膀胱输尿管反流提供重要依据（图 6-1-6）。

综上，影像尿动力学检查是在 CMG/PFS 的基础上实时动态监测膀胱尿道和输尿管形态改变，在诊断各种储尿排尿障碍中发挥重要作用，比普通尿动力学检查增加了全尿路实时动态的形态学依据，比单纯的排泄性尿路造影增加了膀胱容量和压力的评估。影像尿动力学检查是评估复杂 LUTD 的首选诊断方案。

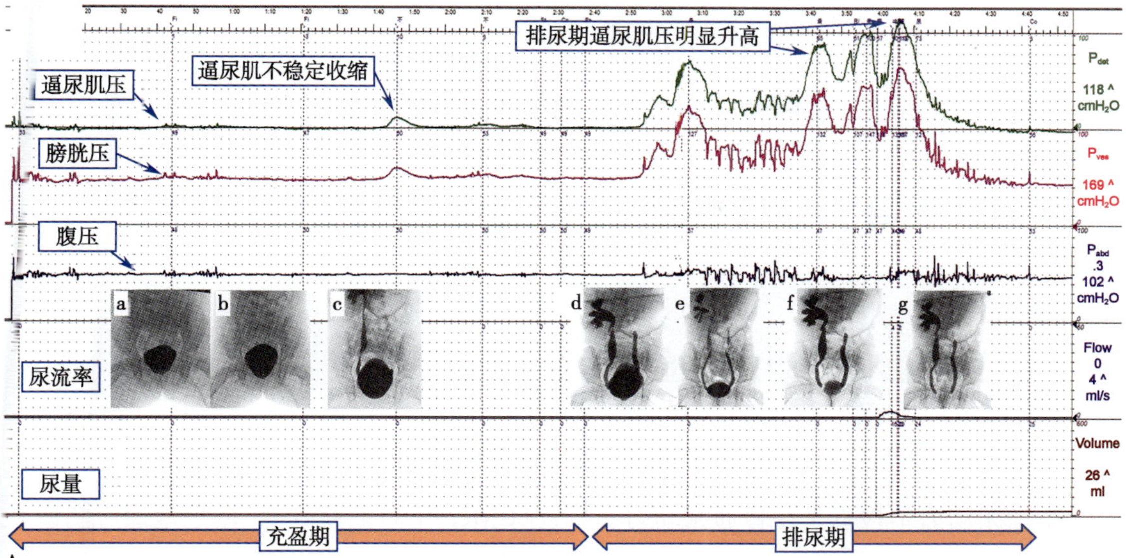

A

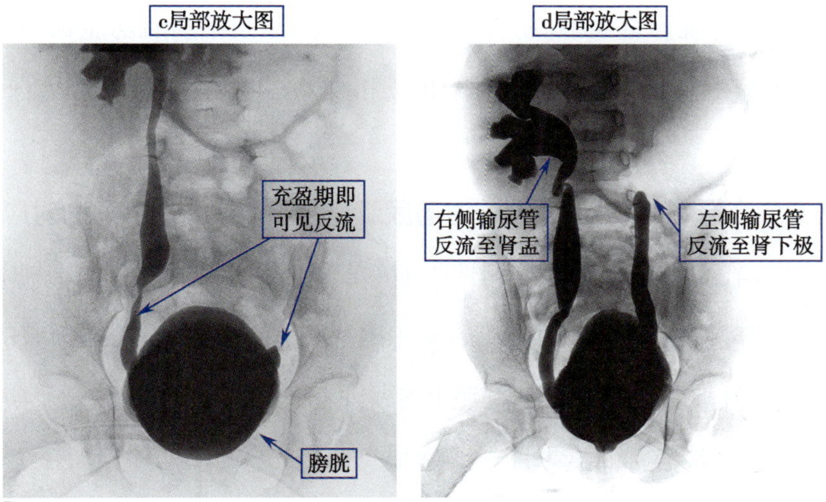

B

图 6-1-6　影像尿动力学检查显示充盈期逼尿肌不稳定、排尿期逼尿肌高压和膀胱输尿管反流

患儿，男性，3 岁，因反复发热及泌尿系感染就诊，行泌尿系彩超发现双肾积水，进而行影像尿动力学检查进一步确诊。A. CMG/PFS 期间充盈期逼尿肌不稳定和排尿期逼尿肌高压（$P_{det \cdot max}$>100cmH_2O）；B. 影像尿动力排尿期 VUR 图像（B 图为 A 图排尿期造影的局部放大图）。

第二节　影像尿动力学检查结果解读

一、正常影像尿动力学检查图像

（一）影像尿动力学检查的特点

影像尿动力学检查是在普通尿动力学检查（CMG/PFS）的基础上，动态地通过图像反映下尿路实时连续形态和功能变化及其对上尿路的影响。影像尿动力学检查能更全面地评价充盈过程中的膀胱容量大小、膀胱和尿道的形态、尿道括约肌功能状态，以及有无膀胱输尿管反流等。由于解剖和生理区别，儿童和成人、男性和女性的影像尿动力学检查各有其特点。

1. 膀胱安全容量、膀胱输尿管反流时逼尿肌压和逼尿肌漏尿点压的对应关系　尿动力学检查过程中，在缺乏逼尿肌无抑制性收缩的前提下，逼尿肌压达 40cmH_2O 时的膀胱容量为膀胱安全容量（bladder safe capacity，BSC），此容量引起上尿路损害的概率较低。近年，该观点受到挑战。有研究显示按照 ICS 标准进行 UDS 检查，当充盈期逼尿肌压力 $>$15cmH_2O 时，上尿路损害的概率即显著增加。因此，充盈末期逼尿肌压力 $<$15cmH_2O 时，膀胱容量为 BSC。作者的研究显示充盈期逼尿肌压力 $>$25cmH_2O 时，上尿路损害的概率较高，因此，推荐充盈期逼尿肌压力 $>$25cmH_2O 的膀胱容量为相对 BSC。

膀胱输尿管反流除了受膀胱压力影响外，与膀胱输尿管连接部是否发育正常也有关系。生理状态下，输尿管末端斜穿膀胱壁进入膀胱三角区的输尿管口处被肌肉包裹，即 Waldeyer 鞘，当排尿期膀胱内压力增加时，可防止尿液从膀胱反流到输尿管。膀胱输尿管连接部发育异常时，常发生膀胱低压反流，即膀胱充盈早期膀胱压力较低时发生反流。

逼尿肌漏尿点压（detrusor leak point pressure，DLPP）是评价上尿路损害的重要指标。DLPP 为在无逼尿肌收缩及腹压增高的前提下，膀胱充盈过程中出现漏尿时的最小逼尿肌压力，过去认为 DLPP≥40cmH_2O 为造成上尿路损害的危险因素。现在研究显示 DLPP 受许多因素影响，并不能单独作为影响上尿路的因素，需要和膀胱顺应性结合判断上尿路损害的可能性。

2. 影像尿动力影像特点 充盈期可以看到膀胱大小、形态变化，如膀胱憩室、圣诞树样改变、膀胱颈脱垂和大容量膀胱等（图 6-2-1），而在排尿期可以看到膀胱收缩的动态变化及尿路形态，观察尿道括约肌的开闭状态及是否合并尿道狭窄等（图 6-2-2）。

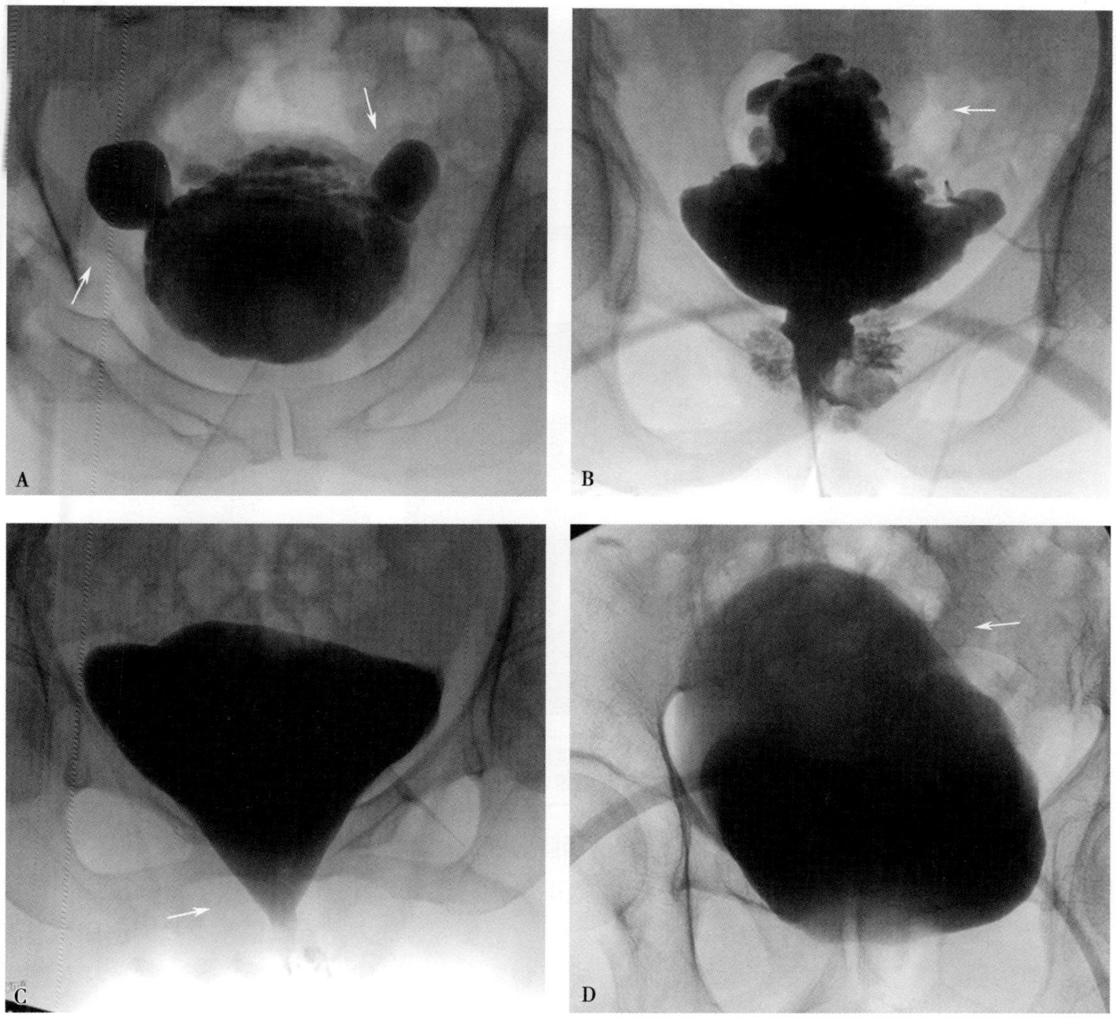

图 6-2-1 膀胱异常形态

A. 膀胱憩室（箭头）；B. 圣诞树样改变（箭头）；C. 膀胱颈脱垂（箭头）；D. 大容量膀胱（箭头）。

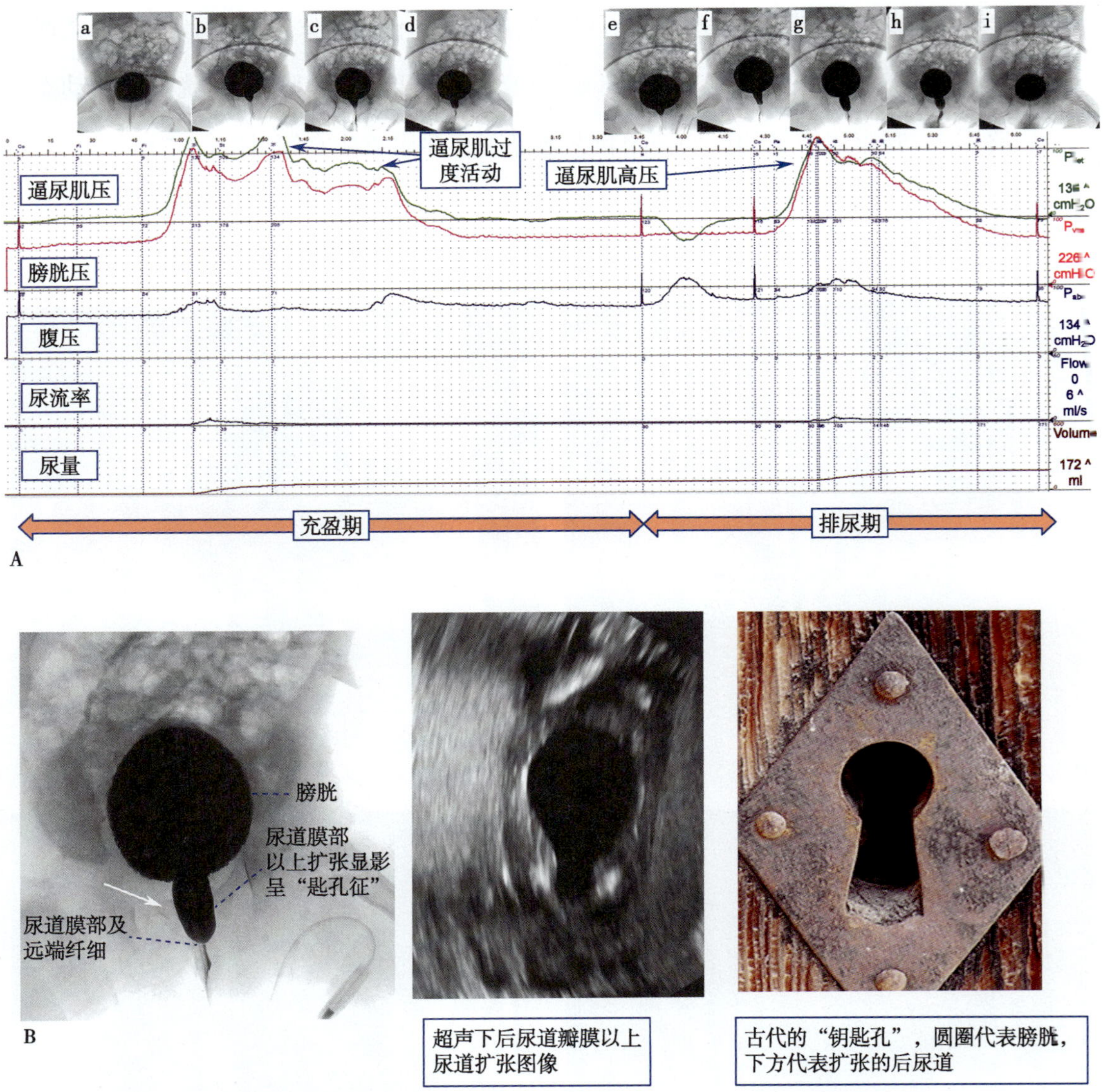

图 6-2-2　后尿道瓣膜影像尿动力学检查

患儿，男性，4 岁，排尿困难合并尿流纤细、尿急 4 年。泌尿系彩超发现残余尿 75ml，后尿道瓣膜样回声。行尿道镜确诊瓣膜并行尿道瓣膜切除术。A. 影像尿动力学检查提示充盈期逼尿肌过度活动，排尿期尿路造影提示后尿道“匙孔征”，排尿期最大逼尿肌压 > 100cmH_2O。B. 为 A 图中 g 的局部放大：见尿道膜部及以上扩张显影，造影剂聚集，连同膀胱一起，呈“匙孔征”（箭头）。

3. 膀胱输尿管反流　是指尿液从膀胱反流至输尿管或肾盂，分为原发性和继发性膀胱输尿管反流。原发性膀胱输尿管反流主要与膀胱输尿管连接部发育异常等因素有关。继发性膀胱输尿管反流多伴有先天性泌尿系畸形或神经源性膀胱。膀胱输尿管反流易引起儿童反复性泌尿系感染或肾功能受损。

影像尿动力学检查可帮助确定膀胱输尿管反流发生在充盈期还是排尿期，以及排尿、反流时膀胱容量和逼尿肌压力等，并观察反流等级。根据反流显示的输尿管、肾盂肾盏形态，将其分为五个等级。Ⅰ、Ⅱ、Ⅲ级属于轻度反流，Ⅳ、Ⅴ级属于重度反流。其中，Ⅰ级：反流仅达下段输尿管；Ⅱ级：反流至肾盂、肾盏，但无扩张；Ⅲ级：输尿管轻或中度扩张、迂曲，肾盂轻或中度扩张；Ⅳ级：肾盂肾盏中度扩张和/或输尿管中度扩张迂曲，肾盏维持乳头形态；Ⅴ级：肾盂肾盏严重扩张，多数肾盏失去乳头形态，输尿管明显迂曲（图 6-2-3，图 6-2-4）。

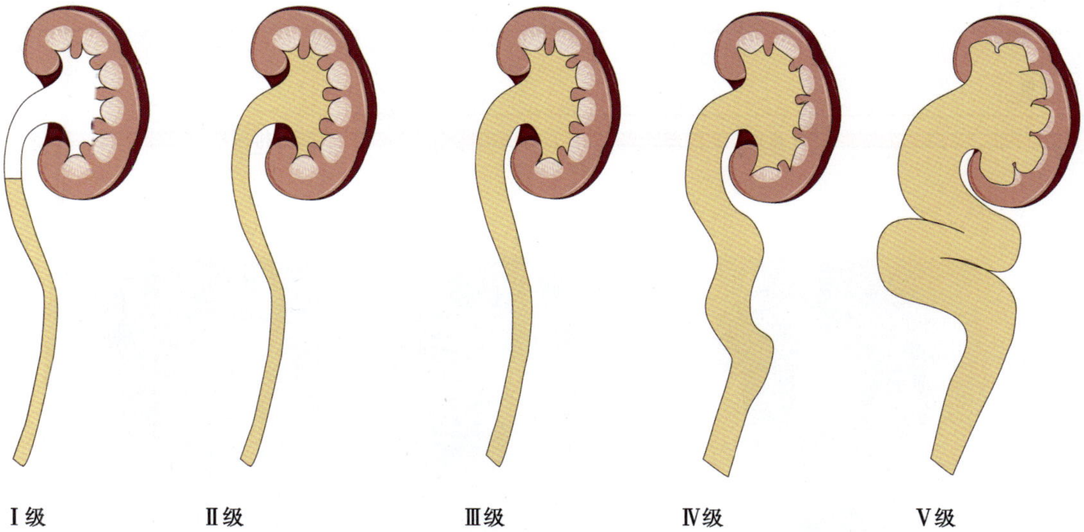

图 6-2-3 膀胱输尿管反流分级模型图
根据反流显示的输尿管、肾盂肾盏形态，将其分为五个等级。

（二）不同年龄和性别影像尿动力学检查图像的特点

不同年龄、不同性别的患者常表现出不同的膀胱容量压力曲线和形态。

对于儿童，可根据年龄计算最大膀胱容量，一般采用公式：膀胱最大容量（ml）= 30 + [30 × 年龄（岁）]。16 岁以上的青少年的膀胱发育已经接近成人水平，成人的膀胱最大容量大约在 350～500ml，且膀胱安全容量和顺应性一般高于儿童。

（1）正常男性影像尿动力学检查图像的特点：男性的尿道有三个生理性狭窄，即尿道内口、尿道膜部、尿道外口，尿道内括约肌主要为膀胱颈口、尿道前列腺部平滑肌，尿道外括约肌主要位于尿道膜部、精阜远端等（图 6-2-5）。男性儿童的尿道狭窄多见于后尿道瓣膜引起的膜部狭窄，或尿道下裂相关的尿道外口狭窄。而成年男性的尿道长度约为 16～22cm。

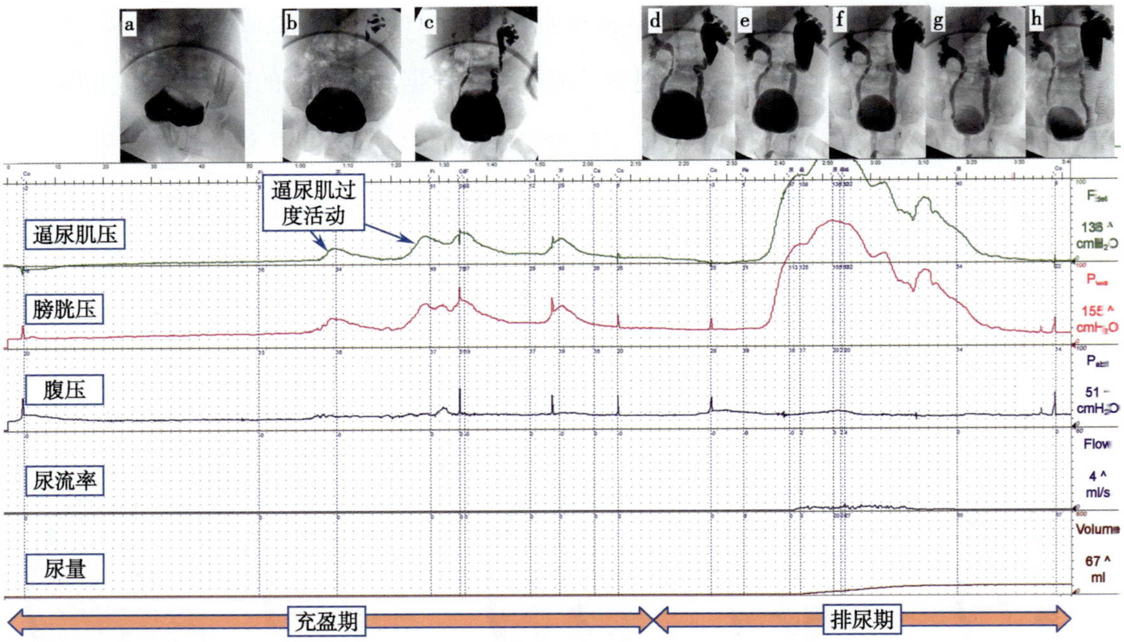

A

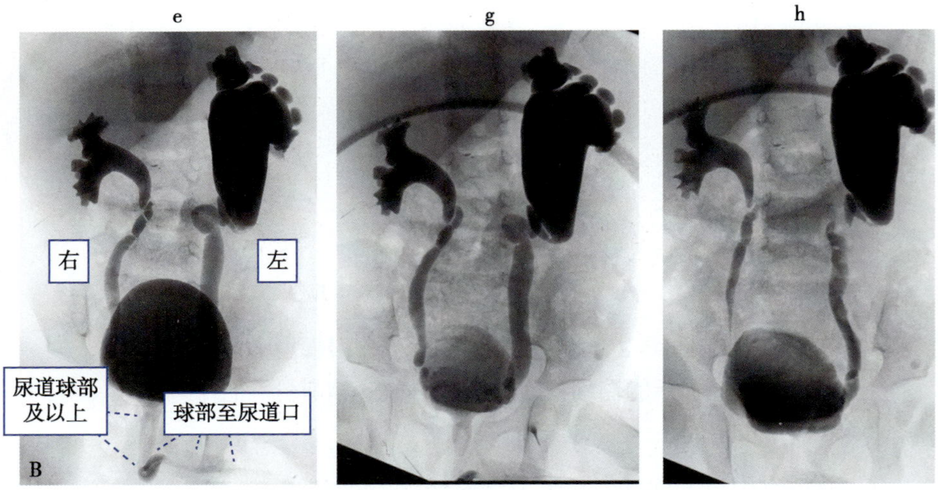

图 6-2-4 患儿，男性，4 岁，反复泌尿系感染影像尿动力学检查图像

A. 影像尿动力学检查提示双侧膀胱输尿管反流（Ⅲ～Ⅴ级反流），合并充盈期逼尿肌过度活动，排尿期最大逼尿肌压＞100cmH_2O，膀胱安全容量为 85ml。h 为排尿结束后 1 分钟图像，部分肾盂积液流入膀胱，膀胱内液体量大于图 g（排尿结束点），仅根据泌尿系彩超测定残余尿，易高于实际数值。B. 为 A 图中 e、g 和 h 放大后的图像：排尿期造影可见双侧膀胱输尿管反流，反流等级为左侧输尿管Ⅴ级，右侧输尿管Ⅲ级，尿道全程显影，未见明显狭窄段。考虑膀胱输尿管反流病因与原发性膀胱输尿管反流或逼尿肌过度活动、逼尿肌高压等相关。

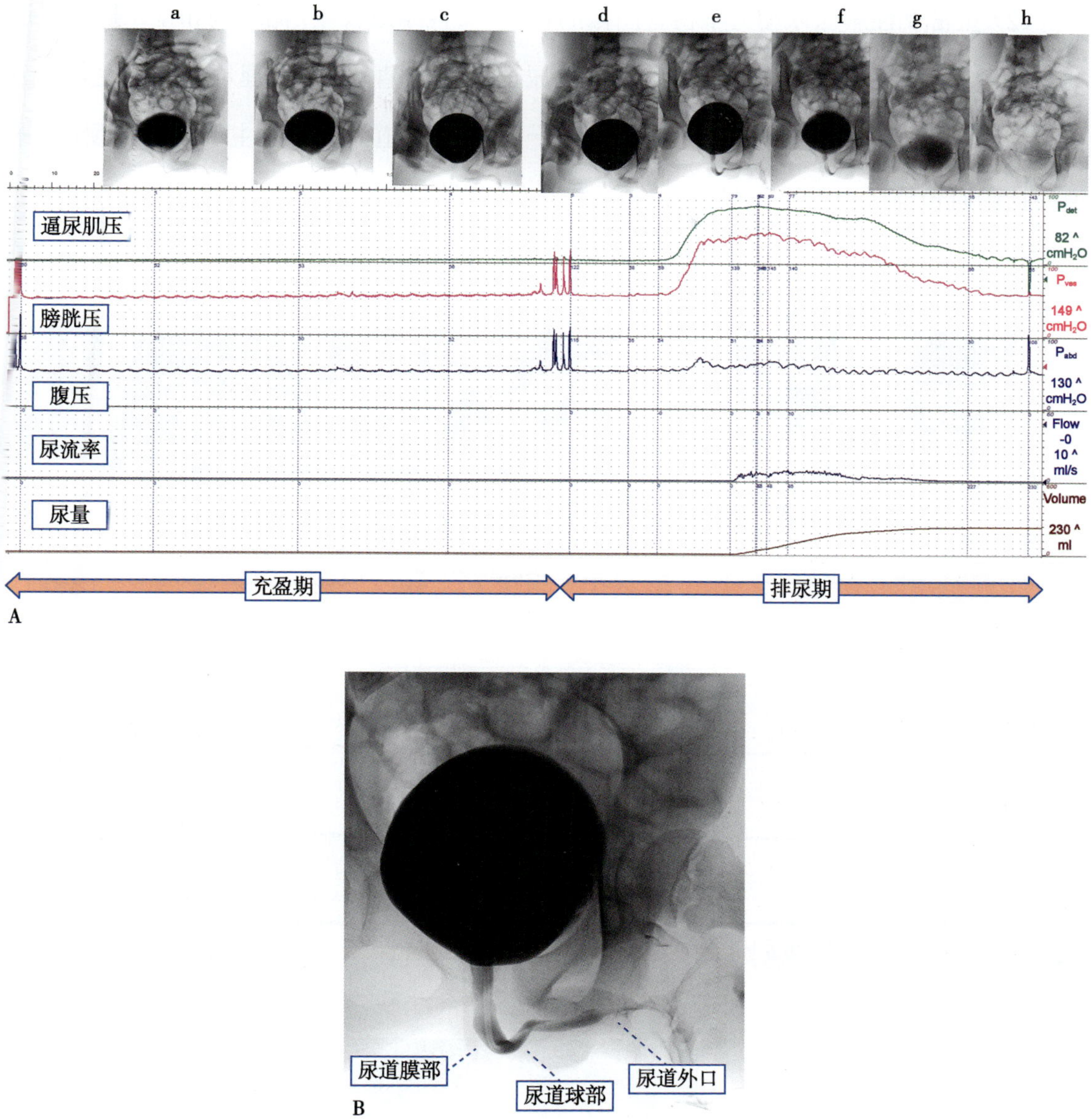

图 6-2-5　正常影像尿动力学检查图像

患儿，男性，9 岁，体育活动时不慎被足球击中会阴部 3 小时就诊，家属要求了解尿道是否有形态和功能改变。尿常规提示尿隐血(+)，无排尿症状。A. 影像尿动力学检查见充盈期逼尿肌稳定，排尿期逼尿肌收缩功能正常；尿路造影可见尿道显影连续通畅，无残余尿。B. 为 A 图中 e 的局部放大，呈典型男性尿道影像，无尿道狭窄。

（2）正常女性影像尿动力学检查图像的特点：女性尿道较短，储尿期和排尿期的尿道括约肌形态、尿道曲线形态均有不同。女性尿道短、宽、直，缺少生理弯曲。新生儿尿道长度大约 1cm，以后随年龄增长，至成人达 3～5cm。尿道内括约肌主要为膀胱颈口，尿道外括约肌包绕尿道中段。图 6-2-6 显示 7 岁女孩影像尿动力学检查图像。

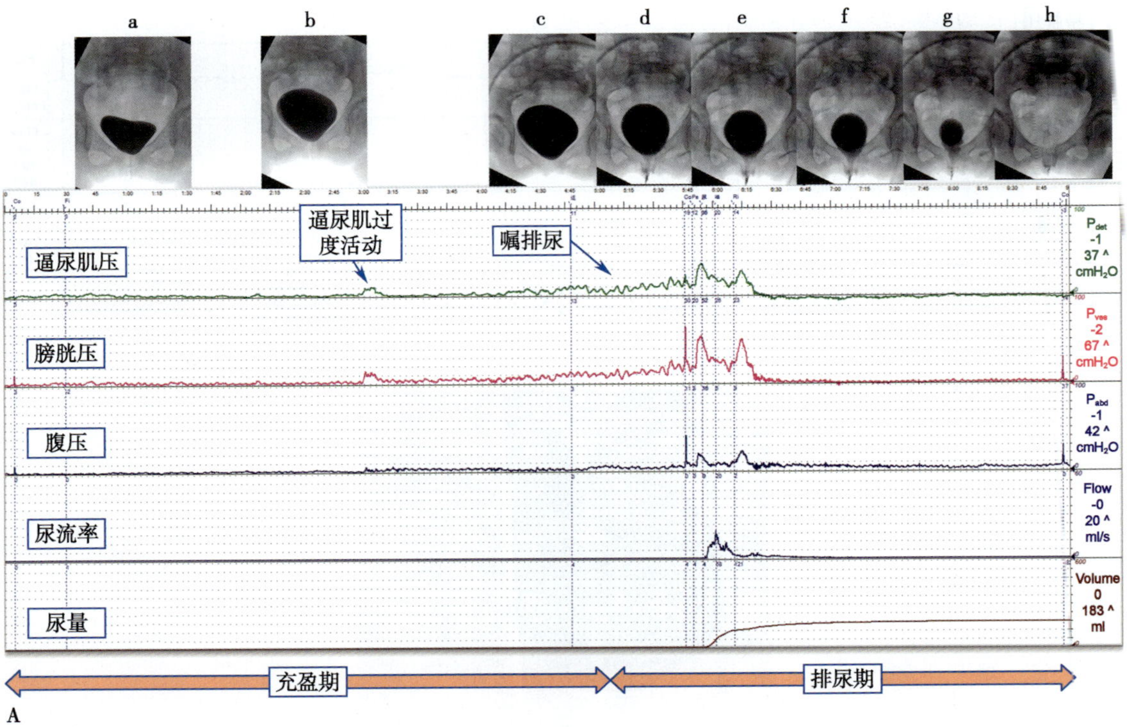

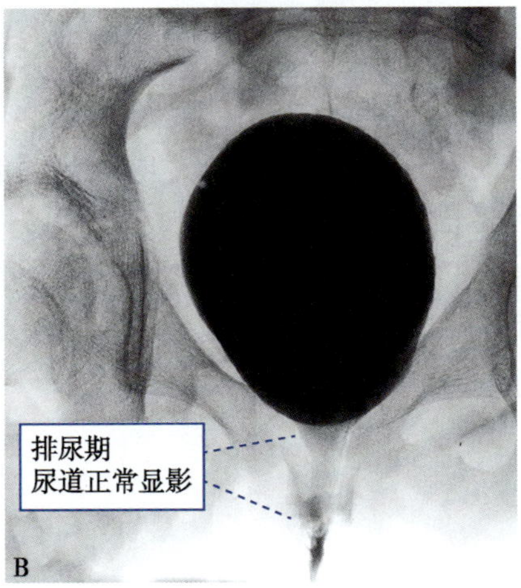

图 6-2-6　正常影像尿动力学检查图像

患儿，女性，7 岁，尿频 2 个月就诊，无尿急和尿失禁，泌尿系超声和尿常规正常。A. 影像尿动力学检查显示排尿期逼尿肌收缩功能基本正常，充盈期逼尿肌微弱不稳定收缩；尿路造影可见尿道显影连续通畅，无残余尿。B. 为 A 图中 e 的局部放大，呈女性典型尿道特点，尿道短直，排尿期尿道开放。

二、影像尿动力学检查常见的异常变化

1. 常见异常影像尿动力学检查观察指标 影像尿动力学检查除测定膀胱容量、逼尿肌压、膀胱顺应性等参数之外，还可实时动态地观察充盈期及排尿期上下尿路形态，将功能学和形态学结合在一起。

（1）充盈期主要观察的指标：充盈期膀胱和尿道形态、逼尿肌稳定性、有无膀胱憩室、输尿管反流、尿失禁等。

（2）排尿期主要观察的指标：排尿期膀胱及尿道形态、逼尿肌收缩功能、有无输尿管反流、尿道狭窄及逼尿肌 - 括约肌协同失调等。

2. 不同膀胱顺应性影像尿动力学检查观察指标

（1）低顺应性膀胱：多与膀胱纤维化等因素相关，膀胱顺应性一般小于 20ml/cmH_2O。此类患者膀胱的 MCC 和 BSC 一般偏小。

（2）高顺应性膀胱：多与高容量性大膀胱相关，膀胱顺应性一般高于 40ml/cmH_2O。此类患者膀胱的 MCC 和 BSC 一般较大。

3. 膀胱容量相关的影像尿动力学检查变化

（1）大容量膀胱主要由于膀胱不敏感或神经因素等导致膀胱过度充盈，出现充盈期的“大容量膀胱”（图 6-2-7）或顺应性增加，伴或不伴有排尿期逼尿肌收缩功能降低。

（2）小容量膀胱多与神经源性逼尿肌反射亢进、泌尿系结核、泌尿系感染等引起的膀胱纤维化等有关，可能伴有低顺应性膀胱、VUR 等。图 6-2-8 为 1 例神经源性膀胱的影像尿动力学检查图像。

4. 膀胱充盈期影像尿动力学检查图像变化

（1）膀胱逼尿肌过度活动（detrusor overactivity，DO）：表现为膀胱充盈期单个或多个逼尿肌无抑制性收缩波，可伴或不伴有急迫性尿失禁（图 6-2-9）。

（2）期相性逼尿肌不稳定或逼尿肌反射亢进：膀胱充盈期期相性逼尿肌不稳定（phasic detrusor instability，PDO）或逼尿肌反射亢进（phasic detrusor hyperreflexia，PDH）为膀胱充盈期出现规律的似“波浪形”逼尿肌无抑制收缩波曲线，常为期相性逼尿肌过度活动或期相性逼尿肌反射亢进（图 6-2-10），伴或不伴有急迫性尿失禁。逼尿肌反射亢进儿童自由尿流率常显示快速尿流率曲线，最大尿流率异常增高（图 6-2-11）。

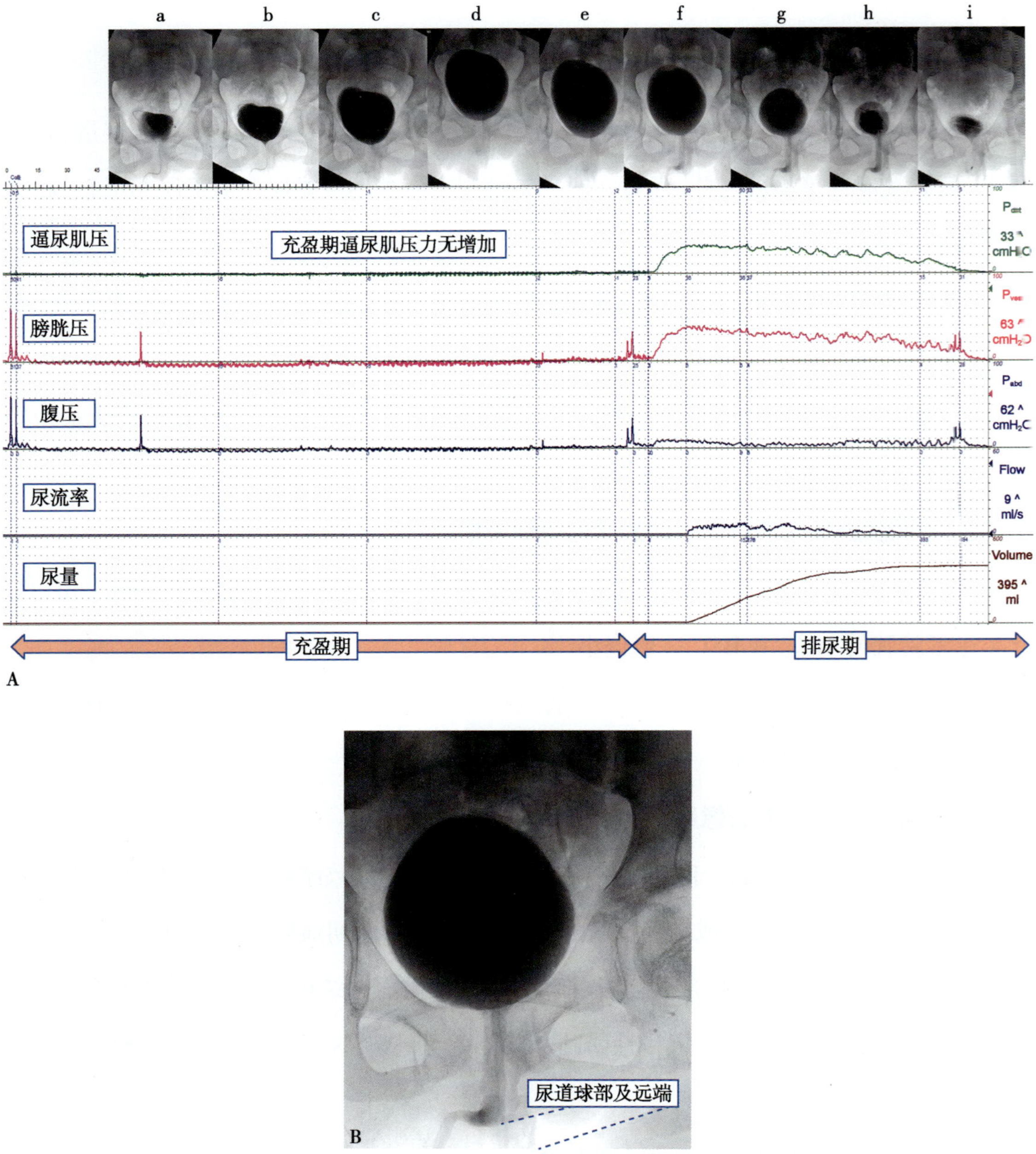

图 6-2-7　高顺应性和大膀胱影像尿动力学检查图像

患儿，男性，8 岁，排尿无力伴尿不净感 1 年，发现 1 型糖尿病 3 年。泌尿系超声和尿常规正常。骶尾椎 MRI 未见异常，既往无神经系统疾病史。A. 影像尿动力学检查显示充盈期逼尿肌稳定呈“平行直线”，初始尿意感 260ml，强烈尿意感 415ml，排尿期逼尿肌收缩功能接近正常，轻度腹压协助排尿，尿路缓慢。尿路造影可见尿道显影连续通畅，残余尿 20ml。MCC 为 415ml，远高于 8 岁儿童预期 MCC 的 270ml 数值。膀胱感觉不敏感，考虑和 1 型糖尿病周围神经病变有关。B. 为 A 图中 g 的局部放大，尿道显影连续通畅。

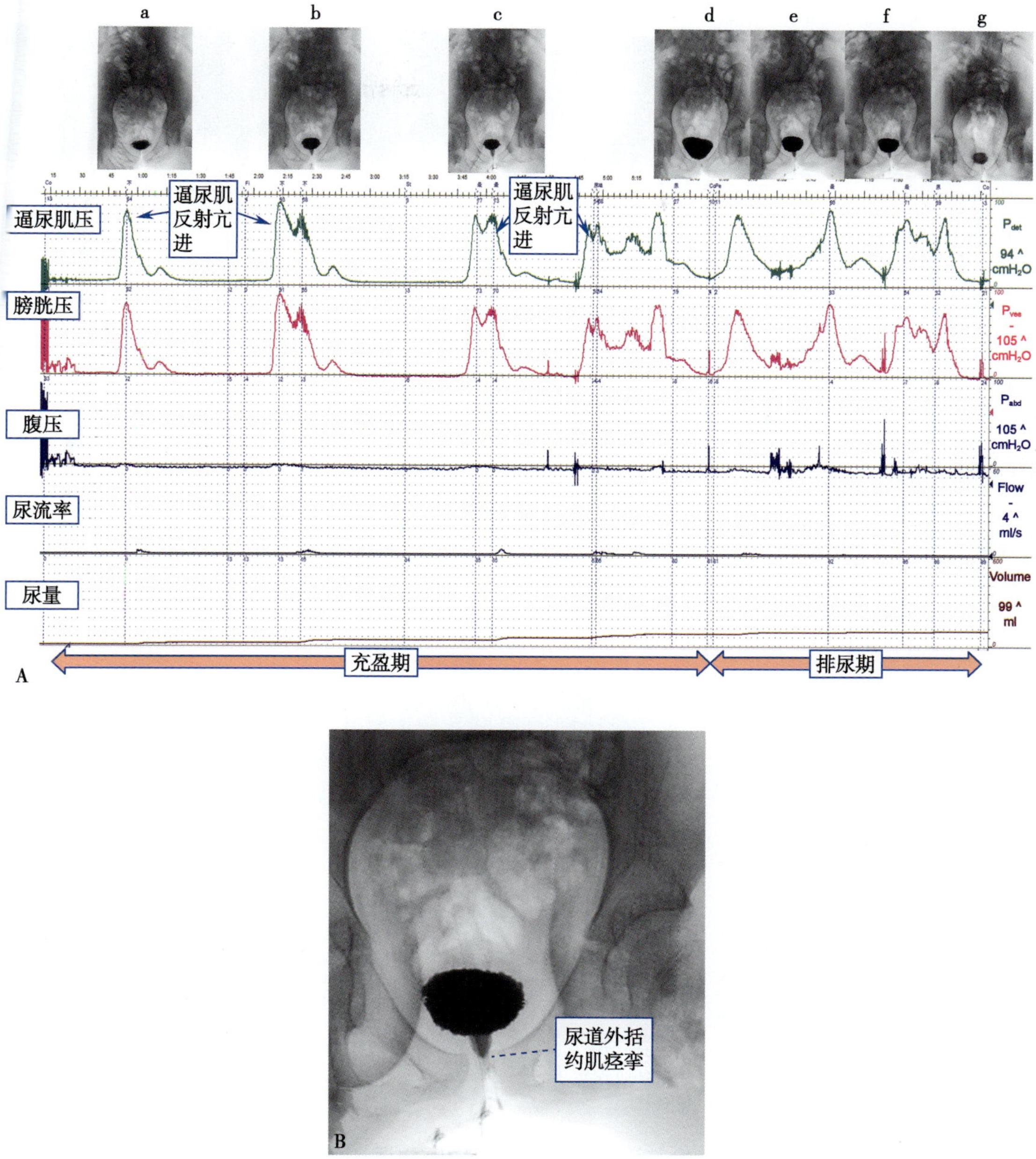

图 6-2-8　小容量膀胱影像尿动力学检查图像

患儿，女性，8 岁，脊髓炎 6 个月，尿频、尿急并急迫性尿失禁，单次排尿量明显减小。A. 影像尿动力学检查显示充盈期多发逼尿肌反射亢进，排尿期逼尿肌压 > 90cmH$_2$O，逼尿肌 - 括约肌协同失调存在。最大膀胱测压容量为 52ml，残余尿为 13ml。B. 为 A 图中 e 的局部放大，后尿道扩张显影，尿道外括约肌痉挛。尿动力学诊断考虑逼尿肌反射亢进并发逼尿肌 - 括约肌协同失调，小容量膀胱。

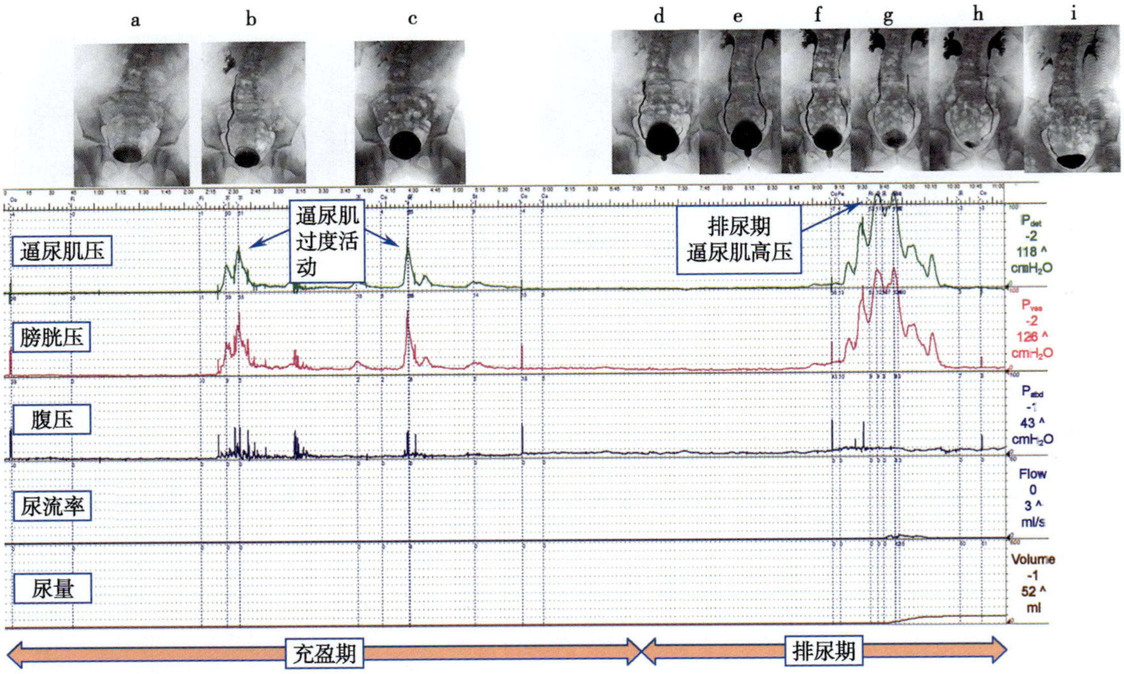

A

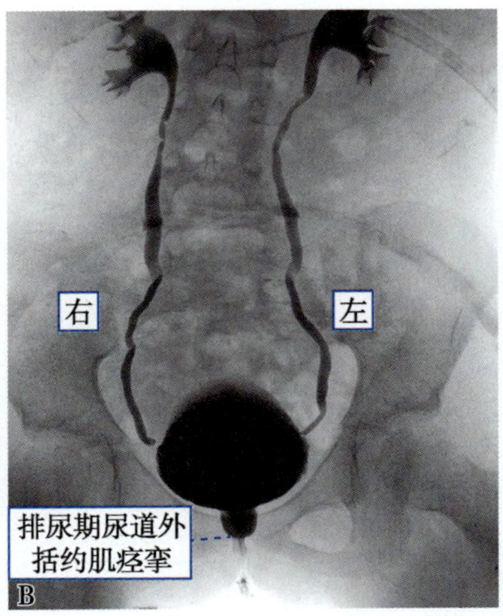

图 6-2-9　膀胱逼尿肌过度活动合并逼尿肌 - 括约肌协同失调和膀胱输尿管反流影像尿动力学检查图像

患儿，男性，2 岁，反复性泌尿系感染 1 年，泌尿系彩超发现双肾集合系统轻度分离，残余尿 20ml。A. 影像尿动力学检查发现充盈期逼尿肌过度活动，充盈期右侧输尿管Ⅲ级反流；排尿期最大逼尿肌压 > 100cmH$_2$O，排尿期双侧输尿管Ⅲ级反流，尿道外括约肌痉挛逼尿肌 – 括约肌协同失调，尿道膜部以上造影剂聚集，远端尿道间断收缩，图 h 显示膀胱内尿液基本排空。B. 为 A 图中 e 的局部放大：排尿期可见尿道外括约肌痉挛，尿道膜部以上造影剂聚集。A 图中 i 为排尿结束后 1 分钟后图像，部分肾盂积液流入膀胱，约 20ml。与之前泌尿系彩超测定的“残余尿 20ml”数值接近，证明膀胱“残余尿”为反流至上尿路的尿液。

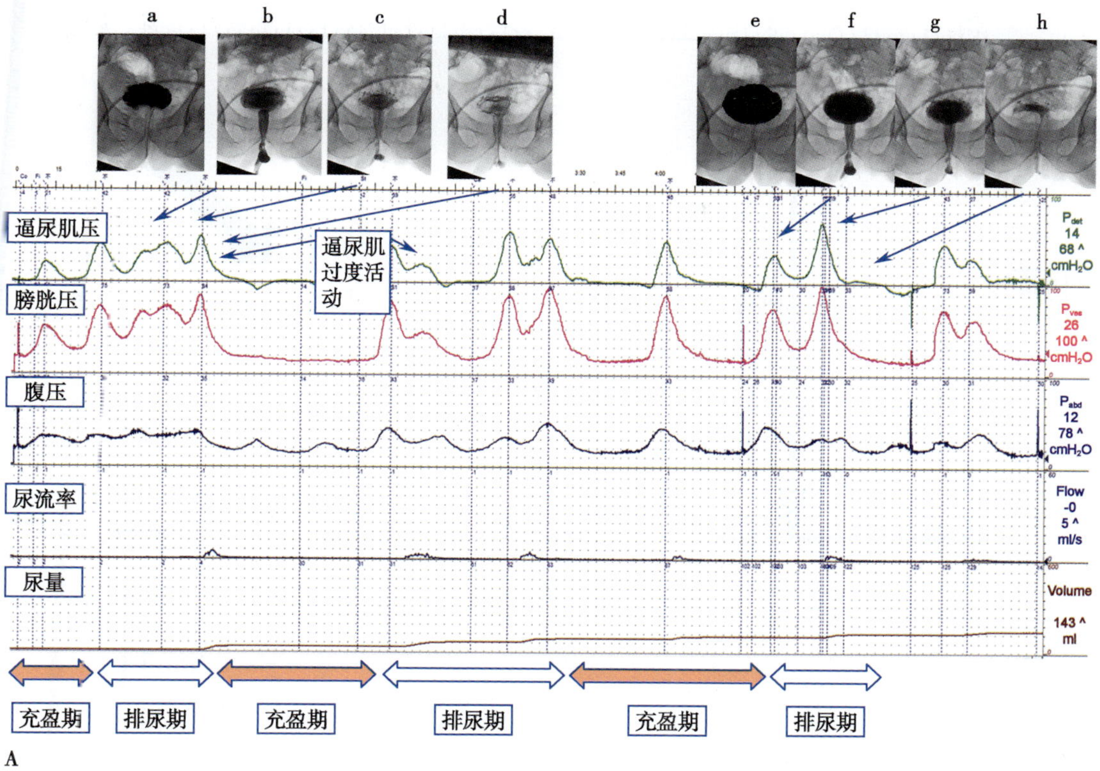

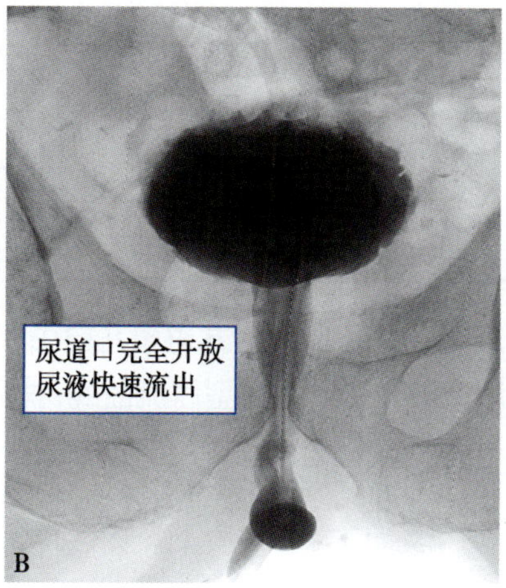

图 6-2-10　期相性逼尿肌反射亢进患儿影像尿动力学检查图像

患儿，女性，7 岁，颈椎血管瘤术后 6 个月，尿频、尿急并急迫性尿失禁 5 个月。A. 影像尿动力学检查显示充盈期逼尿肌反射亢进，并呈现“周期性波动性”逼尿肌无抑制收缩波（期相性收缩），排尿期逼尿肌压 > 90cmH$_2$O，造影显示排尿迅速，尿道完全开放。B. 为 A 图中 f 的局部放大，尿道完全开放。

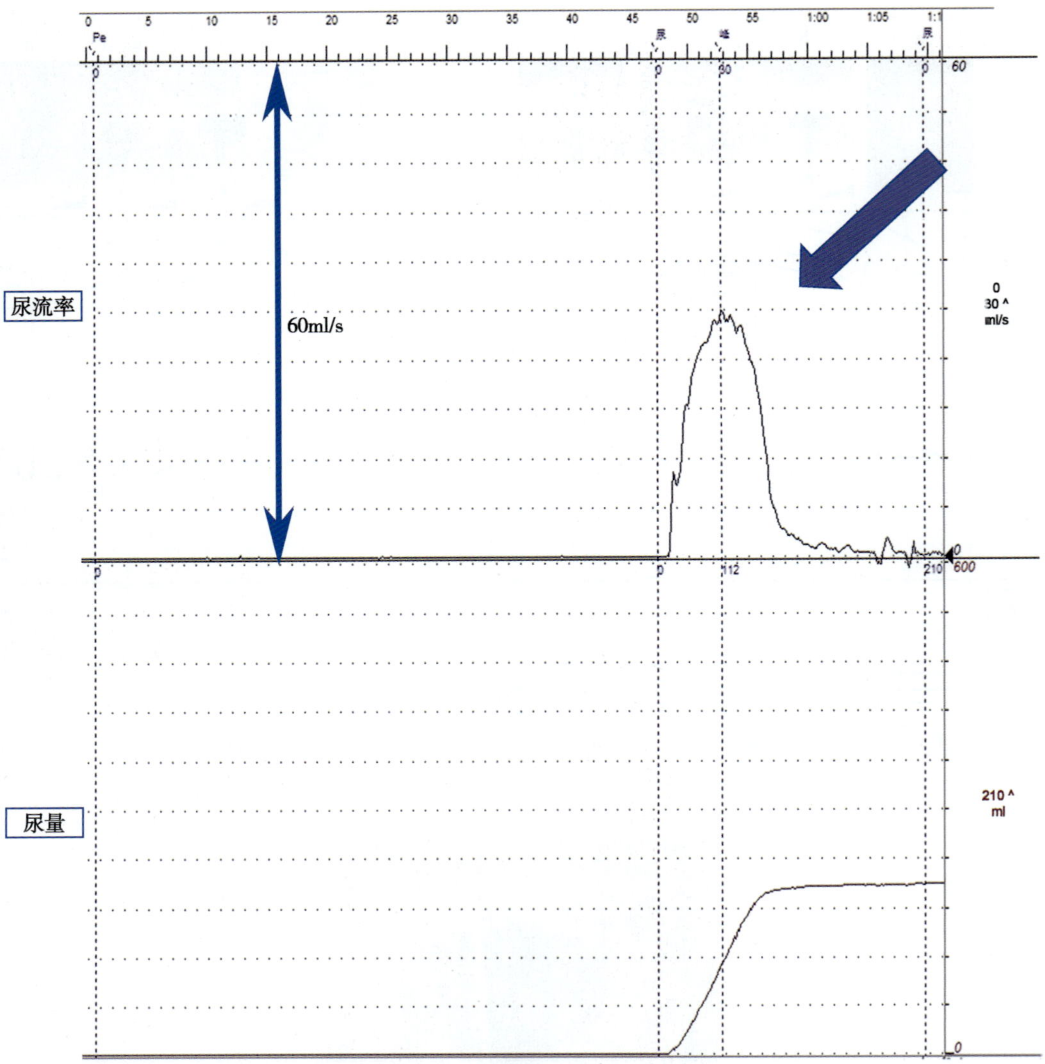

图 6-2-11 逼尿肌反射亢进患儿自由尿流率

患儿，女性，7 岁，尿频、尿急。尿流测定显示高尖型尿流曲线，排尿量 210ml，最大尿流率增高为 30ml/s，残余尿 2ml。

5. 排尿期逼尿肌无收缩的影像尿动力学检查图像 排尿期逼尿肌无收缩，常见于儿童先天性神经源性膀胱、脊髓外伤或周围神经病变等引起的逼尿肌收缩乏力或无力，易引发排尿困难、膀胱输尿管反流或充盈性尿失禁等。患儿常靠腹压排尿（图 6-2-12）。

6. 排尿期逼尿肌高压图像 排尿期逼尿肌高压，多见于先天性尿路梗阻如尿道瓣膜或男童尿道外伤、骨盆骨折等引起的尿道狭窄（图 6-2-13），引起排尿困难及反射性排尿期逼尿肌高压。

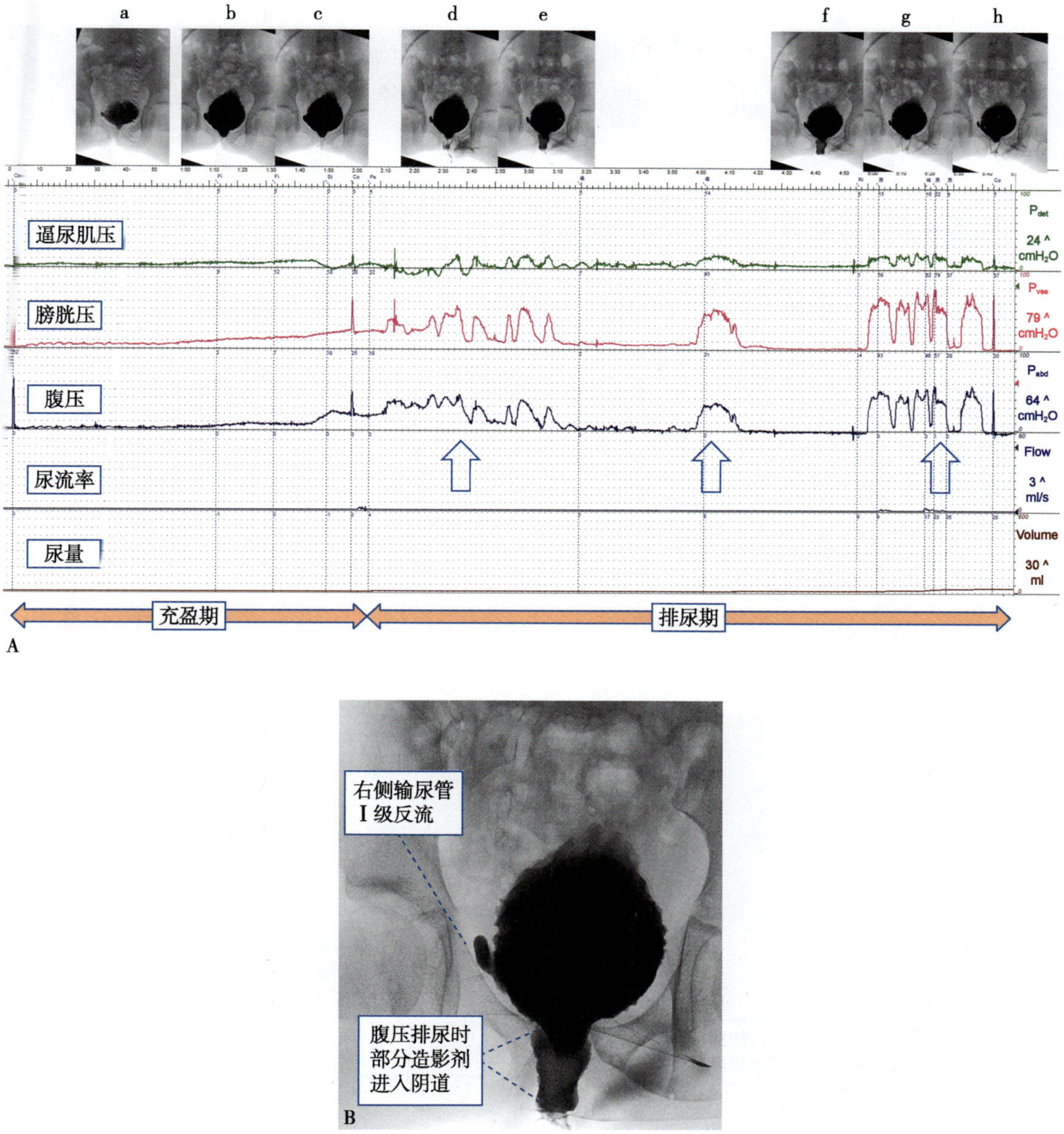

图 6-2-12　逼尿肌收缩乏力，排尿时阴道显影影像尿动力学检查图像

患儿，女性，7 岁，排尿困难、腹压排尿 6 年，先天性脊髓栓系术后尿失禁 5 年，夜间睡眠期间不自主漏尿。1 年前因车祸致尿道外伤并行尿道修复手术，术后反复泌尿系感染，“排尿或增加腹压时，可疑尿液从阴道口漏出”。A. 影像尿动力学检查显示充盈期膀胱颈脱垂及充盈性尿失禁，排尿期逼尿肌压升高不明显，以腹压排尿为主(箭头)。右侧输尿管 I 级反流。充盈期可见充盈性尿失禁(阴道未见显影)。B. 为 A 图中 e 的放大图，排尿期腹压排尿部分尿液进入阴道，“阴道显影”。肉眼可识别腹压排尿期时少量尿液自阴道漏出。该患儿需要进行亚甲蓝尿动力检查，确诊是否存在尿液阴道反流。

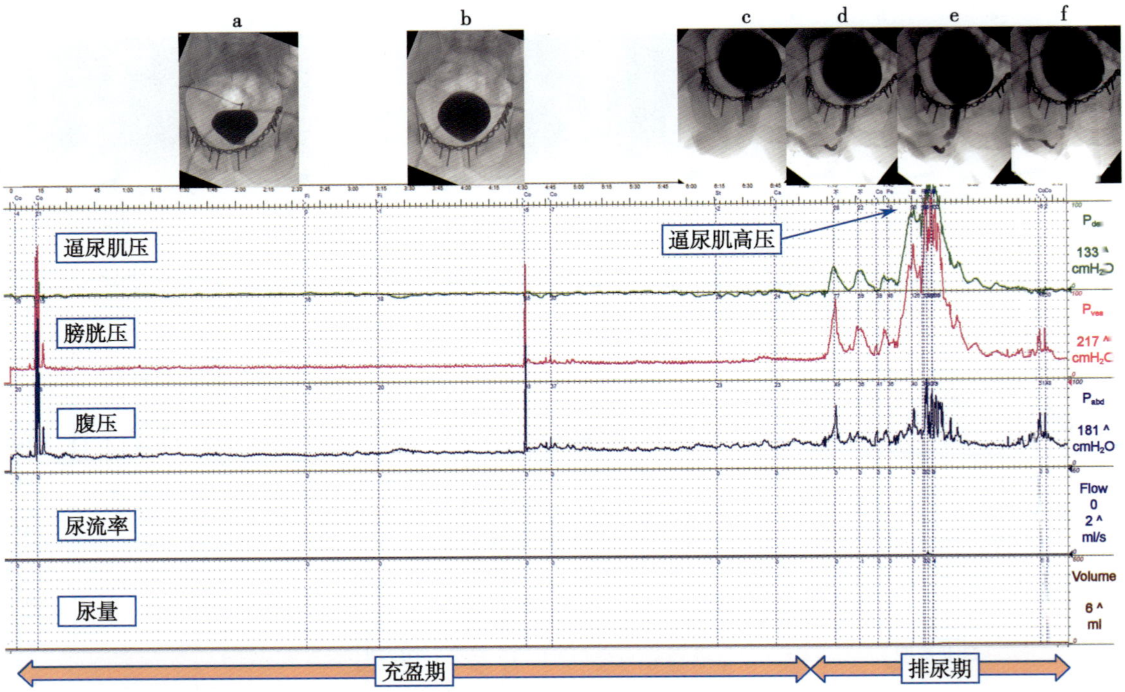

A

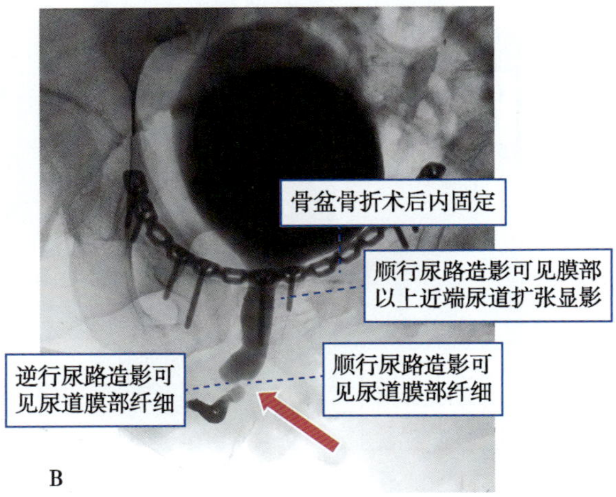

B

图 6-2-13　骨盆骨折术后尿道膜部狭窄下尿路梗阻患儿影像尿动力学检查图像

患儿，男性，16 岁，1 年前因车祸致骨盆骨折，手术后出现间断性排尿困难 10 个月，尿流细并渐进性加重 2 个月而就诊。A. 影像尿动力学检查显示充盈期逼尿肌基本稳定，排尿期逼尿肌压升高 > $100cmH_2O$，尿道膜部以上近端扩张，尿道膜部纤细。B. 为 A 图中 e 的放大，逆行尿路造影可见尿道膜部纤细，膜部远端可微弱显影（箭头）。

总之，影像尿动力学检查属于排尿障碍诊断的一项重要工具，也有助于鉴别诊断，尤其合并复杂肾积水、膀胱输尿管反流、逼尿肌 - 括约肌协同失调、尿失禁等，结合 CMG/PFS，可为临床治疗方案的制订提供重要参考。

第七章

动态尿动力学检查

第一节　操作规范及适应证

动态尿动力学检查（ambulatory urodynamics monitoring，AUM）是指利用患者自身产生的尿液充盈膀胱，同时利用随身携带的动态尿动力学检查专用的设备连续动态记录膀胱和 / 或尿道压力的检查方法。CMG/PFS/VUDS 等都是非生理性的检查，需要人工灌注膀胱，有时不能再现真实的膀胱功能的变化或出现人为膀胱功能改变。动态尿动力学检查依靠自身产生的尿液充盈膀胱和连续记录 2 个以上排尿周期，并在检查期间自由活动，能更好地反映膀胱的实际情况。

一、动态尿动力学检查流程及相关参数

动态尿动力学检查相对于门诊常规和影像尿动力学检查可以提供更符合生理状态情况的准确参数，包括自由尿流率、PVR、膀胱测压（膀胱测压、逼尿肌测压、腹腔测压）、漏尿次数、漏尿量、排尿量、腹压漏尿点压、尿道压等。同时，检查中还可以要求患者标记相关参数：开始自行排尿、结束自行排尿、体位及状态改变、增加腹压等诱发刺激的活动、摄入液体的时间和量、漏尿的时间和量、尿垫更换时间等。经耻骨上膀胱置入测压管长时间记录时，还可记录入睡时间和起床时间。其参数正常值与常规尿动力检查相似。动态尿动力学检查流程详见图 7-1-1。

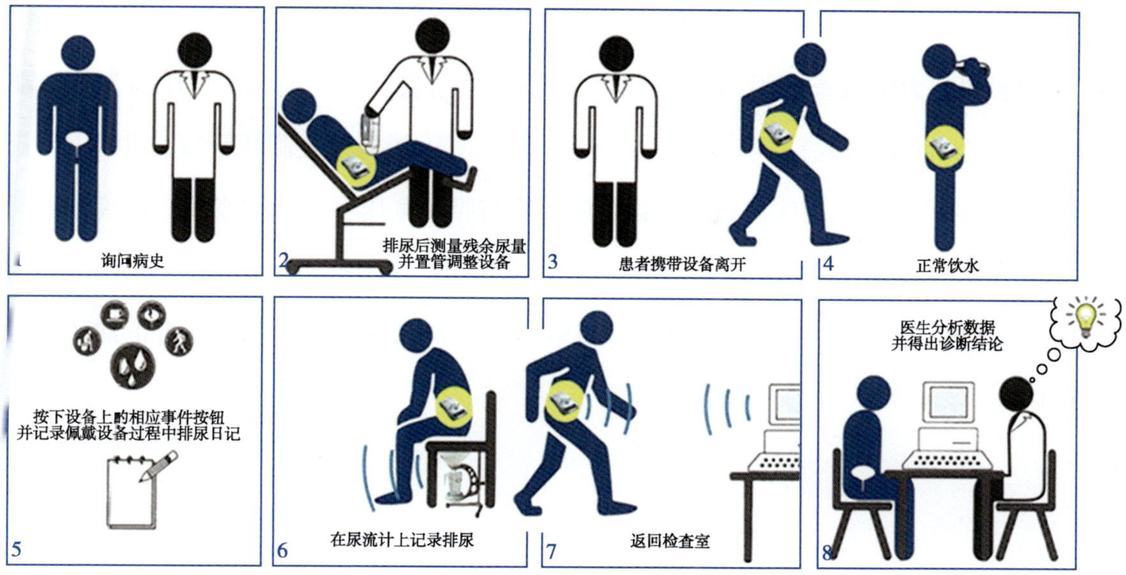

图 7-1-1 动态尿动力学检查流程

1. 询问病史；2. 排尿后测量残余尿量并置管调整设备；3. 患者携带设备离开；4. 正常饮水；5. 记录佩戴设备过程中排尿日记，并按下设备上的相应事件按钮；6. 在尿流计上记录排尿；7. 返回检查室；8. 医生分析数据并得出诊断结论。

二、动态尿动力学检查操作规范

1. 动态尿动力学检查前准备便携式记录仪，其他准备同 CMG/PFS（图 7-1-2）。

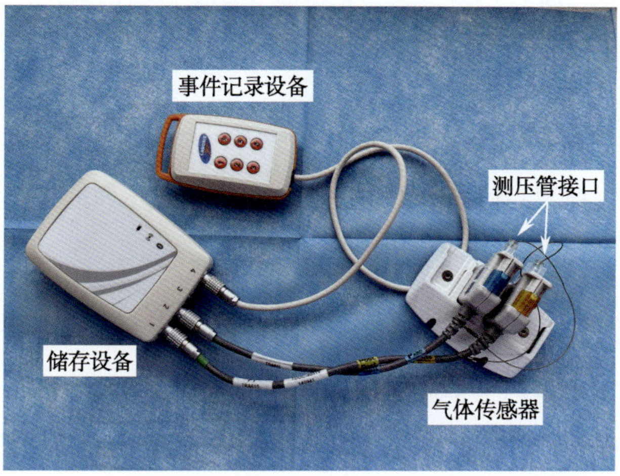

图 7-1-2 动态尿动力记录仪器及相应测压传感器

2. 针对动态尿动力学检查特点，提前给患儿及家长讲解检查过程，避免由于检查时间长使患儿对动态尿动力学检查产生厌烦及抵抗心理，得到其充分理解后再实施。

3．动态尿动力学检查一般选用 6Fr 或 7Fr 双腔气囊膀胱测压管置入膀胱记录膀胱压力，用动态尿动力学检查专用 7Fr 气囊直肠测压管通过置入直肠检测腹部压力。将尿动力学检查仪器的各个传感器与测压管连接好，双腔测压管与膀胱测压管接口相连接，将双腔测压管的另外一个灌注口封闭。直肠测压管与腹压测压管接口相连接。连接好后于大气压下置零。

4．连接好后嘱患者咳嗽或做 Crede 动作，观察腹压与膀胱压力信号是否正常和稳定（图 7-1-3）。

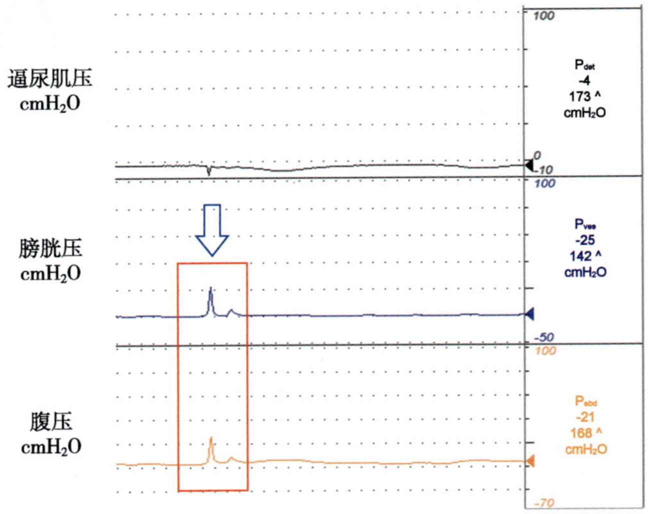

图 7-1-3　P_{ves} 与 P_{abd} 信号增幅一致（箭头）

5．动态尿动力学检查需要患者在检查过程中，注意在便携式记录仪标记如下情况：启动和结束自主排尿、尿急、不适、激发排尿动作、液体摄入时间和量、漏尿发生的时间和量，以及尿垫更换时间等，为检查结果评估提供参考。

6．由于动态尿动力学检查是通过自身产生的尿液充盈膀胱，因此，我们鼓励儿童在检查过程中多饮水，但不提倡通过利尿剂等药物促进排尿。

7．在检查过程中，要避免测压管尤其是腹压测压管脱落，导致最后无法分析检查结果。

8．气导测压管的气囊仅能一次充气，如操作不当，需要更换位置再次充气，有可能造成测压不准确。

三、适应证

1. 有 CMG/PFS 适应证者均可进行本检查，尤其适合患儿常规尿动力学检查无法重复或解释的 LUTS。

2. 需要连续记录膀胱功能变化的患儿，怀疑有不稳定尿道的患儿，使用动态尿动力学检查能发现日常活动中尿道压力的变化。特别是能够发现那些由于运动（例如快走、慢跑或上下楼梯等）等激发的尿道压力不稳定者。

第二节　动态尿动力学检查曲线及结果解读

一、动态尿动力学检查正常曲线解读

动态尿动力学检查曲线和门诊常规尿动力学检查类似，但动态尿动力学检查需要记录多个膀胱充盈和排尿周期，因此更容易发现膀胱功能异常，也更符合患者生理条件下的膀胱情况。正常动态尿动力学检查曲线见图 7-2-1。

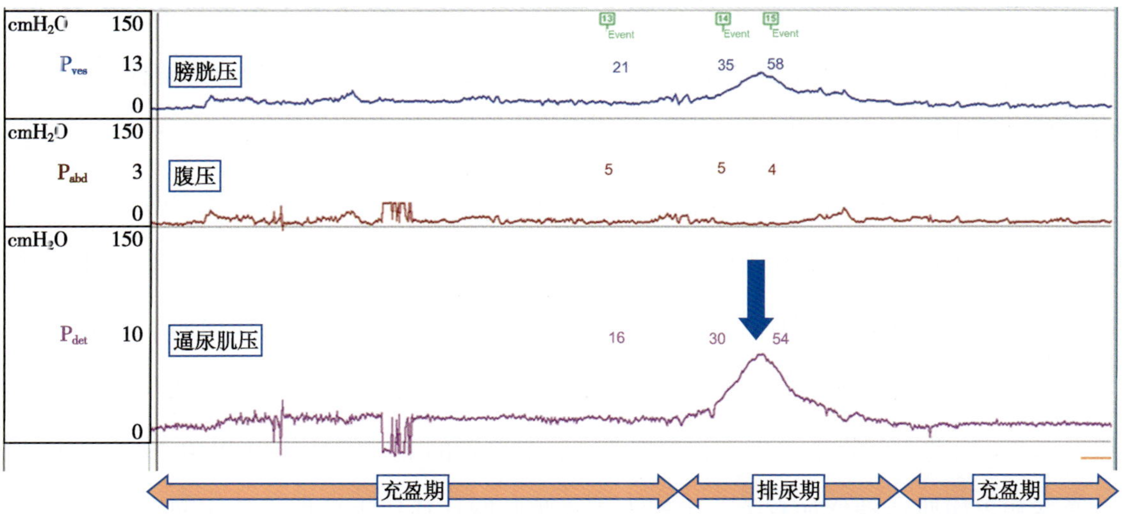

图 7-2-1　7 岁遗尿儿童动态尿动力学检查图（显示一个储尿期和排尿期）

患儿因遗尿进行动态尿动力学检查，储尿期和排尿期未发现异常，排尿时逼尿肌压力升高（箭头），膀胱功能正常。

二、异常动态尿动力学检查曲线解读

动态尿动力学检查更容易发现逼尿肌过度活动、尿失禁等排尿功能障碍和排尿症状。目前，成人动态尿动力学检查的临床应用及研究报道较多，儿童相对缺乏。有研究显示，常规尿动力学检查（conventional urodynamic，CUD）测量储尿期的膀胱压力值普遍高于动态尿动力学检查的测量值，在排除了不同检查时由于膀胱容量不同导致的差异之后，两者差异仍然存在。这样的结果可能是由于在常规尿动力学检查中，膀胱的非生理性充盈和大容量灌注导致的膀胱顺应性降低。动态尿动力学检查的临床应用介绍如下。

1. 膀胱过度活动症（overactive bladder，OAB） 指尿急，伴或不伴有急迫性尿失禁，通常伴有尿频和夜尿的一种症候群。与成人类似，儿童 OAB 的诊断需要通过尿动力学检查，然而动态尿动力学检查比常规尿动力学检查逼尿肌不稳定的发生率高。并且，动态尿动力学检查充盈期膀胱压力升高值明显低于常规尿动力学检查。在常规尿动力学检查中，典型表现为储尿期出现压力 > $15cmH_2O$ 的压力波动，但期相性压力波动值常达不到 $15cmH_2O$，有的表现为低顺应性膀胱。而动态尿动力学检查充盈期压力波动则较小，膀胱顺应性也较高。因此，可能是由于人工的快速充盈降低了膀胱的顺应性。而对于低顺应性膀胱与逼尿肌不稳定的鉴别，可以使用抗胆碱能药物，使用药物后膀胱压力明显降低，则可诊断为逼尿肌不稳定。动态尿动力学检查则克服了这些困难，患者在检查时可以携带便携式记录仪器，离开检查室自由地活动，并且，动态尿动力学检查为患者饮水产生尿液，生理性灌注膀胱，而非人工灌注，更贴近生理状态，重现了患者日常生活中的下尿路功能变化，因此，测量的结果更加准确。膀胱活动症患儿动态尿动力学检查可能出现的曲线变化见图 7-2-2。

2. 神经源性膀胱（neurogenic bladder，NB） 在常规尿动力学检查诊断时，人工充盈使膀胱压力快速增高被解释为膀胱顺应性低所造成，但是，在动态尿动力学检查时，通过自然充盈却没有出现膀胱压力快速增高的现象，取而代之的是期相性逼尿肌活动增加。人工充盈膀胱显示上尿路扩张的患者与残余尿增多、静止期压力增高和低顺应性有关。然而，动态尿动力学检查自然充盈膀胱时，显示患者的上尿路扩张与 PVR 增多、静止压力增高和逼尿肌活动增加有关。由于人工充盈膀胱往往比生理性充盈速度快，所以不能排除神经源性膀胱顺应性降低有时可能是一种赝像。动态尿动力学检查不使用人工充盈介质，对患者心理影响小，反映了真正的膀胱生理状况。因此，当患者通过常规尿动力学检查检测到逼尿肌无收缩或逼尿肌收缩功能受损时，特别是那些检查结果与日常症状不相符的患者，应该再给予动态尿动力学检查。如果动态尿动力学检查结果也未发现逼尿肌收缩，才能给予明确诊断。图 7-2-3 为一例神经源性膀胱患儿动态尿动力学检查曲线图。

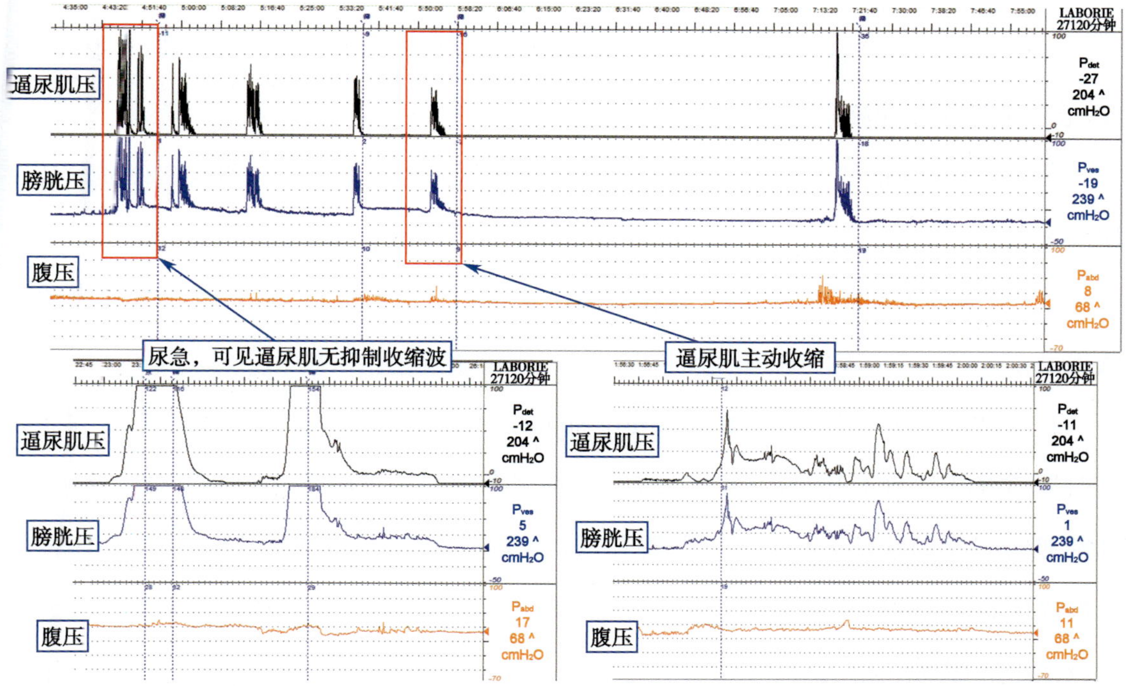

图 7-2-2　膀胱过度活动症患儿动态尿动力学检查

逼尿肌压力（P_{det}）在排尿之前的过度活动，排尿发生在逼尿肌压的第二个高峰期。

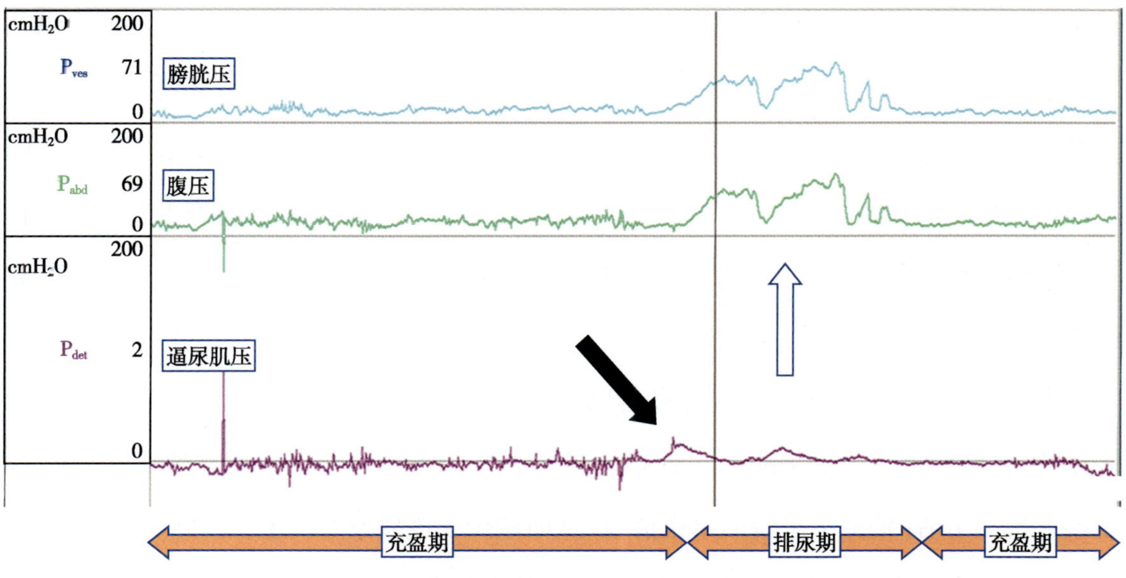

图 7-2-3　神经源性膀胱患儿动态尿动力学检查

膀胱和腹部的压力同时上升（空心箭头），逼尿肌压力增加的幅度很小或没有增加（实心箭头）。

3．膀胱出口梗阻（bladder outlet obstruction，BOO） 是指发生于膀胱颈部至尿道外口的任何部分的尿道管腔狭窄所引起的排尿功能障碍性疾病。膀胱下尿路梗阻的基本特征是在足够强度和足够时间的逼尿肌收缩过程中产生低尿流率，而残余尿越多，最大尿流率也越低，残余尿与最大尿流率呈负相关。我们可以得到以下几种结果从而间接反映尿道阻力。

（1）高压低流曲线：表现为逼尿肌压力增高，但是尿流率低。这是最为典型的梗阻曲线，也是判断下尿路梗阻的金标准。

（2）低压低流曲线：逼尿肌压力降低的同时尿流率也降低。这种曲线往往提示有逼尿肌无力。

（3）梗阻的可疑曲线：即可以存在有高压正常的尿流率曲线，或者低压低流率的曲线等。

4．逼尿肌 - 括约肌协同失调（detrusor-sphincter dyssynergia，DSD） 为膀胱逼尿肌收缩时尿道外括约肌不开放，甚至收缩，分为神经源性及非神经源性。神经源性逼尿肌 - 括约肌协同失调常见于神经源性膀胱儿童，可见病理性尿道外括约肌收缩。而非神经源性逼尿肌 - 括约肌协同失调常见于有逼尿肌不稳定的儿童，通过收缩尿道来防止逼尿肌收缩引起的尿失禁，这类儿童多数随着发育而转为正常。因此，非神经源性逼尿肌 - 括约肌协同失调的儿童行动态尿动力学检查时，可动态监测到储尿期逼尿肌不稳定收缩与尿道压、尿道闭合压力升高共存。尿道外括约肌肌电图测定更有助于诊断。

5．遗尿患儿通常在夜间不确定的时间发生尿失禁，门诊尿动力学检查无法捕捉患儿发生遗尿时膀胱功能的变化情况，因此长时间的夜间膀胱功能检查十分必要。动态尿动力学检查是在受试者膀胱自然充盈状态下监测膀胱尿动力学参数，能够长时间监测膀胱功能，夜间动态尿动力学检查更符合患儿尿床发生的生理条件，能够明确患儿夜间膀胱功能障碍的类型及严重程度。图 7-2-4 显示一例 10 岁遗尿患儿的动态尿动力学检查曲线图。

由于常规尿动力学检查时间有限，且患者被固定在检查室里，无法自由活动，因此常规尿动力学检查有一定的局限性。而在动态尿动力学检查中，由于自然充盈和自然环境，更接近日常生活，消除了患者的紧张情绪，从而减少了该现象的产生。因此，当患者通过常规尿动力学检查检测到可疑的异常结果时，特别是那些检查结果与日常症状不相符的患者，应该再次给予动态尿动力学检查。

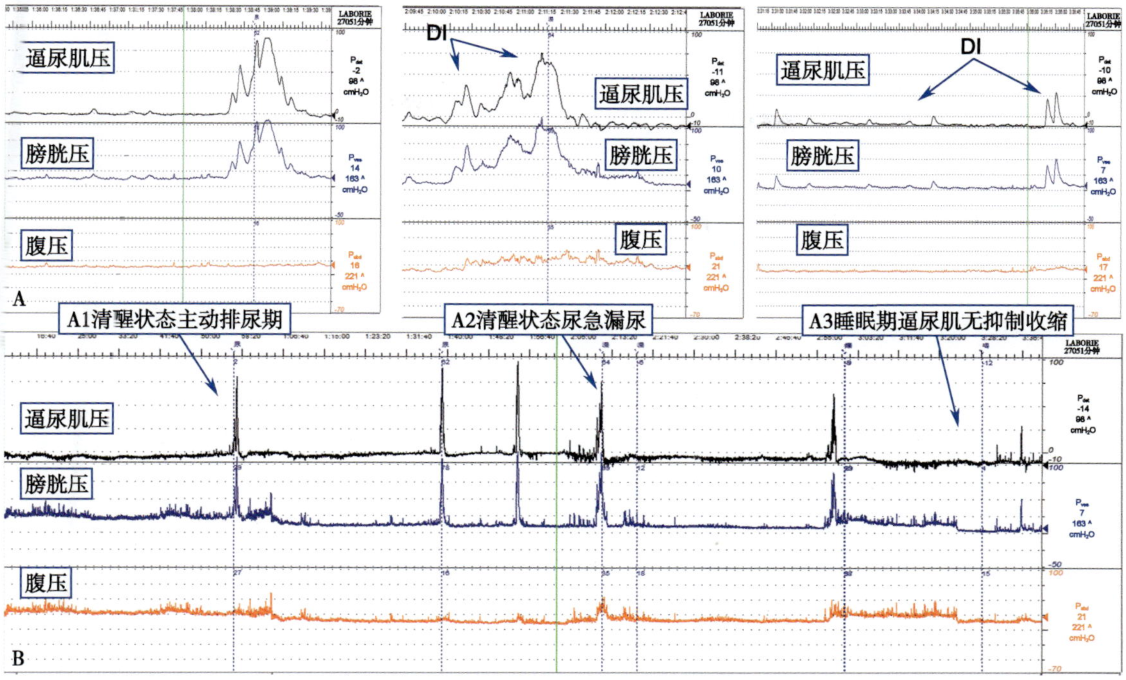

图 7-2-4　遗尿患儿动态尿动力学检查

患儿，男性，10 岁，自幼夜遗尿，1 周 4 次夜遗尿就诊。B 图提示记录 14 小时患儿清醒及睡眠时膀胱功能状态；A1 图提示清醒状态下排尿期可见逼尿肌主动收缩波，有尿液排出；A2 图提示患者清醒状态下出现逼尿肌无抑制收缩波（DI），有尿液排出；A3 图提示患者夜间睡眠状态下可见逼尿肌无抑制收缩波（DI），有遗尿发生。

第八章

常见异常尿动力学检查结果案例解读

儿童下尿路功能障碍（lower urinary tract dysfunction，LUTD）包括神经源性膀胱（neurogenic bladder，NB）、非神经源性下尿路功能障碍（non-neurogenic lower urinary tract dysfunction，NNLUTD）和遗尿症。非神经源性下尿路功能障碍分为不稳定膀胱、逼尿肌-括约肌协同失调（detrusor- sphincter dyssynergia，DSD）和懒惰膀胱综合征（Hinman 综合征）。张艳等根据影像尿动力学检查结果将非神经源性下尿路功能障碍患儿分为四种类型（正常、逼尿肌过度活动、逼尿肌-括约肌协同失调及逼尿肌活动低下）。本章将通过案例分析形式分别介绍如何解读常见儿童和青少年 LUTD 的尿动力检查结果并讨论其临床意义。

第一节　神经源性膀胱

神经源性膀胱是指由控制排尿功能的中枢神经系统或周围神经病变或受到损害而引起的排尿功能障碍。尿失禁、尿不畅或尿潴留是其最常见的症状，并发上尿路损害及肾衰竭等是患者死亡的主要原因。根据国内外神经源性膀胱诊治专家共识，所有神经源性膀胱在诊断和治疗随访过程中均需要进行尿动力学检查。本节就神经源性膀胱患者的尿动力学检查结果进行案例解读并讨论其临床意义。

案例 1　神经源性膀胱并双肾积水

患儿，女性，12 岁，腰椎管内肿瘤术后排尿困难 2 年，发现充盈性尿失禁并双肾积水 6 个月。临床诊断：1．神经源性膀胱；2．双肾积水。

【尿动力学检查】

（1）自由尿流测定：低平延长间断尿流曲线，最大尿流率降低，PVR 约为 175ml。

（2）影像尿动力学检查：充盈期未见逼尿肌无抑制性收缩波，无尿液漏出。初始尿意 113ml，强烈尿意 256ml。充盈至 270ml 时可见尿液自尿道口不自主漏出，逼尿肌漏尿点压为 51cmH_2O。患儿膀胱顺应性明显降低（约 6ml/cmH_2O）。重复充盈至 270ml 时，患儿自感憋胀。排尿期未见逼尿肌主动收缩，以腹压排尿为主（图 8-1-1A）。

（3）同步 X 线影像图及排泄性尿路造影可见膀胱体积稍减小，膀胱壁毛糙，充盈期至

156ml 可见左侧输尿管反流至髂血管，充盈至 190ml 可见双侧输尿管反流。

（4）排尿期膀胱颈口及尿道开放不明显，可见右侧输尿管反流至肾盂水平，左侧输尿管反流至髂血管水平。未见逼尿肌主动收缩，腹压排尿。Crede 手法加压排尿，发生间断排尿，可见尿道间断显影（图 8-1-1B）。

（5）第二次重复充盈膀胱，发现膀胱顺应性略有改善，并重复排尿，腹压协助下依然未见逼尿肌主动收缩（图 8-1-1C）。第三次重复充盈膀胱，发现膀胱顺应性继续有改善，并重复排尿，腹压协助下依然未见逼尿肌主动收缩（图 8-1-1D）。

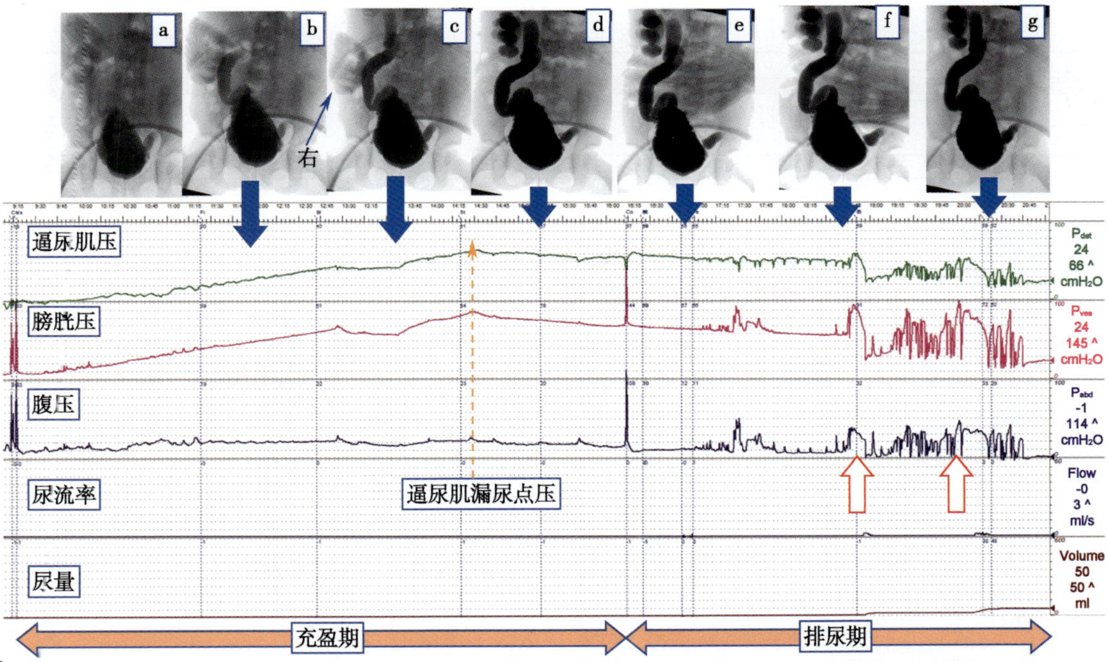

A

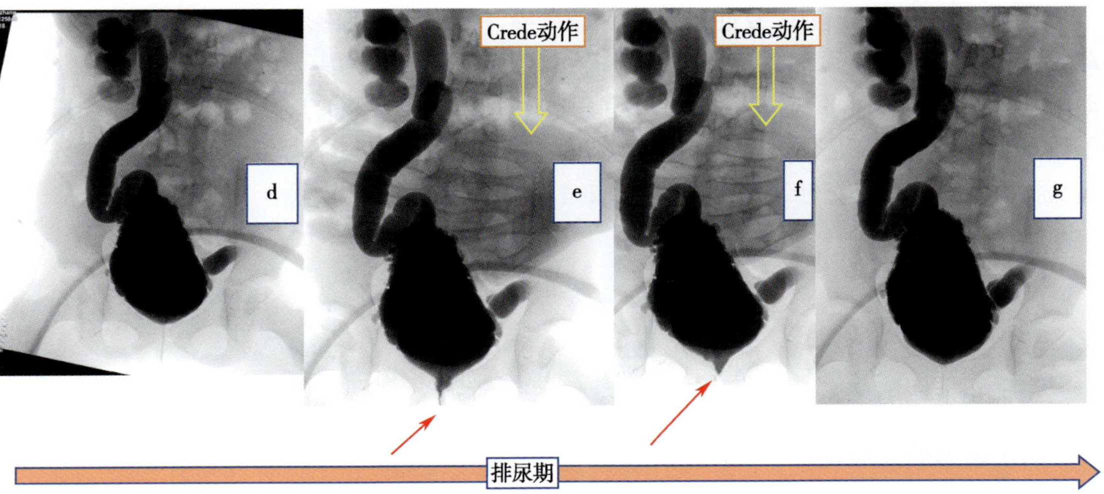

B

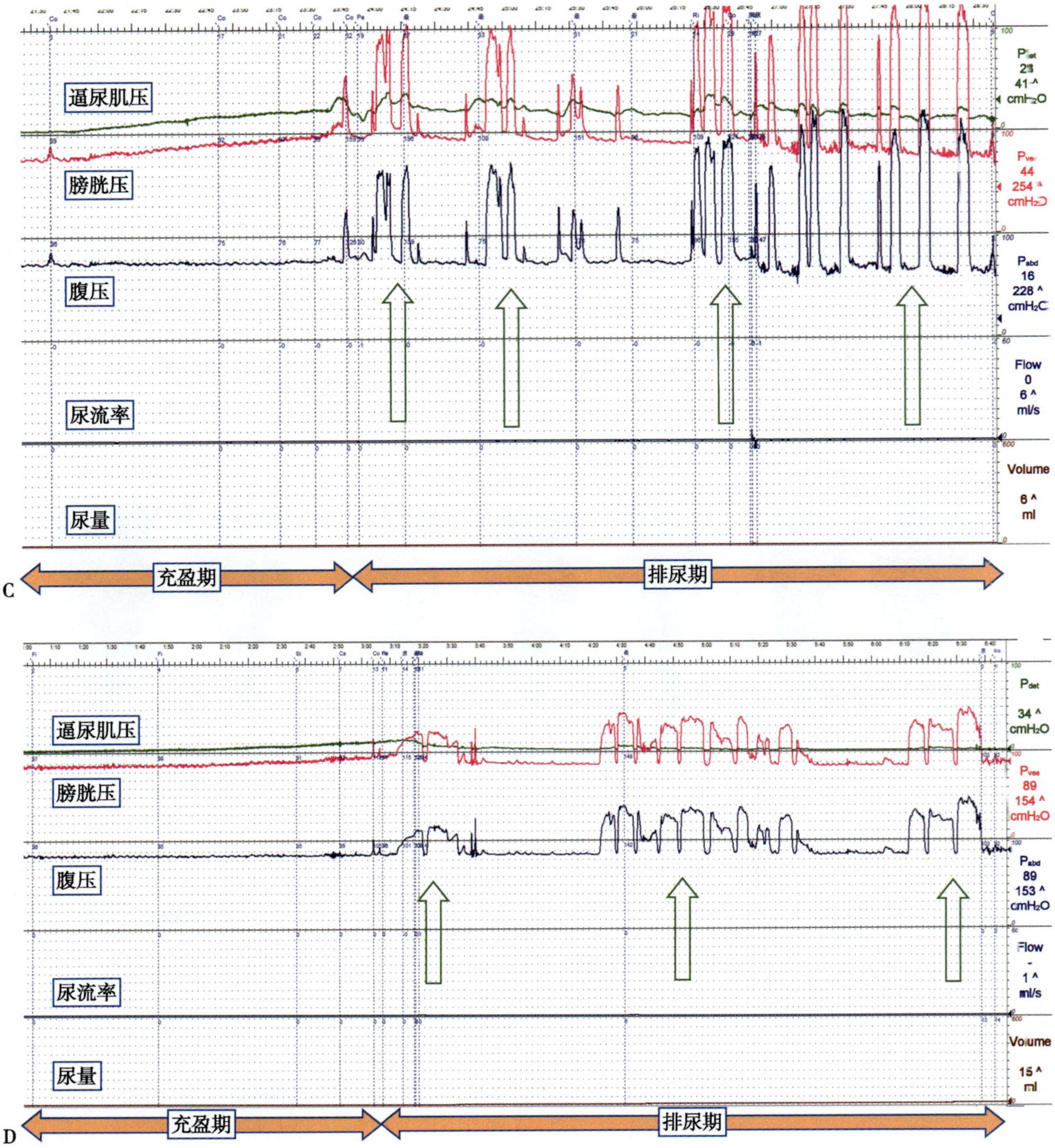

图 8-1-1　患儿，女性，12 岁，椎管肿瘤，神经源性膀胱影像尿动力学检查

A. 膀胱应性下降，逼尿肌漏尿点压 60cmH$_2$O，腹压排尿（空心箭头），逼尿肌无收缩；B. Crede 动作（空心箭头指向手掌按压下腹部）引起膀胱颈口开放（实心箭头），发生间断排尿；C. 第二次重复充盈膀胱，发现膀胱顺应性略有改善，逼尿肌仍无收缩，腹压排尿（空心箭头）；D. 第三次充盈膀胱，膀胱顺应性进一步改善，逼尿肌无收缩，腹压排尿（空心箭头）。

【尿动力学诊断】

（1）残余尿增多；

（2）逼尿肌无收缩；

（3）膀胱顺应性差；

（4）充盈性尿失禁（逼尿肌漏尿点压 51cmH_2O）；

（5）膀胱壁毛糙，膀胱低压反流（充盈期至 156ml 发生 VUR）。

【讨论】

影像尿动力学检查是神经源性膀胱诊断治疗过程中了解下尿路功能和形态变化不可缺少的重要检查方法。本案例通过影像尿动力学检查明确了残余尿增多、逼尿肌无收缩功能、逼尿肌漏尿点压、膀胱壁毛糙，膀胱开始 VUR 时的容量，为临床精准制订治疗方案提供了参考。此外，重复膀胱充盈显著改善了膀胱顺应性，提示影像监控下的多次充盈膀胱可以作为改善膀胱顺应性的治疗措施。

案例 2　神经源性膀胱并大小便失禁

患儿，男性，14 岁，生后大小便失禁至今。5 岁时曾行脑脊膜膨出修补术。双肾输尿管 B 超检查未见异常，无残余尿。X 线检查示隐性脊柱裂。临床诊断：1．神经源性膀胱；2．大小便失禁。

【尿动力学检查】

充盈期正常尿意为 102ml，最大测压膀胱容量为 131ml，逼尿肌漏尿点压为 38cmH_2O，膀胱顺应性为 4.8ml/cmH_2O，充盈后期可见多个逼尿肌无抑制收缩（期相收缩）伴发漏尿。排尿期未见逼尿肌主动收缩，腹压排尿。会阴部 EMG 无反应（图 8-1-2）。

【尿动力学诊断】

（1）膀胱最大测定容量减小；

（2）膀胱顺应性降低，充盈性尿失禁（逼尿肌漏尿点压为 38cmH_2O）；

（3）充盈后期逼尿肌无抑制收缩（期相收缩）；

（4）排尿期逼尿肌无收缩，腹压排尿；

（5）逼尿肌 - 括约肌协同失调（随着膀胱充盈，会阴部 EMG 无反应）。

【讨论】

该患儿 5 岁时曾行脑脊膜膨出修补术，自幼大小便失禁，可以确诊神经源性膀胱。尿动力学检查明确了患儿下尿路的功能状态，如膀胱顺应性差、排尿期逼尿肌无收缩和逼尿肌 - 括约肌协同失调等。因为没有行影像尿动力学检查，无法了解 LUT 的形态变化和有无 VUR。但是，双肾输尿管 B 超检查未见异常提示 LUTD 对上尿路尚未产生显著影响。

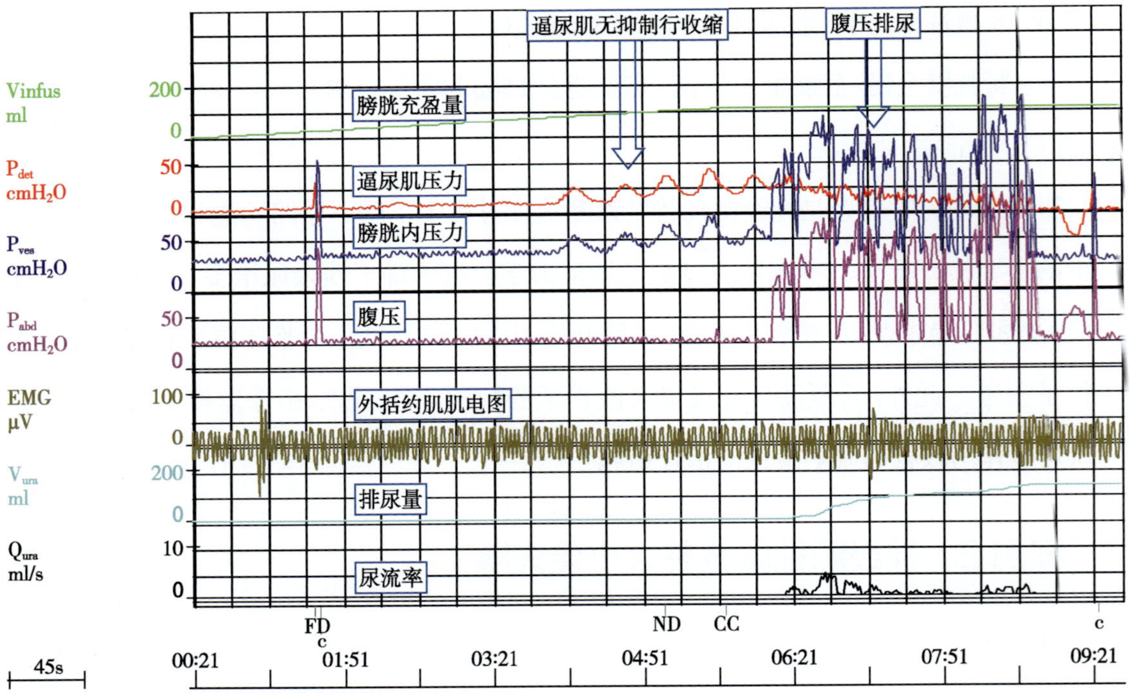

图 8-1-2　患儿，男性，14 岁，CMG/PFS/EMG 测定

充盈后期可见多个逼尿肌无抑制收缩。排尿期未见逼尿肌主动收缩，腹压排尿。CMG：膀胱压力－容积测定；PFS：膀胱压力－流率测定；EMG：肌电图。

脊髓或骶丛输出神经病变引起的神经源性膀胱，膀胱可能会偶尔出现低幅度的逼尿肌压力波动。患儿靠腹压间断排尿。因 B 超和膀胱测压显示排尿后无残余尿，说明腹压排尿能维持排尿功能。该病例的 UDS 结果提示靠腹压排尿排空膀胱对上尿路有保护作用。该患儿主要痛苦是大小便失禁，UDS 结果提示需要进行影像尿动力学检查了解膀胱形态变化，如果膀胱显著纤维化（小梁增生）则需要考虑膀胱扩大手术和间歇性清洁导尿；如果膀胱纤维化不严重，则可以考虑口服膀胱解痉药，出现残余尿增多时考虑部分间歇性清洁导尿（part-time clean intermittent catheterization，PCIC），或考虑膀胱肉毒毒素注射，扩大膀胱容量。部分间歇性清洁导尿指在能自主排尿，但是排尿后仍有大量残余尿，引起顽固性排尿症状甚至威胁上尿路的患者进行晚上睡眠前和早晨起床排尿后进行的间歇性清洁导尿，其他时间患者自主排尿，不憋尿，并缩短日间排尿间隔时间。

案例 3　神经源性膀胱并尿频

患儿，女性，10 岁，尿频 1 年余。白天尿频，排尿次数大于 10 次，无遗尿。查体腰骶部无异常。X 线腰骶部正位片示腰椎隐性脊柱裂。B 超双肾输尿管未见异常，无残余尿。尿常规未见异常。临床诊断：1. 神经源性膀胱；2. 尿频。

【尿动力学检查】

正常尿意为 48ml，最大测压膀胱容量为 219ml，排尿前逼尿肌压力为 9cmH_2O，膀胱顺应性为 36ml/cmH_2O，可见逼尿肌无抑制收缩。排尿期最大逼尿肌收缩压为 53cmH_2O，存在排尿后收缩，肛周肌电活动减弱。压力流率图（P-Q 图）显示最大尿流率时逼尿肌压力（P_{det}·Q_{max}）为 34cmH_2O，A/G 为 0.2，提示非梗阻曲线（图 8-1-3）。

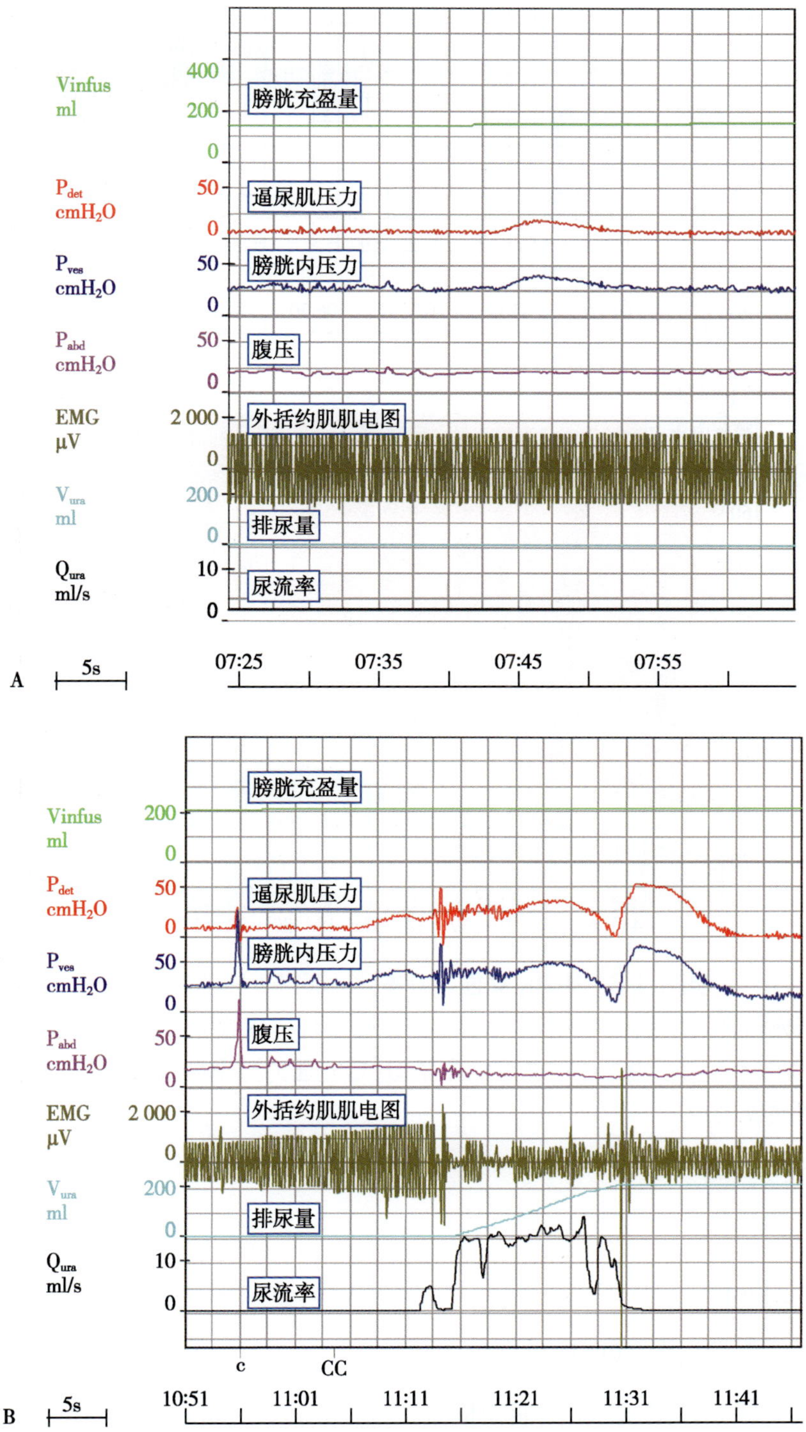

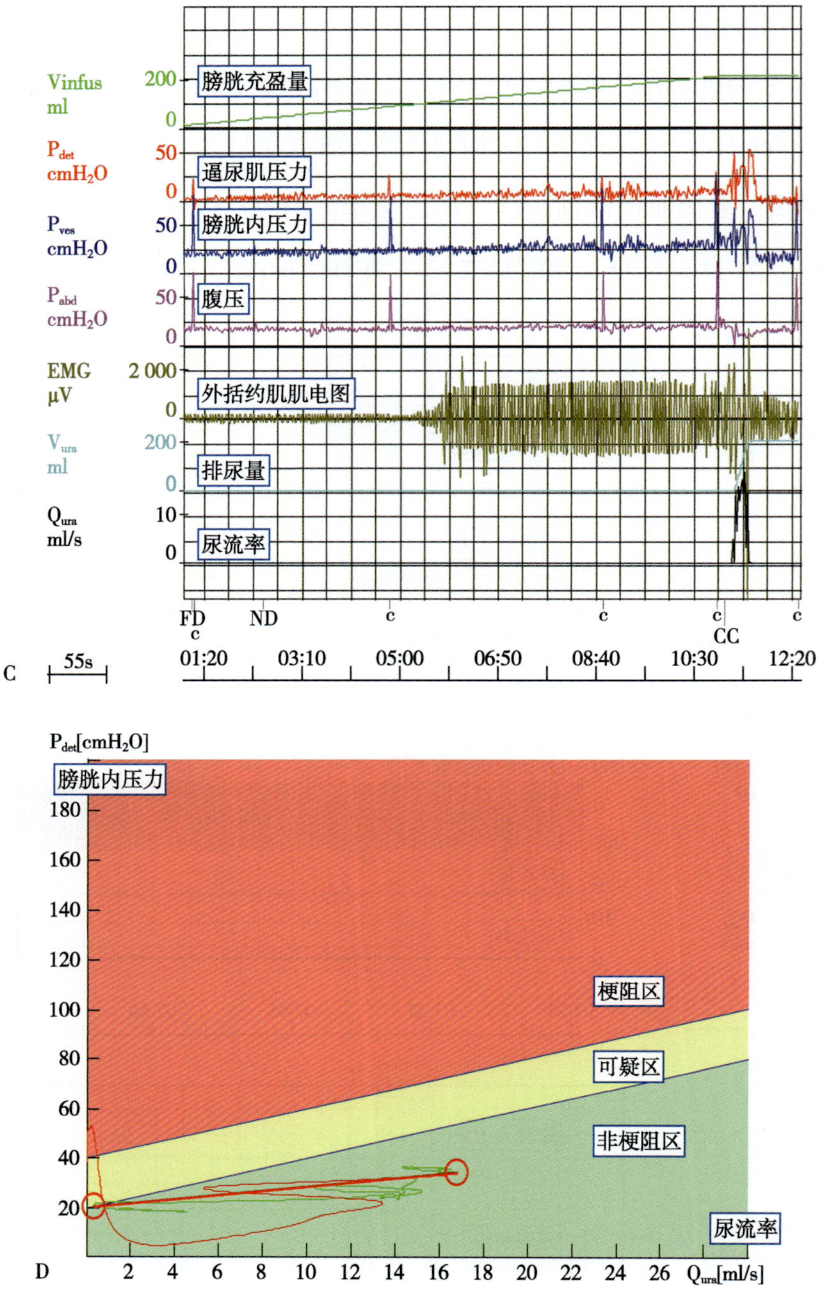

图 8-1-3　患儿，女性，10 岁，CMG/PFS/EMG 测定

膀胱充盈期逼尿肌基本稳定（A，B），排尿后出现排尿收缩（B）。第二次 CMG/PFS/EMG 测定和第一次测定结果类似（C）；压力流率曲线（P-Q 图）提示非梗阻曲线（D）。

【尿动力诊断】

（1）排尿后收缩（提示 OAB）；

（2）排尿期部分逼尿肌 - 括约肌协同失调（不全逼尿肌 - 括约肌协同失调）。

【讨论】

该病例存在尿频症状，UDS 提示排尿后收缩和排尿期部分逼尿肌 - 括约肌协同失调（不全逼尿肌 - 括约肌协同失调），结合患儿存在隐性脊柱裂，不能排除存在神经性尿频。有文献报道排尿后收缩提示 OAB 的存在。B 超检查双肾输尿管未见异常，无残余尿。该病例能否诊断神经源性膀胱或为最轻的神经源性膀胱，有待商榷。患儿需要先进行排尿基础疗法和药物治疗并密切随访。

案例 4　神经源性膀胱并尿急和尿失禁

患儿，女性，11 岁，尿急、尿频、尿失禁 4 年余。B 超检查双肾及输尿管未见异常。PVR 约 13ml。无遗尿病史。X 线检查示腰骶椎隐性脊柱裂。临床诊断：1. 神经源性膀胱；2. 尿失禁。

【尿动力学检查】

充盈期正常尿意 109ml，最大测压膀胱容量 243ml，排尿前逼尿肌收缩压为 16cmH_2O，膀胱顺应性为 21.1ml/cmH_2O，未见逼尿肌无抑制收缩。排尿期可见逼尿肌主动收缩，最大逼尿肌收缩压为 35cmH_2O，存在排尿后收缩，肛周肌电活动增强。压力流率图（P-Q 图）显示最大尿流率时逼尿肌压力（P_{det}•Q_{max}）为 34cmH_2O，A/G 为 −13.5，提示非梗阻曲线（图 8-1-4）。

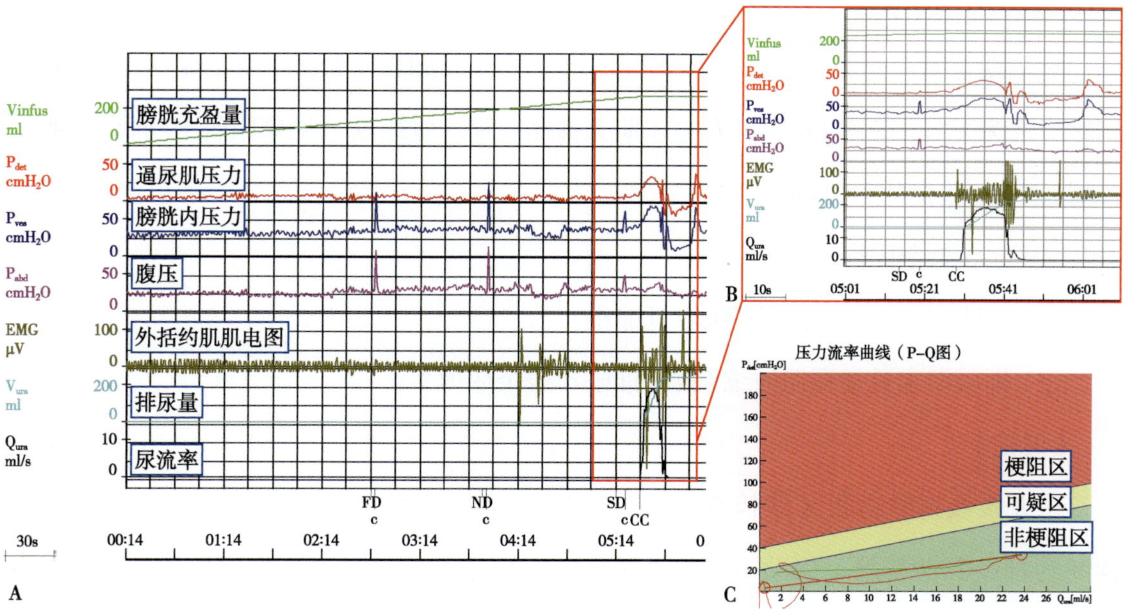

图 8-1-4　患儿，女性，11 岁，CMG/PFS/EMG 测定

膀胱充盈期逼尿肌稳定（A），排尿后出现排尿收缩（B）；P-Q 图（C）提示非梗阻曲线。

【尿动力学诊断】

（1）排尿后收缩（提示 OAB）；

（2）排尿期逼尿肌 - 括约肌协同失调；

（3）残余尿增加。

【讨论】

X 线检查发现腰骶部隐性脊柱裂提示患儿可能存在神经源性膀胱。膀胱充盈期未见异常，最大膀胱测定容量、排尿前逼尿肌压均在正常范围。排尿期逼尿肌主动收缩，最大逼尿肌收缩压也基本正常，P-Q 图正常。尿动力学发现存在明显逼尿肌 - 括约肌协同失调和排尿后逼尿肌收缩，但是仅凭这些可能的异常发现，很难解释尿急尿频尿失禁的症状。排尿后逼尿肌收缩的意义有待进一步研究，一般认为可能与 OAB 有关。该患者需要进行同步膀胱尿道测压，检查重现尿失禁症状有利于寻找尿失禁的原因。PVR 轻度增加也需要随访。

案例 5　神经源性膀胱并排尿困难和便秘

患儿，女性，13 岁，尿急、尿频、排尿困难 1 年余，伴排尿量小，大便干结。查体腰骶部肿物（出生时已经存在），随年龄增长逐渐变大，未经手术治疗。B 超检查示双肾轻度积水，膀胱壁增厚。X 线检查示骶椎裂。临床诊断：神经源性膀胱。

【尿动力学检查】

充盈期正常尿意为 115ml，逼尿肌漏尿点压为 83cmH$_2$O，最大膀胱容量为 127ml，膀胱顺应性为 1.5ml/cmH$_2$O，未见有逼尿肌无抑制收缩。排尿期未见逼尿肌主动收缩，腹压排尿。PVR 75ml（图 8-1-5）。

【尿动力学诊断】

（1）膀胱顺应性差，最大膀胱容量缩小；

（2）排尿期未见逼尿肌收缩（腹压排尿），残余尿增多。

【讨论】

患儿腰骶部肿物和 X 线检查示骶椎裂提示支配膀胱的神经损害，结合临床表现可以诊断为神经源性膀胱。尿动力学检查膀胱顺应性显著变小和 B 超发现膀胱壁增厚相一致，双肾轻度积水提示膀胱顺应性的下降已经引起上尿路损害。腹压排尿后不能排空膀胱，腹压排尿时 EMG 活动减弱提示括约肌协调排尿。显然该病例需要行膀胱扩大术改善膀胱顺应性，联合应用间歇性清洁导尿，以后逐渐进行排尿训练，逐渐过渡到靠腹压排尿。也可考虑膀胱注射肉毒毒素治疗。

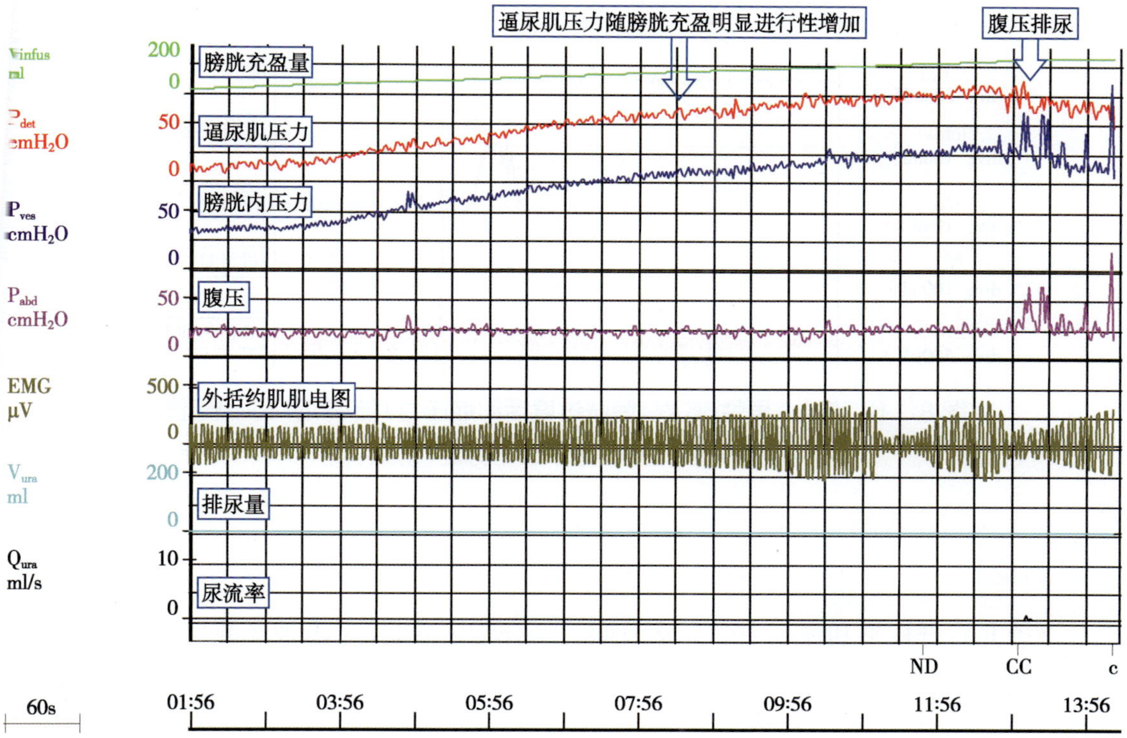

图 8-1-5　患儿，女性，13 岁，CMG/PFS/EMG 检查

膀胱顺应性差，逼尿肌压力随着膀胱充盈显著增加，压力尿失禁（漏尿点压为 83cmH_2O），腹压排尿（空心箭头）。

案例 6　神经源性膀胱并尿急

患儿，男性，6 岁，尿频和尿急，偶有尿失禁。B 超未见泌尿系统异常。X 线检查发现隐性脊柱裂。临床诊断：1. 神经源性膀胱；2. 神经源性膀胱过度活动。

【尿动力学检查】

膀胱充盈期逼尿肌不稳定；膀胱顺应性差；最大膀胱测定容量缩小（102ml）（图 8-1-6）。

【尿动力学诊断】

（1）膀胱顺应性差，最大膀胱测定容量缩小；

（2）逼尿肌不稳定。排尿后收缩，提示膀胱不稳定。

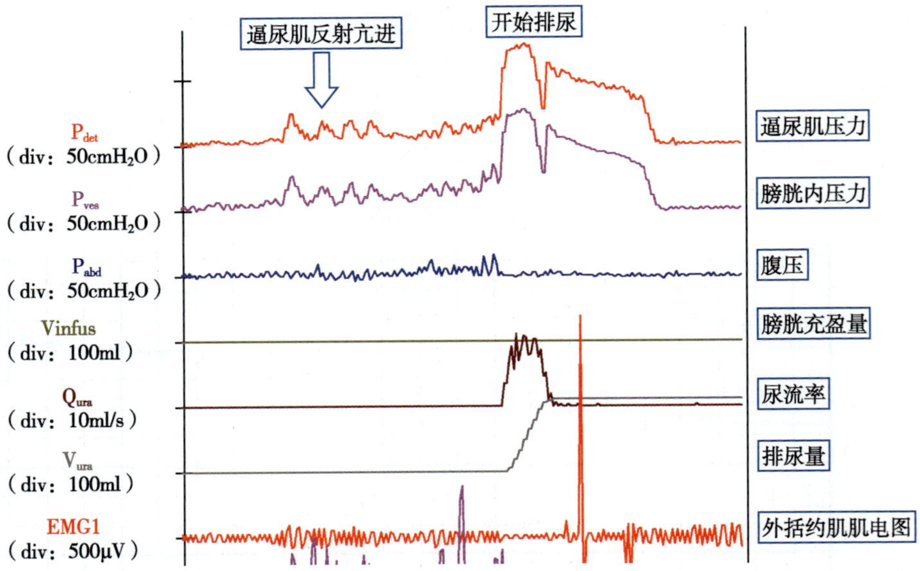

图 8-1-6　患儿，男性，6 岁，膀胱过度活动症压力 / 流率 /EMG 测定图
显示膀胱充盈期逼尿肌不稳定（箭头）。

【讨论】

该患儿有脊柱裂和尿动力学异常改变。结合临床症状，考虑神经源性膀胱。患儿不能完全加以抑制。逼尿肌反射亢进是指由于神经控制机制紊乱造成的逼尿肌过度活跃。确有客观证据表明存在相关神经功能紊乱时，才能使用逼尿肌反射亢进这一术语。逼尿肌功能过度活跃的特点是，在膀胱充盈期，逼尿肌意外收缩，收缩可能是自动的或者是受刺激引起的。该例患儿有明显的脊柱裂提示神经系统发育异常，因此，此例患儿充盈期的逼尿肌异常收缩被称为逼尿肌反射亢进。

案例 7　脊髓栓系松解术后神经源性膀胱

患儿，女性，8 岁，自幼大便干结，4 年前被诊断为脊髓栓系综合征，在外院行“脊髓栓系松解术”，2 年前因“神经源性膀胱”行“回肠浆肌层膀胱扩大术 + 肠粘连松解术”。膀胱扩大手术前和膀胱扩大手术后分别行影像尿动力学检查。结果报告如下。

【第一次影像尿动力学检查】（膀胱扩大手术前）

（1）自由尿流测定：低平间断尿流曲线，最大尿流率降低，残余尿量增多约 150ml（VOID：2/10/150）。

（2）压力 - 容积测定、压力 - 流率测定：膀胱感觉迟钝，顺应性差（4ml/cmH_2O），最大膀胱测压容量减小（139ml）。充盈期未见逼尿肌无抑制性收缩，充盈至 133ml 时可见尿液自尿道口漏出，DLPP = 36cmH_2O。充盈至 139ml 时嘱患儿排尿，排尿期未见逼尿肌主动收缩，有尿液排出。同步 X 线影像检查提示：充盈期膀胱形态失常，壁毛糙，膀胱上下径变长。排尿期未见膀胱输尿管反流，膀胱颈口及尿道未见明显开放显影，有少量尿液排出（图 8-1-7A）。

（3）尿道压力测定：最大尿道压（113cmH_2O）及最大尿道闭合压（82cmH_2O）未见异常。

【尿动力学诊断】

（1）逼尿肌无收缩；

（2）膀胱顺应性差；

（3）逼尿肌漏尿点压力（DLPP）= 36cmH_2O；

（4）残余尿明显增多，约 150ml。

【第二次影像尿动力学检查】（膀胱扩大手术后 2 年）

（1）自由尿流测定：患儿留置导尿管，自由尿流参数无法记录。

（2）压力 - 容积测定、压力 - 流率测定：膀胱顺应性差（1ml/cmH_2O），最大膀胱测压容量减小（48ml）。充盈期可见逼尿肌无抑制性收缩波，充盈至 48ml（P_{det} = 48cmH_2O）时患儿腹压排尿，排尿期未见逼尿肌主动收缩，有少量尿液排出。膀胱安全容量约 31ml。同步 X 线影像检查提示：充盈期膀胱充盈差，形态失常，壁毛糙。排尿期未见膀胱输尿管反流，膀胱颈口及尿道未见明显开放显影，有少量尿液排出（图 8-1-7B）。

（3）尿道压力测定：最大尿道压（82cmH_2O）及最大尿道闭合压（52cmH_2O）降低。

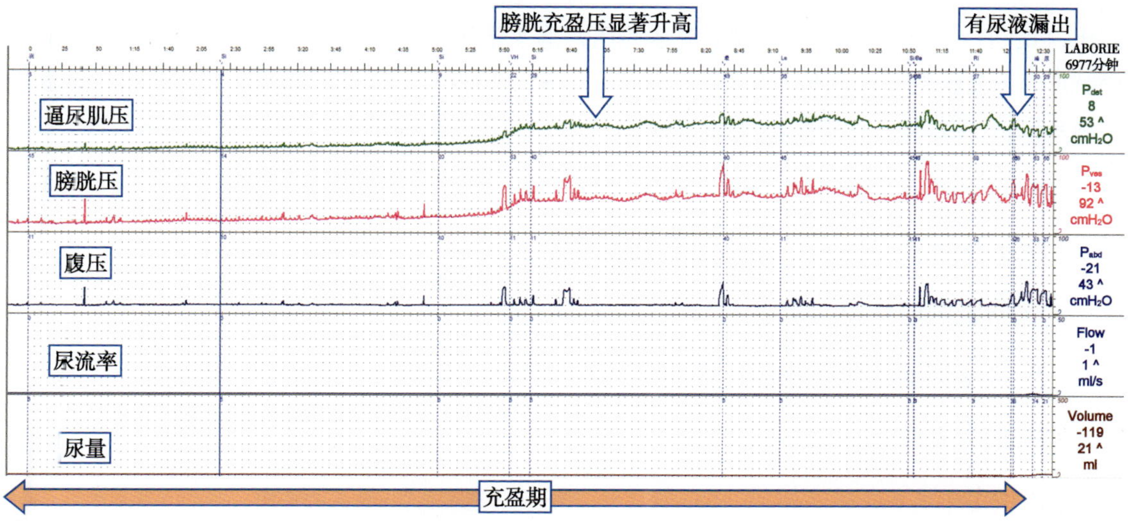

A

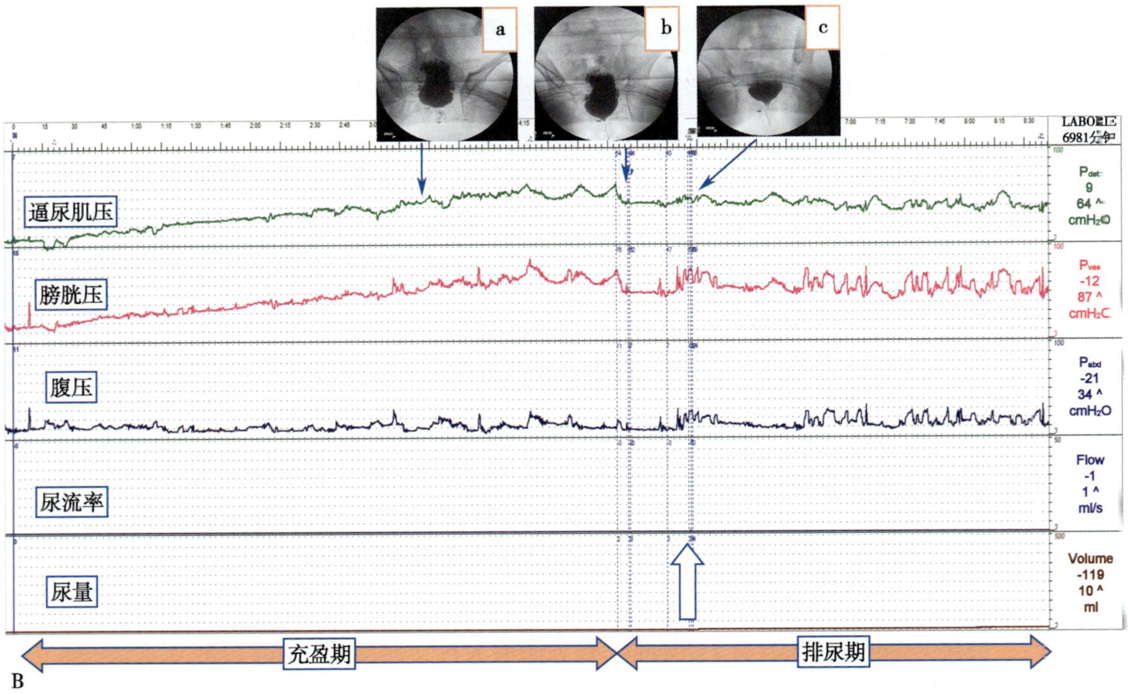

B

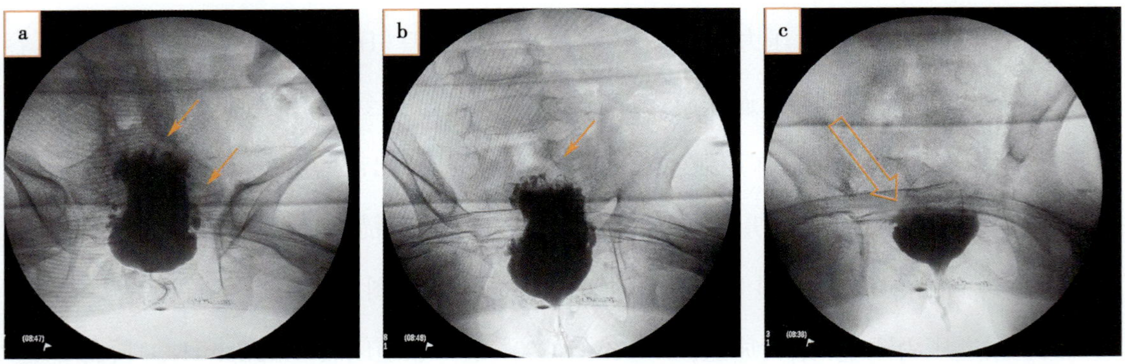

C

图 8-1-7　患儿，女性，8 岁，脊髓栓系松解术后 4 年、膀胱扩大手术后 2 年影像尿动力学检查

A. 膀胱充盈压显著升高，最大膀胱测压容量减小（139ml）。充盈至 133ml 时可见尿液自尿道口漏出，DLPP = 36cmH_2O。B. 膀胱充盈后压力迅速显著升高，最大膀胱测压容量减小（48ml），膀胱形态符合膀胱扩大手术后改变（a，b）。患儿腹压排尿（空心箭头），残余尿增多（c）。C. 膀胱形态呈柱状，壁增厚，小梁增生，憩室形成（a，b），排尿后膀胱残留较多尿液（空心箭头）。

【尿动力学诊断】

（1）膀胱顺应性差，膀胱安全容量约 31ml；

（2）排尿期逼尿肌无收缩；

（3）最大膀胱容量显著减小。

【讨论】

该患儿有 4 岁时行脊髓栓系手术治疗病史，结合 LUTS 和自幼大便干结等临床症状，可以确诊神经源性膀胱。脊髓栓系综合征是指脊髓圆锥受到膨出脊膜、病变终丝、脊髓纵裂纤维束或骨嵴的固定牵拉，以及脂肪瘤、皮样囊肿等的粘连压迫而缺血缺氧，导致其所支配的大小便失禁、双下肢畸形及感觉运动功能障碍。该患儿脊髓栓系手术前未进行影像尿动力学检查，导致手术后无法用影像尿动力学检查评估手术是否有效。

该患儿在膀胱扩大手术前的影像尿动力学检查结果显示 PVR 增多，约 150ml 左右。考虑 6 岁正常预测膀胱最大容量为 210ml 左右，150ml 的膀胱容量是否需要做膀胱扩大手术值得商榷。采用间歇性清洁导尿为膀胱继续发育增加膀胱容量提供机会也是一种选择。膀胱扩大手术后 2 年影像尿动力检查显示患儿不能自主排尿，膀胱顺应性进一步降低（仅 1ml/cmH_2O），膀胱形态失常。提示该患儿膀胱扩大手术并未取得预期效果。

案例 8　腰骶椎囊肿术后神经源性膀胱

患儿，女性，3 岁，以自幼尿频、尿急、尿失禁等为主诉就诊。1 岁时因腰骶椎囊肿行手术治疗，X 线检查提示腰骶部脊柱裂。临床诊断：1. 神经源性膀胱；2. 腰骶椎囊肿切除术后。

【影像尿动力学检查】

（1）自由尿流测定：患儿不能配合进行尿流测定，如厕排尿后 PVR 约 17ml。

（2）压力 - 容积测定、压力 - 流率测定：膀胱感觉极度敏感，膀胱顺应性差（0.75ml/cmH_2O），最大膀胱测压容量明显减小（30ml）。充盈期可见多个逼尿肌无抑制性收缩波，最多充盈至 30ml 时（P_{det} = 40cmH_2O）出现逼尿肌收缩波，最大逼尿肌压力升高 29cmH_2O，有尿液排出。膀胱安全容量约 30ml。同步 X 线检查提示：充盈期膀胱充盈欠佳，壁毛糙，排尿期未见膀胱输尿管反流，膀胱颈口及尿道开放显影欠佳，有尿液排出（图 8-1-8）。

（3）静态尿道压力测定：最大尿道压（155cmH_2O）及最大尿道闭合压（140cmH_2O）增高。

【尿动力学诊断】

（1）膀胱顺应性严重下降；

（2）最大膀胱容量严重减少；

（3）最大逼尿肌排尿压减弱；

（4）逼尿肌 - 括约肌协同失调；

（5）残余尿增多。

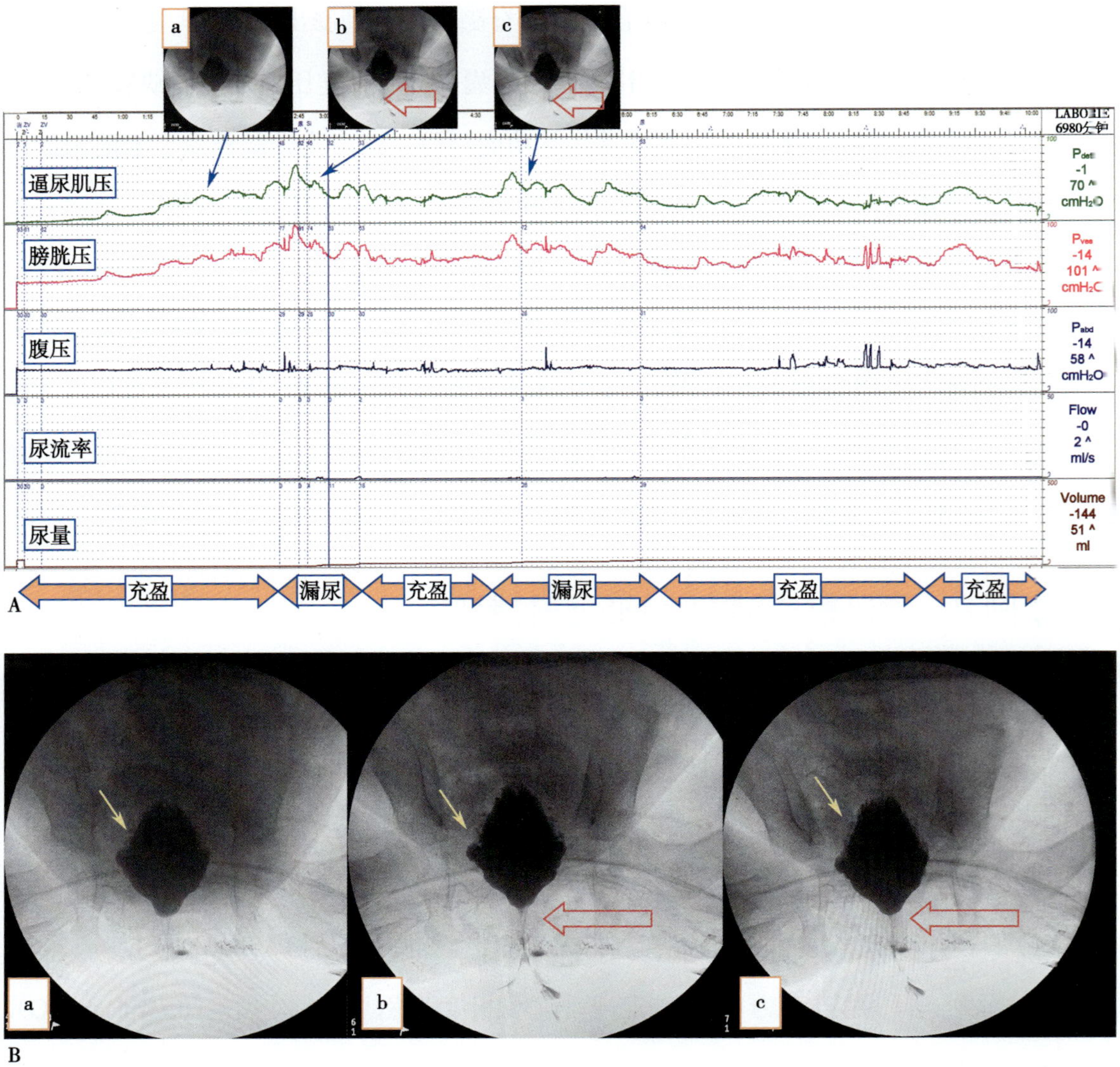

图 8-1-8　患儿，女性，3 岁，神经源性膀胱影像尿动力学检查

A. 膀胱容量小，壁毛糙，小梁和憩室形成（实心箭头）（a，b，c），排尿期尿道开放不全（空心箭头）（b，c）；膀胱继续充盈，漏尿重复出现。后面继续充盈，继续重复漏尿（c）；B. 影像图 A 中 a、b、c 的放大图。

【讨论】

患儿 X 线检查有隐性脊柱裂，1 岁时曾因腰骶椎囊肿行手术治疗，结合 LUTS 等临床症状，可以确诊为神经源性膀胱。脊柱裂可以引起脊髓栓系综合征，是神经源性膀胱的主要原因。影像尿动力学检查可客观反映患儿脊髓栓系综合征神经源性膀胱尿道功能障碍的类型和严重程度，是制订治疗方案的基础。影像尿动力学检查显示该患儿膀胱顺应性差，最大膀胱容量明显减小，需要防止膀胱进行性纤维化及上尿路损害等问题。治疗方案包括药物或膀胱肉毒毒素注射结合间歇性清洁导尿治疗。

案例 9　神经源性膀胱剖宫产后尿潴留

患者，女性，35 岁。自幼排尿费力，尿频，常靠腹压排尿，曾经做腰骶正位 X 线检查提示隐性脊柱裂。患者 26 岁时第一次剖宫产后出现排尿困难和尿潴留等，尿管不能拔除。遂开始行间歇性清洁导尿。间歇性清洁导尿半年后排尿功能稍改善，尿流测定显示尿流曲线低平，残余尿增多（111～210ml），双肾形态未见明显异常。以后坚持间歇性清洁导尿至今。临床诊断：1. 神经源性膀胱；2. 剖宫产术后。

【影像尿动力学检查】

（1）自由尿流测定：患者行间歇性清洁导尿，尝试排尿无尿液排出，导尿量 200ml。

（2）压力 - 容积测定、压力 - 流率测定：膀胱感觉迟钝，顺应性正常（90ml/cmH_2O），最大膀胱测压容量正常（360ml）。充盈期未见逼尿肌无抑制性收缩波，充盈至约 360ml 时嘱患者排尿，排尿期未见逼尿肌主动收缩。患者为腹压排尿，无尿液排出。同步 X 线检查提示：充盈期膀胱形态尚可，壁稍毛糙。排尿期未见膀胱输尿管反流，膀胱颈口及尿道未见开放显影，无尿液排出（图 8-1-9）。

（3）尿道压力测定：最大尿道压（109cmH_2O）及最大尿道闭合压增高（93cmH_2O），功能性尿道长度（14mm）减小。

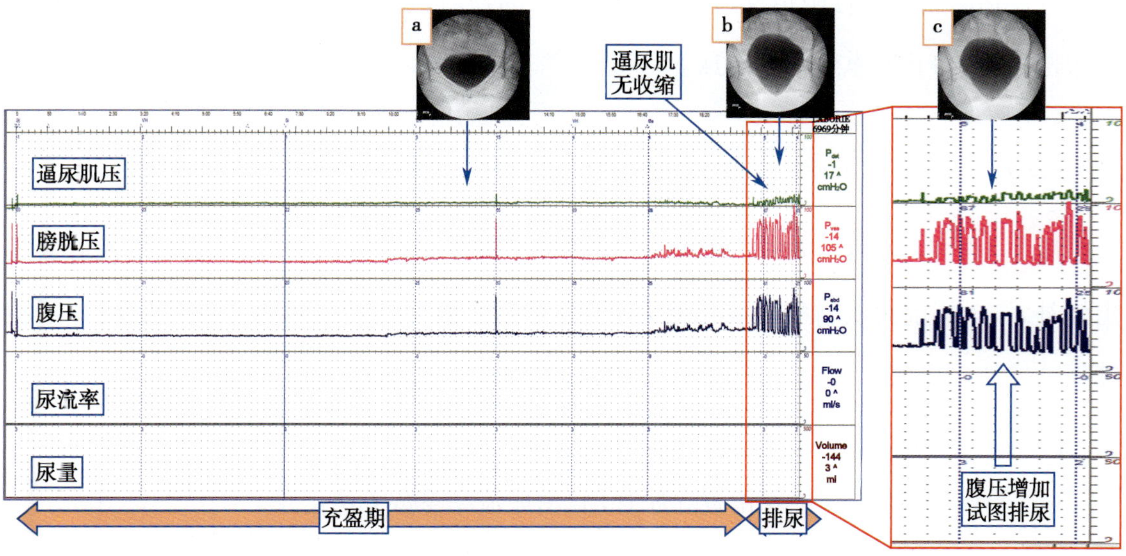

图 8-1-9　患者，女性，35 岁，间歇导尿 9 年后影像尿动力学检查

充盈期膀胱压力和形态无异常（a，b 和 c），排尿期逼尿肌无收缩，试图腹压排尿，不成功，无尿液排出（空心箭头）。

【尿动力学诊断】

（1）膀胱感觉迟钝；

（2）逼尿肌无收缩；

（3）尿道压力增高。

【讨论】

患者有隐匿性腰骶椎裂，自幼排尿困难，靠腹压排尿，提示神经源性膀胱。但是，患者排尿困难未被重视和及时求医。患者成年后先后经历了妊娠和剖宫产（麻醉）等对膀胱尿道功能产生了显著的影响，引起剖宫产后尿管不能拔除，排尿困难加重，出现尿潴留等。以后长期靠间歇性清洁导尿协助排尿。隐性脊柱裂属于先天性疾病，患者自幼就有排尿症状但不明显，过渡到成年后因剖宫产手术刺激而出现明显的尿潴留症状。推测剖宫产之前患者处于隐匿性神经源性膀胱阶段，剖宫产后则进入显性神经源性膀胱时期。

比较幸运的是，剖宫产以前患者靠腹压能排空膀胱，无膀胱输尿管反流，上尿路没有受到影响。剖宫产后患者排尿困难加重，采用间歇性清洁导尿，使上尿路继续得到保护。间歇性清洁导尿是一种在清洁条件下使用导尿管经尿道或膀胱造口规律排空膀胱的方法，被国际尿控协会作为排空膀胱的首选治疗方法，可以防止膀胱过度扩张、治疗尿失禁和预防肾脏损害。

该患者尿道压力测定提示膀胱出口梗阻。患者下一步的治疗方案需要考虑膀胱尿道镜检查评估膀胱颈口梗阻情况，给予相应治疗（药物、肉毒毒素注射等），争取能恢复腹压排尿，减少或停止间歇性清洁导尿。

案例 10　脊髓脊膜膨出修补术后神经源性膀胱

患儿，男性，16 岁，以排尿困难和尿潴留为主诉就诊。患儿出生后 7 天行脊髓脊膜膨出修补术，3 年前再次行脊膜膨出修补手术，术后下肢行走功能障碍，排尿困难，遂后持续间歇性清洁导尿 3 年。临床诊断：1. 神经源性膀胱；2. 尿潴留。

【尿动力学检查】

（1）自由尿流测定：患者留置导尿管，自由尿流率参数无法记录。

（2）压力 - 容积测定、压力 - 流率测定：膀胱感觉迟钝，顺应性差（10ml/cmH_2O），最大膀胱测压容量减小（302ml）。充盈期未见逼尿肌无抑制性收缩波，充盈至 255ml 时可见尿液自尿道口漏出，DLPP = 30cmH_2O。充盈至 302ml 时嘱患儿排尿，排尿期可见逼尿肌收缩乏力，患儿主要靠腹压排尿，有尿液排出。同步 X 线检查提示：充盈期膀胱形态失常，膀胱颈口开放，充盈至 210ml 时（P_{det}=29cmH_2O）可见右侧膀胱输尿管反流，右侧肾盂可见扩张显影。排尿期尿道开放欠佳，有尿液排出。尿道下方可见有假道样显影（图 8-1-10）。

（3）尿道压力测定：最大尿道压（100cmH_2O）及最大尿道闭合压（86cmH_2O）未见明显异常，功能性尿道长度（31mm）减小。

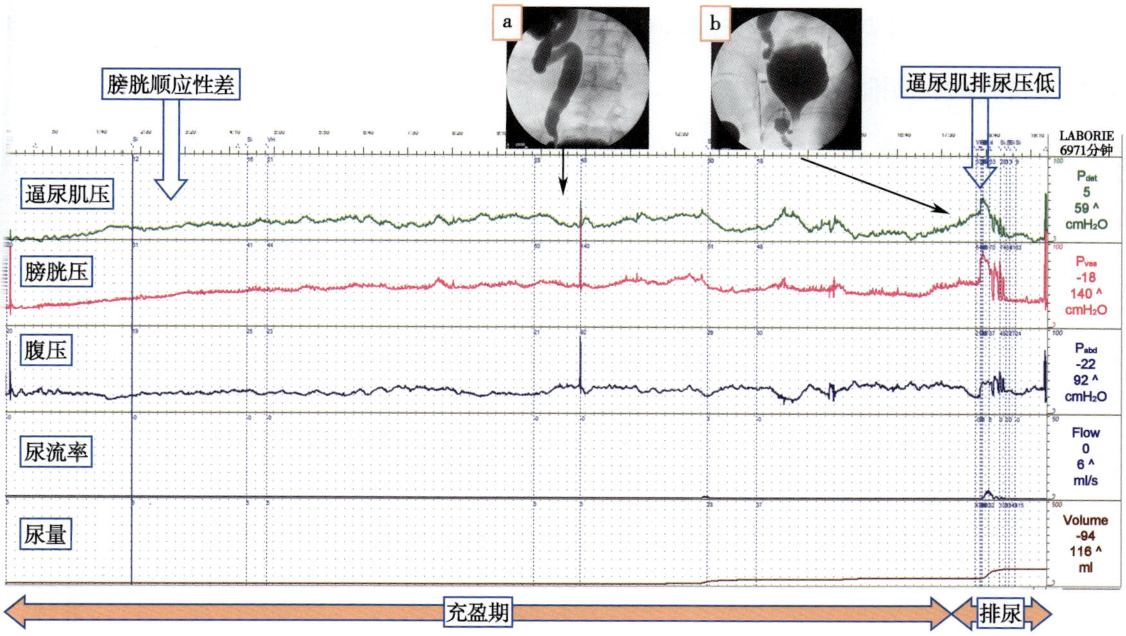

图 8-1-10　患儿，男性，16 岁，脊髓脊膜膨出再次修补术后 3 年影像尿动力学检查

a. 充盈至 210ml 时右侧输尿管反流；b. 排尿期尿道假道样显影。

【尿动力学诊断】

（1）膀胱最大容量减少，膀胱顺应性差；

（2）逼尿肌排尿压降低；

（3）右侧膀胱输尿管反流（V级）；

（4）尿道膜部假道形成？

【讨论】

患儿曾行脊髓脊膜膨出修补术并有排尿困难和下肢行走障碍，可以确诊为神经源性膀胱。患儿行间歇性清洁导尿 3 年，影像尿动力学检查客观评估了间歇性清洁导尿治疗的效果并可指导患儿正确进行间歇性清洁导尿。本例影像尿动力学检查提示患儿可能有尿道假道形成，这是间歇性清洁导尿易发生的尿道并发症。

患儿需要进行膀胱尿道镜检查，明确是否有尿道憩室并记录导尿日记，指导使用正确的间歇性清洁导尿方法，确保导尿效果。

案例 11　颈椎外伤致神经源性膀胱

患儿，男性，16 岁，颈椎外伤术后排尿困难 2 年，发热 3 天。患儿 2 年前高空坠落，$C_{3\sim5}$ 棘突骨折，行“颈前路 3/4 椎间盘突出摘除术和脊柱椎间融合器植入植骨融合术”，术后反复发生尿路感染，B 超检查提示双肾轻度积水，膀胱壁毛糙、增厚。临床诊断：1. 神经源性膀胱；2. 颈椎外伤术后。

【尿动力学检查】

（1）自由尿流测定：低平延长间断尿流曲线，最大尿流率（Q_{max}）为 6ml/s，PVR 约 70ml（6/150/70）。

（2）压力 - 容积测定、压力 - 流率测定：膀胱顺应性为 14ml/cmH$_2$O，膀胱感觉敏感，最多充盈至约 232ml 时，患儿诉憋胀不适，嘱其排尿，排尿期长时间等待，患儿为腹压排尿，可见 P_{ves} 和 P_{abd} 同幅度增加，未见逼尿肌主动收缩，可见尿液排出，排尿量约 205ml，低平间断尿流曲线，最大尿流率（Q_{max}）为 4ml/s，PVR 约 30ml（图 8-1-11）。

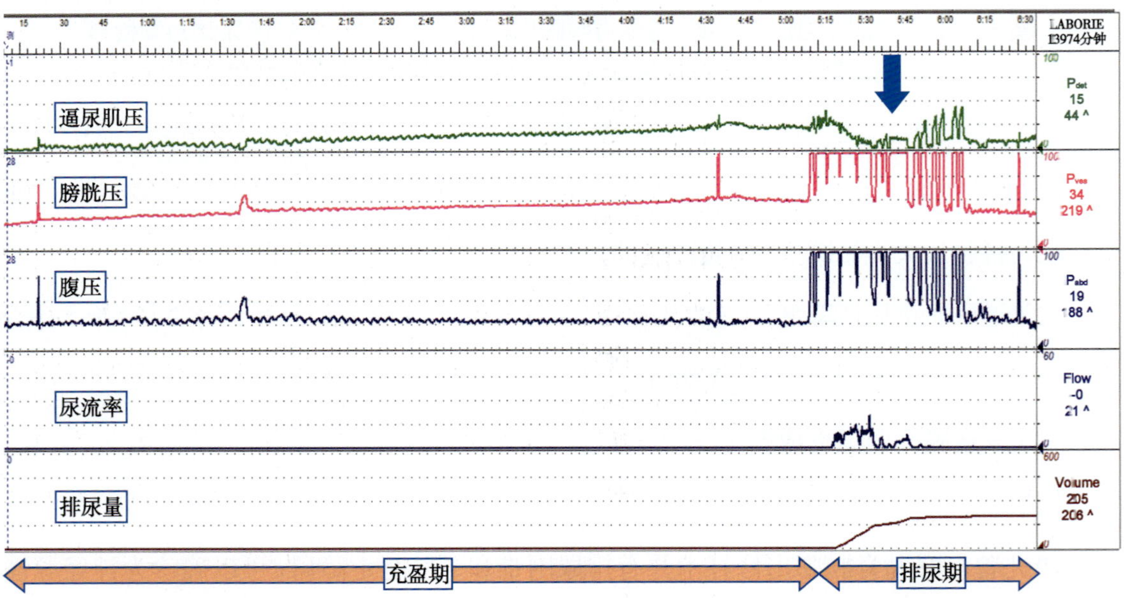

图 8-1-11　患儿，男性，16 岁，颈椎外伤术后 CMG/PFS 曲线图

排尿期未见逼尿肌收缩，腹压排尿（箭头）。

【尿动力学诊断】

（1）膀胱最大测定容量减少；

（2）逼尿肌无收缩；

（3）PVR 增多；

（4）膀胱顺应性差。

【讨论】

患儿有明显的脊髓损伤、排尿困难及反复尿路感染症状，据此诊断为脊髓损伤后神经源性膀胱并发复发性尿路感染。脊髓损伤后神经源性膀胱临床常表现为尿失禁或尿潴留伴尿失禁。患儿尿动力检查显示排尿期逼尿肌无收缩，腹压排尿后残余尿增多，这也与患儿复发性尿路感染密切相关。患儿由于长期的 PVR 增多导致膀胱形态学的改变和顺应性降低，进一步发展将会出现上尿路的损伤，如肾积水、肾萎缩等。该患儿面临的主要问题是如何减少 PVR 和提高排尿效率的问题。排尿基础疗法包括规律排尿、不憋尿、盆底松弛训练等。膀胱尿道同步测压可以协助确定是否存在膀胱出口梗阻，为使用解除膀胱颈口梗阻的药物或肉毒毒素治疗提供依据。

案例 12　脊髓栓系术后尿失禁

患儿，男性，7 岁。脊髓栓系手术后 2 年，因尿频、尿急、尿失禁、遗尿就诊。患儿脊髓栓系手术前 1 年出现遗尿，在外地医院神经外科就诊，被诊断脊髓栓系综合征，后进行手术治疗，术前未进行尿动力检查。

本次就诊后行膀胱造影：膀胱 - 左侧输尿管反流（Ⅲ级）。尿常规检查和泌尿系统彩超检查未发现异常。膀胱压力 / 流率 /EMG 检查（图 8-1-12），发现逼尿肌反射亢进（detrusor hyper-reflexia，DH），给予抗胆碱能药物。1 年后尿频、尿急、尿失禁、遗尿症状较前好转，复查尿动力仍见逼尿肌反射亢进（图 8-1-13），膀胱造影显示膀胱输尿管反流消失。

临床诊断：1. 神经源性膀胱合并尿失禁；2. 脊髓栓系术后。

【尿动力学检查】

（1）自由尿流率测定：最大尿流率 10.5ml/s，排尿时间 21.6 秒，尿流时间 20.5 秒，VOID：11/160/8。

（2）CMG/PFS/EMG 显示：膀胱感觉过度敏感，膀胱容量小，最大膀胱容量 72ml，充盈期见逼尿肌反射亢进，PVR 20ml（图 8-1-12）。

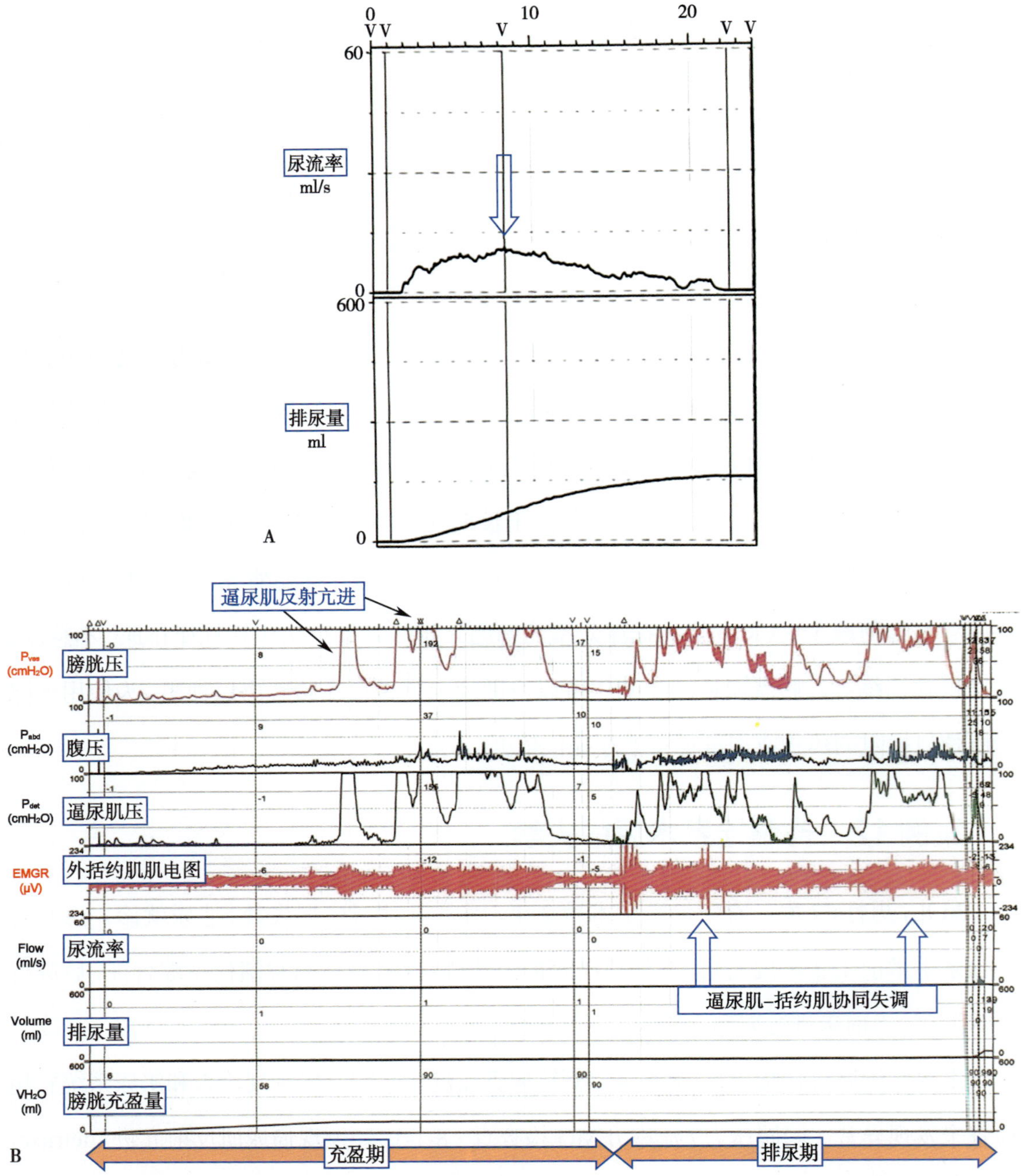

图 8-1-12　患儿，男性，6 岁，神经源性膀胱自由尿流测定曲线和 CMG/PFS 测定曲线

A. 自由尿流测定提示尿流率降低和排尿时间延长。最大尿流率 10.5ml/s（箭头），VOID：11/160/8；B. CMG/PFS 提示逼尿肌反射亢进，膀胱容量减小，逼尿肌－括约肌协同失调（空心箭头）。

【尿动力学诊断】

（1）膀胱感觉过度敏感，膀胱容量小；

（2）逼尿肌反射亢进；

（3）逼尿肌 - 括约肌协同失调；

（4）残余尿增多。

【药物治疗 1 年后尿动力学检查】

（1）自由尿流测定：最大尿流率正常（15ml/s），VOID：15/210/10（图 8-1-13）。

（2）常规尿动力学检查（CMG/PFS/EMG）显示：膀胱感觉过敏，膀胱容量小，最大膀胱容量 167ml，充盈期末期可见逼尿肌反射亢进，频率明显较前减少，排尿期逼尿肌 - 括约肌协同失调，PVR 30ml（图 8-1-13B）。

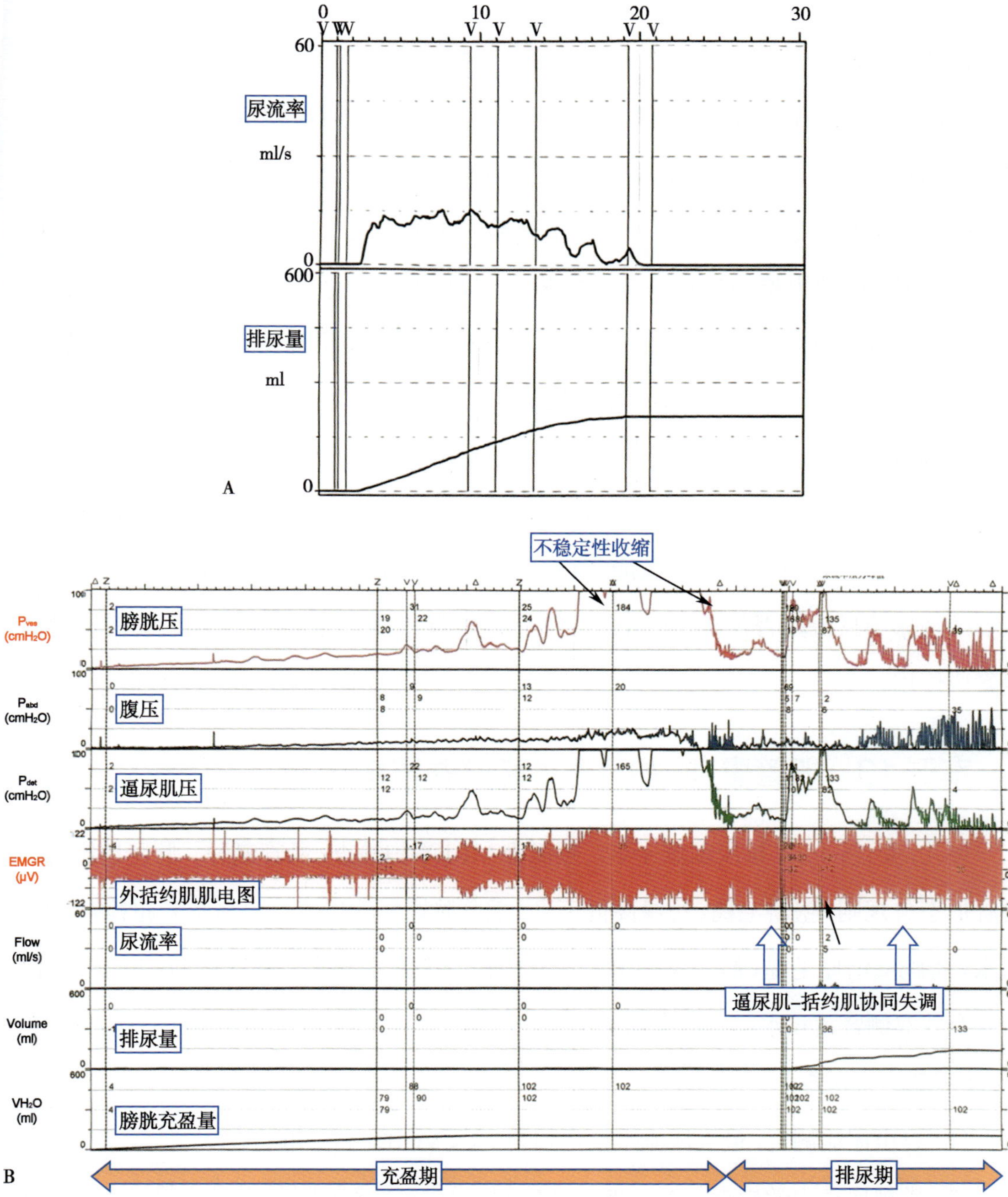

图 8-1-13　患儿，男性，7 岁，神经源性膀胱治疗后自由尿流测定曲线和 CMG/PFS 测定曲线
A. 自由尿流测定提示最大尿流率正常（15ml/s），VOID：15/210/10；B. CMG/PFS 提示逼尿肌反射亢进幅度和数量显著减少，膀胱容量增加，逼尿肌 – 括约肌协同失调（空心箭头）。

【尿动力学诊断】

（1）膀胱感觉过敏，膀胱容量小；

（2）逼尿肌反射亢进；

（3）排尿期逼尿肌 - 括约肌协同失调；

（4）残余尿增多。

【讨论】

神经源性膀胱是由支配膀胱和尿道的神经损害所引起的，特征为膀胱逼尿肌伴或不伴尿道括约肌功能障碍导致储尿和排尿异常。抗胆碱能药物常用于扩大患儿膀胱容量和治疗膀胱活动亢进引起的尿频、尿急和尿失禁，但是会导致残余尿增多，残余尿增多可导致泌尿系感染、膀胱压力增高等风险。本病例有“栓系综合征”手术病史和排尿异常症状，尿动力检查显示膀胱功能障碍，故诊断为神经源性膀胱。患儿因为存在逼尿肌反射亢进和反流，故使用抗胆碱能药物和预防性使用抗生素进行治疗。药物治疗 1 年后，排尿症状较前好转，输尿管反流消失，尿动力检查指标也有不同程度改善，如膀胱容量增加。但是，残余尿 30ml 较治疗前稍有增加，可能是使用抗胆碱能药物所致。没有引起临床症状的残余尿增加可以暂时不用处理，该患儿需要加强随访，如果残余尿进一步增加可停用抗胆碱能药物，必要时给予早晚部分 CIC 协助排空膀胱。无感染的输尿管反流是否预防性应用抗生素仍有争议。该病例 VUR 已经消失，预防性抗生素应停用。

案例 13　骶管囊肿、神经源性膀胱并肾积水

患儿，女性，4 岁，排尿困难 4 年。腰骶椎 MRI 平扫检查：骶管囊肿。膀胱造影检查：膀胱形态欠规则，壁略毛糙、边缘高低不平，无膀胱输尿管反流。泌尿系彩超检查：双肾积水，膀胱壁增厚毛糙、肌小梁增多。尿常规检查未发现异常。临床诊断：1. 神经源性膀胱合并双侧肾盂积水；2. 骶管囊肿。

【尿动力学检查】

（1）自由尿流测定：最大尿流率正常（17ml/s），VOID：17/290/17。

（2）常规尿动力学检查（CMG/PFS/EMG）显示：膀胱感觉迟钝，膀胱容量增大，膀胱顺应性差（11.3ml/cmH_2O），充盈期见膀胱无抑制收缩波，最大膀胱容量 255ml，PVR 90ml（图 8-1-14）。

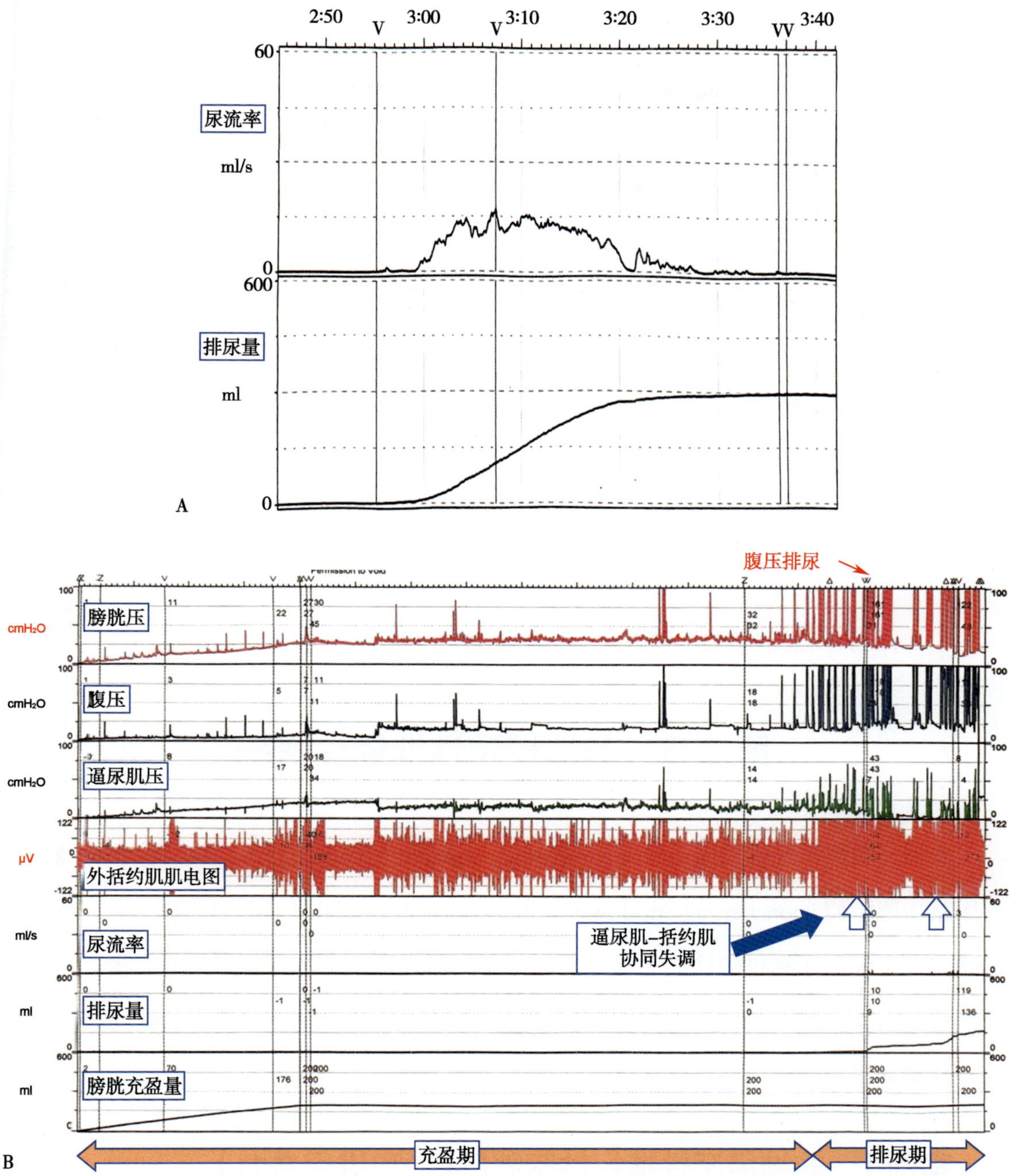

图8-1-14　患儿，女性，4岁，骶管囊肿，神经源性膀胱，自由尿流测定和CMG/PFS/EMG检查

A. 自主尿流测定：最大尿流率正常（17ml/s），VOID：17/290/17；B. 膀胱顺应性降低，膀胱最大容量增大，排尿期逼尿肌－括约肌协同失调（空心箭头），排尿期逼尿肌无收缩，腹压排尿（箭头）。

【尿动力学诊断】

（1）逼尿肌反射亢进；

（2）膀胱顺应性降低；

（3）膀胱最大容量增大；

（4）逼尿肌收缩力低下；

（5）排尿期逼尿肌-括约肌协同失调；

（6）残余尿增多。

【讨论】

骶骨囊肿是神经源性膀胱的原因之一，主要发生机制：①囊肿局部压迫周围神经；②与周围鞘内成分粘连，身体快速生长、日常弯腰走路等运动可以牵拉受粘连的脊髓，使脊髓缺血、缺氧产生神经损害。其主要尿动力学改变有逼尿肌无反射、低顺应性及最大尿流率降低，部分病例有逼尿肌反射亢进。逼尿肌无反射、低顺应性、储尿期逼尿肌压升高，是上尿路损伤的主要因素。本例患儿为骶骨囊肿导致的神经源性膀胱，结合尿动力检查结果，下一步的治疗可考虑应用抗胆碱类药物，同时加用 CIC。必要时，评估了解是否存在脊髓栓系综合征。

第二节　非神经源性神经性膀胱

非神经源性神经性膀胱（non-neuropathic neurogenic bladder，NNNB）又称非神经源性下尿路功能障碍（non-neurogenic lower urinary tract dysfunction，NNLUTD），指常规体检不能发现支配储尿和排尿功能的神经功能损害却出现神经源性膀胱的临床症状。有文献推测其是由一种隐匿的神经系统疾病引起的。本节就非神经源性神经性膀胱的尿动力学检查结果进行案例解读并讨论其临床意义。

案例 1　非神经源性神经性膀胱（尿频和排尿费力）

患儿，男性，13 岁，排尿费力、尿频 3 个月。B 超检查示双肾输尿管未见异常，PVR = 5ml。腰骶椎 X 线检查未见异常。常规体检未发现神经异常征象。临床诊断：非神经源性神经性膀胱。

【尿动力学检查】

充盈期初始尿意 231ml，最大测压膀胱容量 273ml，排尿前逼尿肌压力为 3cmH$_2$O，膀胱顺应性为 91ml/cmH$_2$O，未见逼尿肌无抑制收缩。排尿期未见有逼尿肌主动收缩，腹压排尿。尿流曲线为间断性排尿曲线（图 8-2-1）。

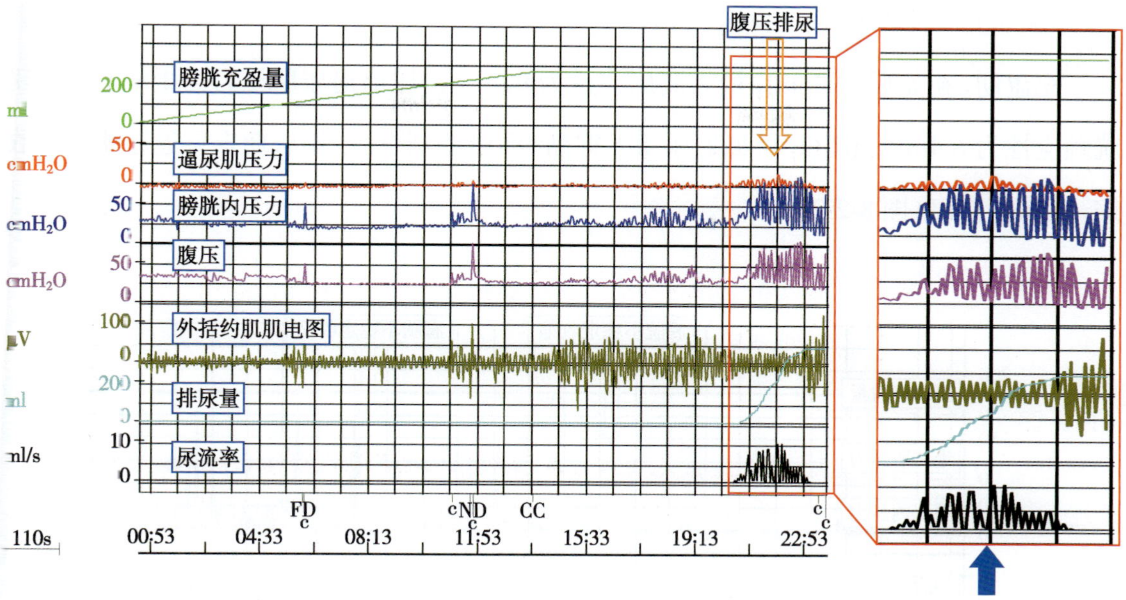

图 8-2-1　患儿，男性，13 岁，非神经源性神经性膀胱 CMG/PFS/EMG 测定图
膀胱顺应性好，充盈期未见逼尿肌无抑制收缩。排尿期未见有逼尿肌主动收缩，腹压排尿（箭头）。尿流曲线为间断性排尿曲线（空心箭头）。

【尿动力学诊断】

（1）膀胱容量减小；

（2）逼尿肌无反射；

（3）逼尿肌 - 括约肌协同失调。

【讨论】

非神经源性神经性膀胱临床表现类似于神经源性膀胱，但是常规检查不能发现有神经损害。该患儿有明显的 LUTS，但是常规检查没有发现控制排尿功能的神经损害，因此考虑为非神经源性神经性膀胱。UDS 检查发现患儿腹压排尿，膀胱残余尿不多。本病例符合非神经源性神经性膀胱的诊断，排尿期有微弱的逼尿肌收缩，已经不足以排空膀胱，需要腹压排尿排空膀胱。治疗原则同 NB，预后较好。为缓解尿频症状，该患儿给予半量山莨菪碱药物治疗后，尿频缓解。患儿需要继续随访残余尿变化。

案例 2　非神经源性神经性膀胱（尿失禁和排尿困难）

患儿，男性，5 岁，自幼尿滴沥，排尿困难 3 年，无尿频、尿急、尿痛症状。B 超检查双肾输尿管未见异常，残余尿 50ml。腰骶椎 X 线检查未见明显异常。临床诊断：1. 非神经源性神经性膀胱；2. 尿失禁。

【尿动力学检查】

充盈期，初始尿意 85ml，最大测压容量为 92ml，排尿前逼尿肌压力为 $19cmH_2O$，膀胱顺应性为 $6.4ml/cmH_2O$，可见逼尿肌无抑制（不稳定）收缩。排尿期未见逼尿肌主动收缩，无尿液排出（图 8-2-2）。

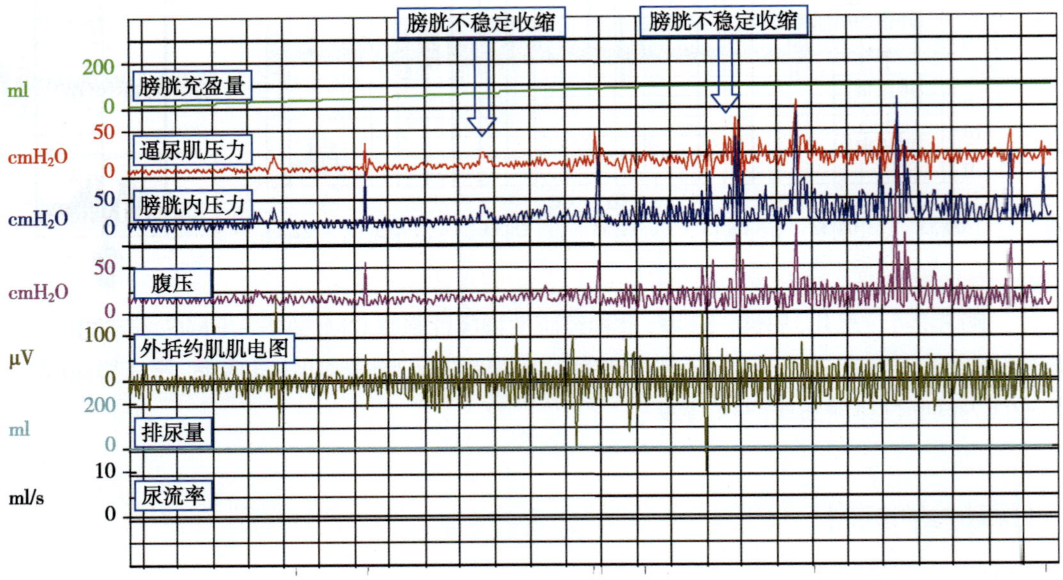

图 8-2-2　患儿，男性，5 岁，CMG/PFS/EMG 测定图

膀胱充盈过程中可见膀胱不稳定收缩（箭头），测压过程中因为患儿不配合可见逼尿肌记录曲线不光滑。

【尿动力学诊断】

（1）膀胱容量减小，残余尿增多。

（2）逼尿肌不稳定，排尿期逼尿肌无反射。

【讨论】

有研究报道非神经源性神经性膀胱主要原因为膀胱控尿发育障碍或存在未发现的神经损害。尿动力学主要表现为逼尿肌不稳定性收缩，膀胱顺应性降低，逼尿肌收缩乏力、无反射和 DSD 等。该患者有明显尿失禁和排尿困难症状，残余尿增多。该病例需要进一步检查了解残余尿增多的原因。

案例 3　非神经源性神经性膀胱（尿频、尿急和尿失禁）

患儿，女性，15 岁，尿急、尿频、尿失禁十余年。有长期憋尿病史。行静脉肾盂造影检查示双肾重度积水，双侧输尿管扩张。B 超检查示残余尿增多（120ml）。腰骶椎 X 线检查未见异常。

【尿动力学检查】

膀胱充盈 541ml 出现强烈尿意，最大膀胱容量 672ml，膀胱顺应性 9.2ml/cmH_2O，最大逼尿肌充盈压力 76cmH_2O。排尿期未见逼尿肌主动收缩，腹压排尿，EMG 活动无明显改变（图 8-2-3）。

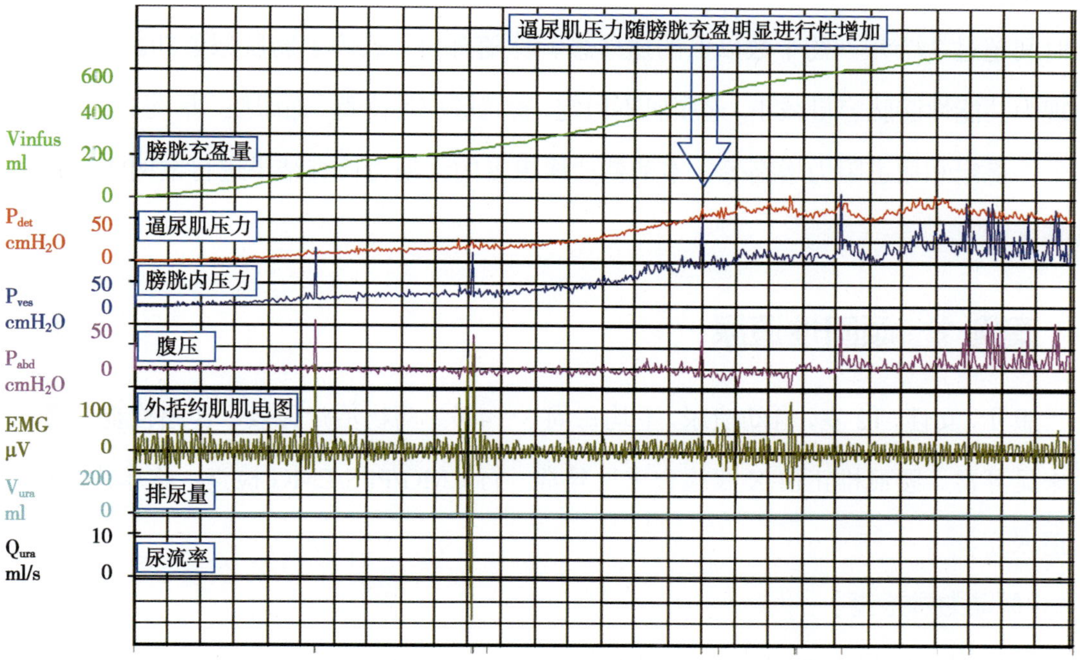

图 8-2-3　患儿，女性，15 岁，CMG/PFS/EMG 测定图
逼尿肌压力随膀胱充盈明显升高（箭头）。

【尿动力学诊断】

（1）膀胱顺应性差，PVR 增多（懒惰膀胱）；

（2）排尿期逼尿肌无反射（腹压辅助排尿）；

（3）DSD（随着膀胱充盈 EMG 无明显变化）。

【讨论】

该病例常规检查没有发现神经损害，因此考虑非神经源性神经性膀胱。病史分析，该患儿有明显的憋尿病史，推测该病例是因为长期憋尿所致的逼尿肌继发损害。该患儿采取的主要治疗措施有定时排尿（勤排尿），不憋尿，早晚辅助 CIC，取得了较好的治疗效果。

第三节 遗 尿

遗尿（nocturnal enuresis，NE）又叫遗尿症，是一种特殊类型的尿失禁。ICCS 和世界卫生组织把遗尿定义为 5 岁以上儿童每月至少发生 1 次夜间睡眠中不自主漏尿症状且持续时间超过 3 个月。约半数以上的遗尿患者伴随有白天或晚上膀胱尿道功能障碍，主要表现为功能性膀胱容量减小、逼尿肌不稳定、膀胱顺应性降低、逼尿肌 - 括约肌协同失调、尿道不稳定和尿道阻力增高等。本节就遗尿患者的尿动力检查结果进行案例解读并讨论其临床意义。

案例 1 顽固性遗尿

患儿，女性，12 岁，自幼遗尿，平均每周 3～4 次，药物治疗无效。B 超检查双肾输尿管未见异常。腰骶椎正位 X 线检查未见异常。行 CMG/PFS/EMG 检查。临床诊断：原发性遗尿症。

【尿动力学检查】

自由尿流曲线无明显异常，PVR 为 28ml；CMG/PFS/EMG 显示充盈期膀胱正常尿意为 169ml，最大测压膀胱容量为 224ml，排尿前逼尿肌压力为 17cmH_2O，顺应性为 13.2ml/cmH_2O，排尿期最大逼尿肌压力为 74cmH_2O，伴随有肛周肌电活动增强（DSD），其导致的逼尿肌压力迅速上升到 117cmH_2O，尿流间断。压力流率图（P-Q 图）显示最大尿流率时逼尿肌压力（P_{det}•Q_{max}）为 73cmH_2O，A/G 为 43.4，提示膀胱出口梗阻（图 8-3-1）。

【尿动力学诊断】

（1）膀胱层容量偏小；

（2）逼尿肌 - 括约肌协调失调，逼尿肌压力升高；

（3）排尿后收缩（提示膀胱过度活动症）；

（4）残余尿增多。

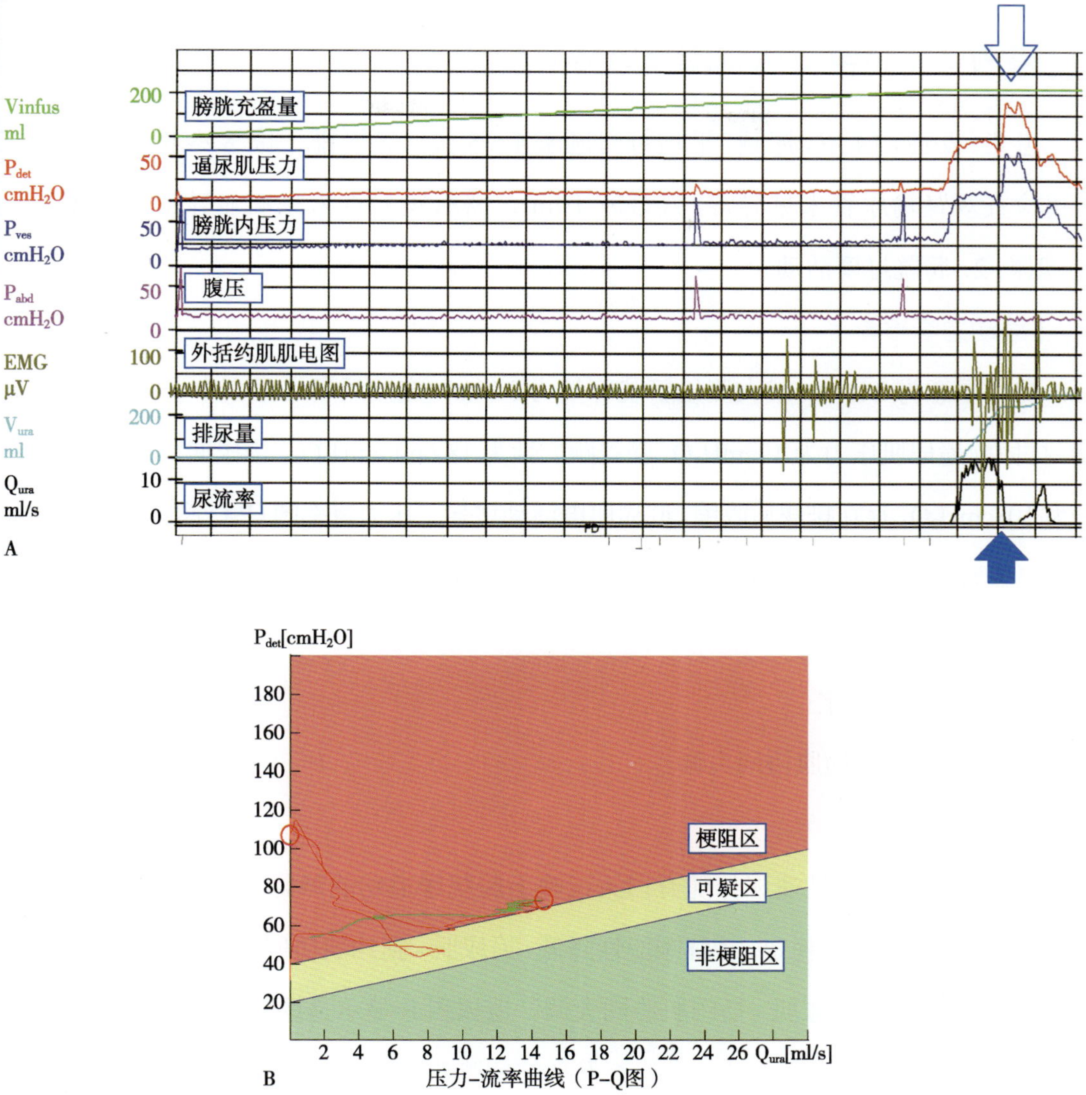

图 8-3-1　患儿，女性，12 岁，遗尿 CMG/PFS/EMG 检查图

A. PFS 显示逼尿肌排尿升高，排尿后收缩（空心箭头），逼尿肌 - 括约肌协同失调和间断排尿（实心箭头）；B. P-Q 图提示膀胱出口梗阻。

【讨论】

该患儿自幼遗尿，药物治疗效果不佳。尿动力学检查提示膀胱容量偏小、逼尿肌 - 括约肌协同失调、排尿后收缩（提示膀胱过度活动症）和残余尿增多。残余尿增多估计与逼尿肌 - 括约肌协同失调引起的膀胱出口梗阻有关。该患儿需要首先纠正各种膀胱功能异常，遗尿才有可能治愈。功能障碍性排尿首选排尿基础疗法（包括排尿训练、生物反馈、建立良好排尿习惯等），同时，按照遗尿中国专家共识实施遗尿一线疗法，以及遗尿警铃或 DDAVP 治疗。

案例 2　非单症状顽固性遗尿

患儿，女性，14 岁，尿频，平均每周遗尿 4～5 次。腰骶椎正位 X 线检查未见异常。B 超检查双肾输尿管未见异常，残余尿 10ml。膀胱镜检查未见明显异常。临床诊断：1. 遗尿；2. 膀胱过度活动。

【尿动力学检查】

初始尿意为 246ml，最大测压膀胱容量为 354ml，充盈后期可见多个逼尿肌无抑制收缩，排尿前逼尿肌压力为 19cmH_2O，膀胱顺应性为 18.6ml/cmH_2O。排尿期最大逼尿肌收缩压为 108cmH_2O，存在排尿后收缩，肛周肌电活动增强。压力流率图（P-Q 图）显示最大尿流率时逼尿肌压力（P_{det}•Q_{max}）为 49cmH_2O，A/G 为 20.6，提示膀胱出口可疑梗阻（图 8-3-2）。

【尿动力学诊断】

（1）逼尿肌不稳定；

（2）逼尿肌 - 括约肌协同失调。

【讨论】

50% 以上的原发性遗尿伴随有白天或晚上膀胱尿道功能障碍，主要表现为功能性膀胱容量减小，逼尿肌不稳定，膀胱顺应性降低，逼尿肌 - 括约肌协同失调或尿道阻力增高。遗尿图 A 和 B 均有逼尿肌 - 括约肌协同失调。遗尿图 B 显示逼尿肌不稳定收缩。该遗尿患儿的治疗需要同时治疗尿动力学检查发现的膀胱功能障碍。

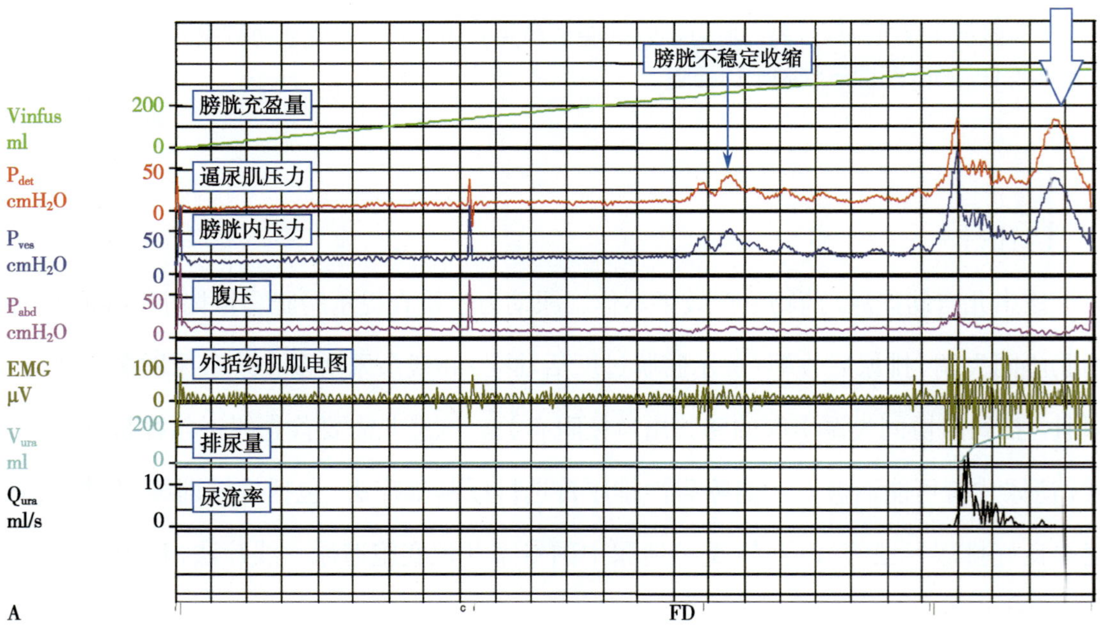

A

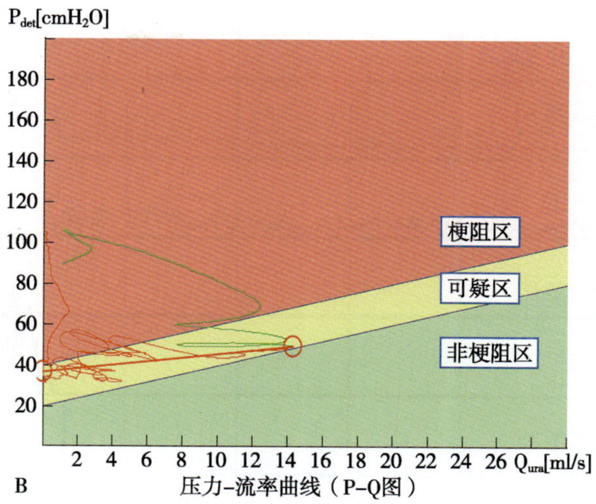

图 8-3-2　患儿，女性，14 岁，非单症状顽固性遗尿 CMG/PFS/EMG 检查

A. PFS 显示逼尿肌不稳定（箭头），排尿后收缩（空心箭头），逼尿肌－括约肌协同失调；

B. P-Q 图提示膀胱出口可疑梗阻。

案例 3　轻度遗尿

患儿，男性，11 岁，自幼遗尿，近半年平均每月遗尿 2～3 次。腰骶椎正位 X 线检查未见异常。B 超检查双肾输尿管未见异常，残余尿 10ml。膀胱镜检查未见明显异常。

【尿动力学检查】

初始尿意为 186ml，最大测压膀胱容量为 310ml，充盈期逼尿肌稳定，排尿前逼尿肌压力为 10cmH_2O，膀胱顺应性 31ml/cmH_2O。排尿期最大逼尿肌收缩压为 70cmH_2O，肛周肌电活动减弱，无逼尿肌－括约肌协同失调（图 8-3-3）。

【尿动力学诊断】

尿动力学检查未见异常。

【讨论】

正常的膀胱充盈过程中逼尿肌压力无变化或稍升高，排尿过程中逼尿肌压力升高，腹压减弱或略增加，括约肌活动减弱或不变。本例虽为遗尿患儿，但其膀胱测压显示膀胱功能正常。研究显示，约有 1/3 的遗尿患儿膀胱测压显示膀胱功能正常，遗尿儿童大约半数以上尿动力学检查无异常发现。

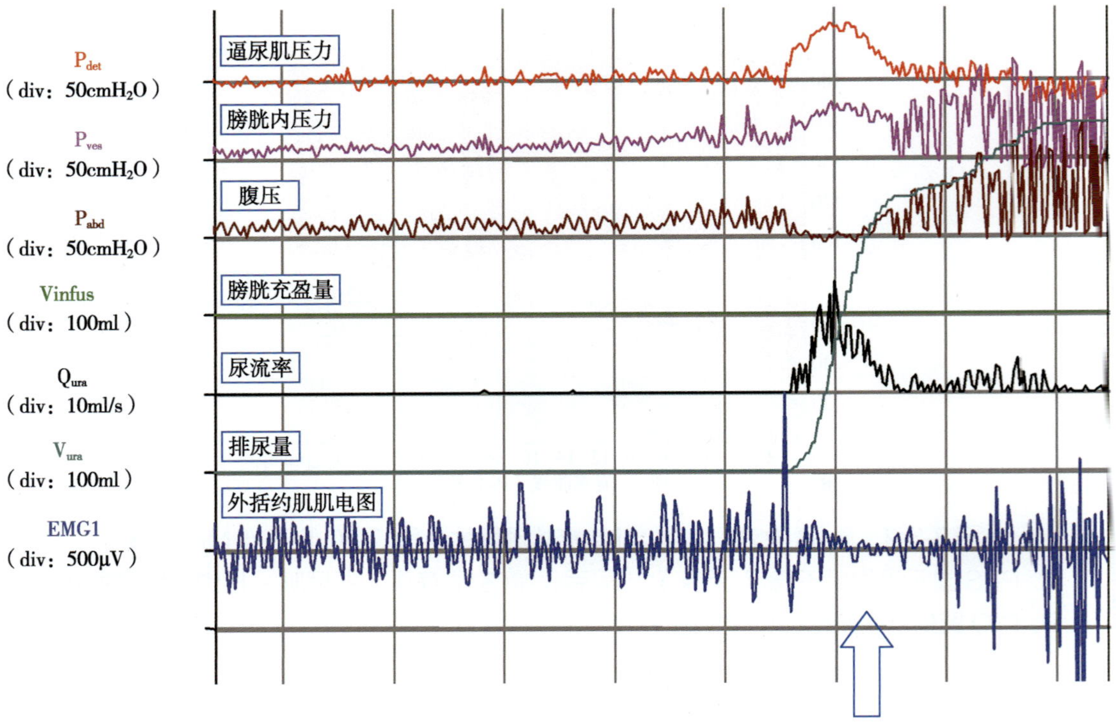

图 8-3-3　患儿，男性，11 岁，轻度遗尿 CMG/PFS/EMG 检查结果

检查结果显示膀胱功能正常，排尿时（空心箭头）逼尿肌压力升高，腹压略降低，外括约肌活动减弱。该患儿膀胱功能正常。

案例 4　继发性遗尿

患儿，男性，7 岁，发现尿床 1 月余。腰骶椎 MRI 平扫检查：隐性脊柱裂。尿常规检查和泌尿系统彩超检查未发现异常。临床诊断：继发性遗尿。

【尿动力学检查】

CMG/PFS/EMG 显示：膀胱感觉过敏，膀胱容量小，最大膀胱容量 102ml，充盈期见逼尿肌不稳定，排尿期逼尿肌 - 括约肌协同失调，无残余尿（图 8-3-4）。

【尿动力学诊断】

（1）膀胱感觉过敏，膀胱容量小；

（2）逼尿肌不稳定；

（3）排尿期逼尿肌 - 括约肌协同失调。

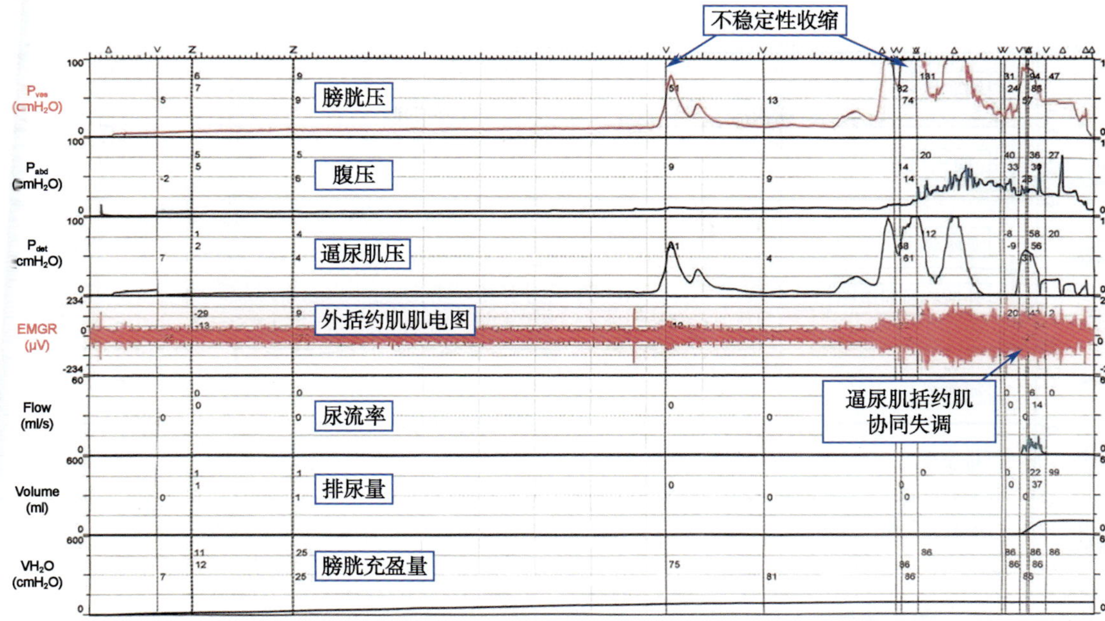

图 8-3-4　患儿，男性，7 岁，继发性遗尿 CMG/PFS/EMG 检查

逼尿肌不稳定，排尿期逼尿肌－括约肌协同失调，膀胱最大容量减小。

【讨论】

遗尿是儿童和青少年常见疾病，常见病因有觉醒功能障碍、夜尿增多、膀胱尿道功能障碍。本例患儿尿动力学检查提示：膀胱容量减少和逼尿肌过度活动提示存在膀胱尿道功能障碍。尿动力学检查结果为下一步用药提供指导，除了应用遗尿一线药物治疗外，可加用抗胆碱能药物。通过遗尿基础治疗（睡前控制液体摄入、睡前排空膀胱、觉醒训练），睡前口服抗胆碱能药物奥昔布宁，1 周后尿床次数明显减少。此外，该患儿存在隐性脊柱裂。膀胱功能障碍是否与隐性脊柱裂有关需要进一步观察。

案例 5　遗尿伴便秘

患儿，女性，12 岁，反复尿床 9 年。有长期便秘史，尿常规检查和泌尿系统彩超检查未发现异常。自由尿流：正常尿流率曲线，最大尿流率正常（37.2ml/s）。临床诊断：遗尿症。

【尿动力学检查】

常规尿动力学检查（CMG/PFS/EMG）显示：膀胱感觉敏感，膀胱容量减少，膀胱顺应性差（12ml/cmH_2O），充盈期见膀胱无抑制收缩波，最大膀胱容量 273ml，残余尿 15ml（图 8-3-5）。

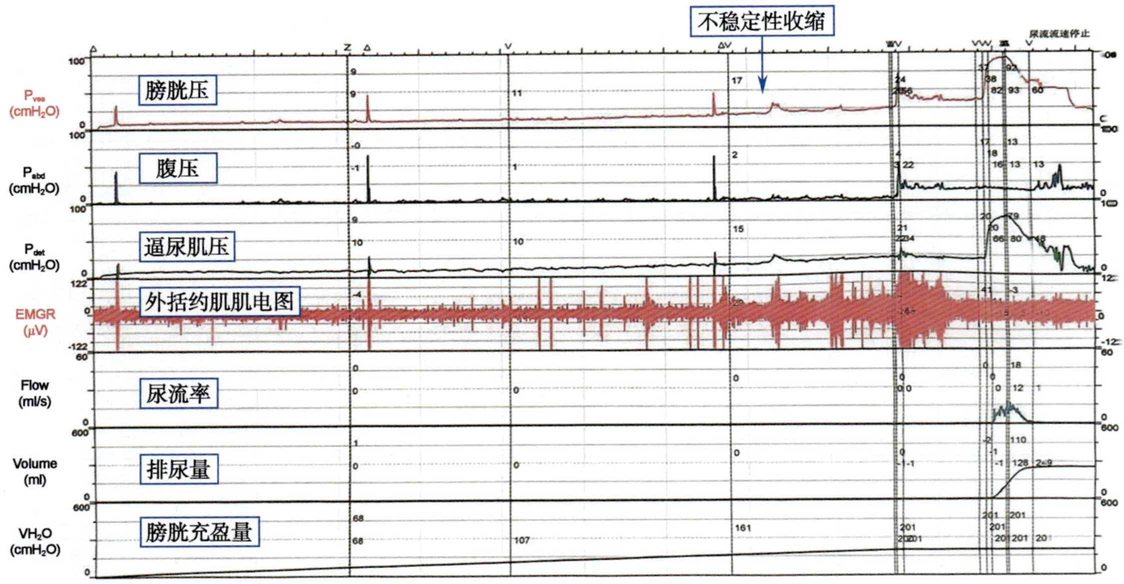

图 8-3-5　患儿，女性，12 岁，遗尿伴便秘 CMG/PFS/EMG 检查

逼尿肌不稳定，膀胱顺应性降低，膀胱最大容量减小。

【尿动力学诊断】

（1）逼尿肌不稳定；

（2）膀胱顺应性降低；

（3）膀胱最大容量减小；

（4）排尿期逼尿肌 - 括约肌协同失调。

【讨论】

遗尿症主要与夜间尿量和膀胱容量间的不匹配、膀胱尿道功能障碍、夜间膀胱充盈觉醒神经控制异常有关。本例患儿膀胱尿动力学检查提示膀胱最大容量减小，膀胱顺应性降低和残余尿增多，提示膀胱功能障碍在本例遗尿发生机制中起重要作用。患儿残余尿稍增多，需要复查确定 PVR 是否真的增多。可以先按照遗尿的标准方案治疗。考虑便秘对排尿功能有不利影响，患儿应同时治疗便秘。因患儿有隐性脊柱裂，如果遗尿治疗效果不好，则需要进一步检查（如 MRI）排除脊髓栓系（神经源性膀胱）。

第四节　逼尿肌不稳定

膀胱过度活动症（overactive bladder，OAB）是一种以尿急症状为特征的症候群，可伴或不伴有急迫性尿失禁，常伴有尿频和夜尿症状，明显影响儿童的生活质量。尿动力学检查常发现存在逼尿肌不稳定或过度活动，也可为其他形式的尿道膀胱功能障碍。膀胱过度活动症不包括由急性尿路感染或其他形式的膀胱尿道局部病变所致的症状。本节就逼尿肌不稳定的尿动力学检查结果进行案例解读并讨论其临床意义。

案例 1　湿性膀胱过度活动症

患儿，女性，7 岁，尿频、尿急，偶尔尿失禁 2 个月。患儿常出现双腿夹紧尿道的动作以预防尿失禁。

【尿动力学检查】

膀胱充盈末期逼尿肌不稳定，排尿期逼尿肌 - 括约肌协同失调（图 8-4-1）。

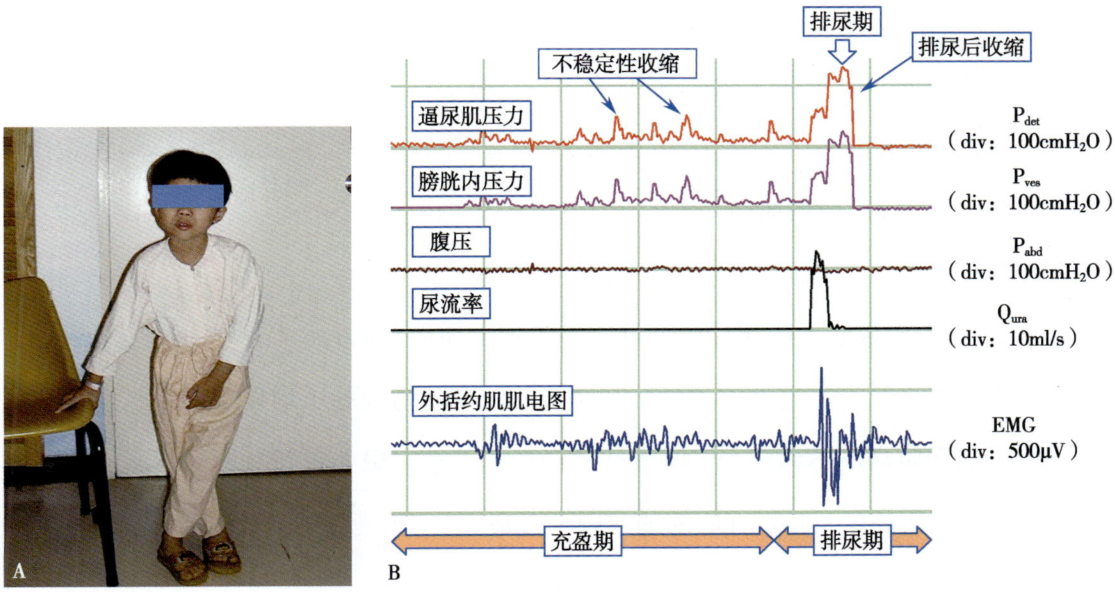

图 8-4-1　患儿，女性，7 岁，膀胱过度活动症 CMG/PFS/EMG 检查图

A　女童双腿夹紧尿道预防尿失禁；B. 尿动力学检查显示膀胱充盈末期逼尿肌不稳定性收缩，排尿期逼尿肌 – 括约肌协同失调。

【尿动力学诊断】

（1）逼尿肌不稳定；

（2）排尿期逼尿肌 - 括约肌协同失调；

（3）排尿后收缩。

【讨论】

儿童膀胱过度活动症临床多见，主要症状有尿频、尿急伴或不伴有尿失禁，尿动力学检查多能发现逼尿肌不稳定。患儿为了克服逼尿肌不稳定引起的尿失禁常反射性双腿夹紧尿道（夹腿综合征）。此类患儿使用膀胱 M 受体拮抗剂治疗效果良好。

案例 2　顽固性尿频

患儿，男性，7 岁，因顽固性尿频就诊。分别进行了常规尿动力学检查及动态尿动力学检查。患儿曾经有原因不明的尿潴留病史。临床诊断：膀胱过度活动。

【尿动力学检查】

常规尿动力学检查（CMG/PFS/EMG）发现膀胱充盈期有大量逼尿肌不稳定性收缩，膀胱最大容量 125ml，排尿期部分逼尿肌 - 括约肌协同失调；残余尿 10ml。自然充盈尿动力学检查（natural filling CMG/PFS/EMG）显示膀胱充盈期大量逼尿肌不稳定性收缩更加明显，膀胱最大容量 160ml。可见排尿后收缩（图 8-4-2）。

【尿动力学诊断】

（1）严重逼尿肌不稳定性收缩，膀胱最大容量减小；

（2）排尿后收缩；

（3）部分逼尿肌 - 括约肌协同失调。

【讨论】

膀胱充盈期逼尿肌不稳定性收缩可以有各种不同表现，该病例表现为连续不断的不稳定性收缩，较为罕见。自然充盈膀胱和常规灌注充盈膀胱测压均显示逼尿肌高度不稳定，排除了逼尿肌高度不稳定与膀胱灌注刺激的相关性。患儿曾经有原因不明的尿潴留病史，出现逼尿肌高度不稳定性收缩的原因不清楚。

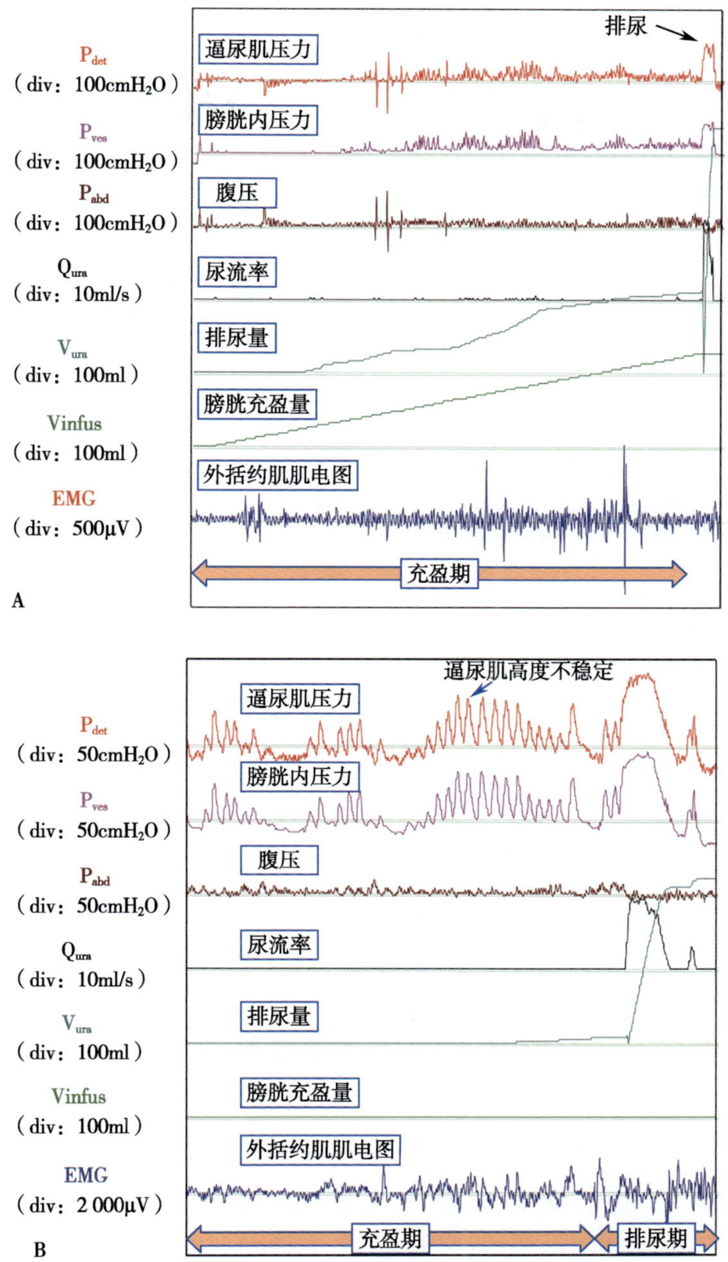

图 8-4-2　患儿，男性，7 岁，膀胱过度活动症

CMG/PFS/EMG 检查（A）和自然充盈膀胱压力 / 流率 /EMG 检查（B），膀胱测压显示逼尿肌高度不稳定，自然充盈膀胱测压逼尿肌不稳定收缩更为明显（箭头）。

案例 3　膀胱过度活动症伴尿失禁

患儿，女性，10 岁，尿频、尿急和偶发尿失禁 2 周，中医治疗效果不佳。泌尿系统 B 超、腰骶部 X 线正位片和尿常规检查均未发现异常（图 8-4-3）。临床诊断：膀胱过度活动。

【尿动力学检查】

常规尿动力学检查（CMG/PFS/EMG）发现逼尿肌不稳定，最大膀胱容量减小（52ml），排尿期部分逼尿肌 - 括约肌协同失调；无残余尿（图 8-4-3）。

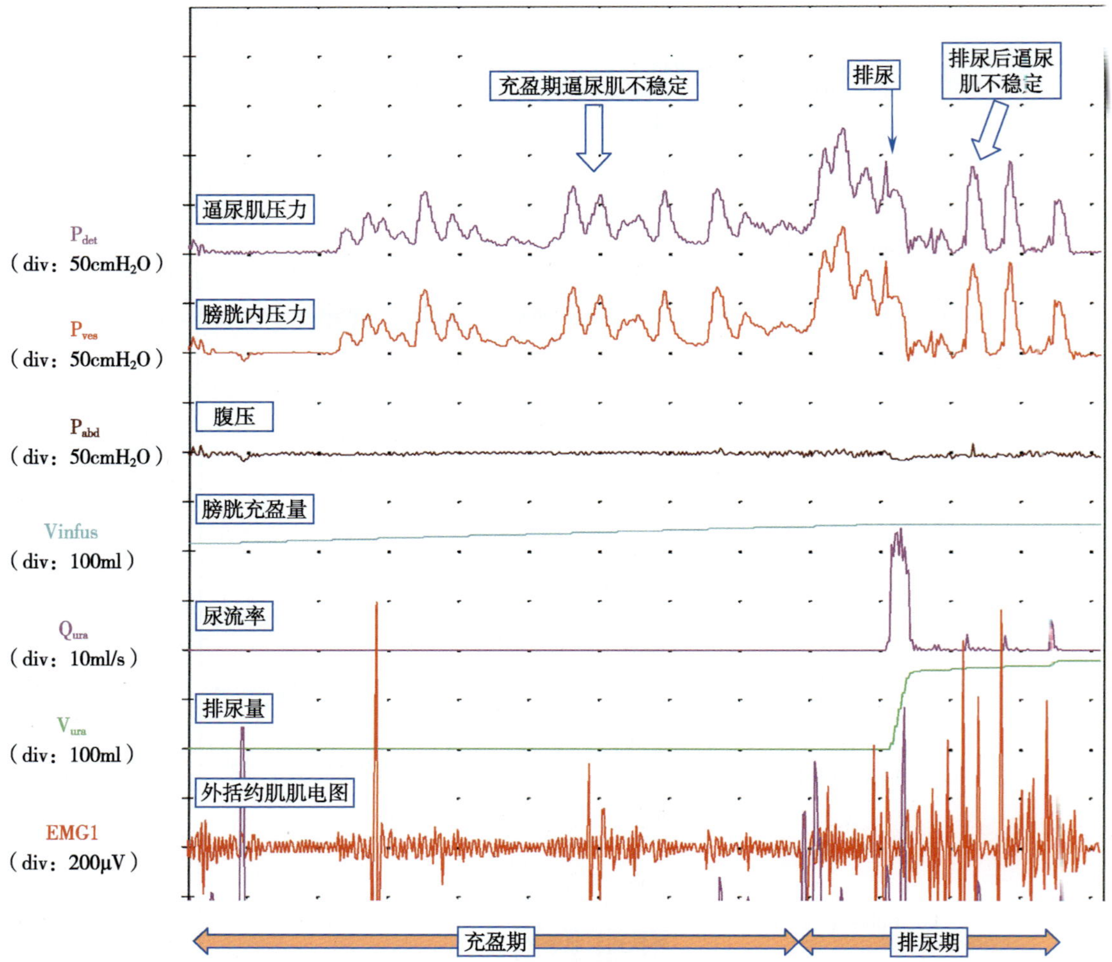

图 8-4-3　患儿，女性，10 岁，膀胱过度活动症 CMG/PFS/EMG 检查

膀胱充盈期频繁出现逼尿肌不稳定，充盈 52ml 时发生不可控制的排尿。

【尿动力学诊断】

（1）逼尿肌不稳定性收缩，膀胱容量减小；

（2）逼尿肌 - 括约肌协同失调。

【讨论】

膀胱充盈期逼尿肌不稳定性收缩可以有各种不同表现，该病例表现为整个膀胱充盈期可见逼尿肌不稳定性收缩，患儿排尿后不久，逼尿肌即开始出现不稳定。逼尿肌不稳定性收缩可能是该患儿尿频和尿急的病因。患儿进行排尿基础疗法（盆底训练等）和山莨菪碱片口服治疗，1 周后症状显著缓解。

案例4 尿频、尿急伴排尿困难

患儿，女性，16 岁，出现尿急、尿频、排尿困难 1 周门诊就诊。尿常规检查和泌尿系统 B 超检查未发现异常。药物治疗无效后申请尿动力学检查。患儿 10 年前曾经有脊髓炎病史，在当地医院就诊后痊愈。临床诊断：1. 膀胱过度活动；2. 神经源性膀胱？

【尿动力学检查】

CMG/PFS/EMG 显示膀胱感觉过敏，膀胱容量小，最大膀胱容量 68ml，充盈期见多个膀胱无抑制收缩（逼尿肌不稳定或反射亢进），肌电图活动增强。尿道压力测压显示最大尿道压力 86cmH$_2$O，间断性尿流曲线，最大尿流率 5.2ml/s，PVR = 5ml（图 8-4-4）。

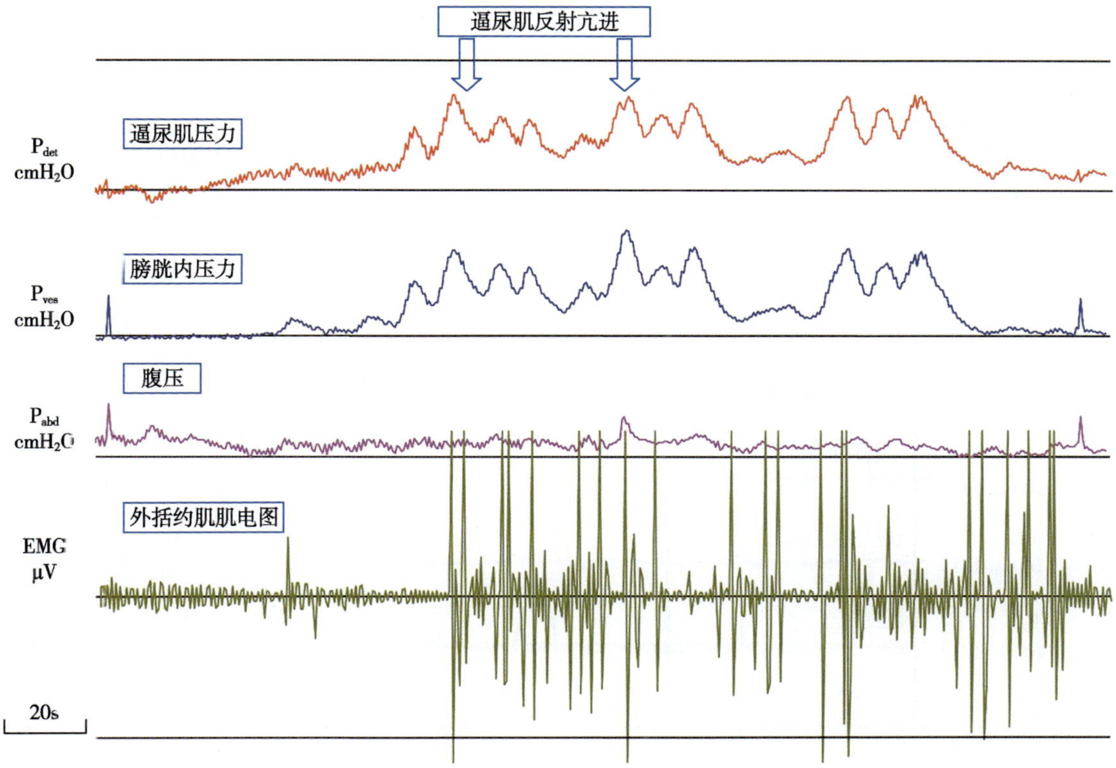

图 8-4-4 患儿，女性，16 岁，膀胱过度活动症 CMG/PFS/EMG 测定图
逼尿肌不稳定或反射亢进（箭头）。

【尿动力学诊断】

（1）膀胱感觉过敏，膀胱容量小；

（2）逼尿肌无抑制收缩（逼尿肌不稳定或反射亢进）；

（3）逼尿肌 - 括约肌协同失调。

【讨论】

逼尿肌反射亢进是指由于神经控制机制紊乱造成的逼尿肌过度活跃或不能抑制的收缩。只有存在客观证据表明存在相关神经功能紊乱时，才能使用逼尿肌反射亢进这一术语。该例患儿有明显的脊髓炎病史提示曾经有神经系统损伤。但是，现在是否仍有脊髓损伤需要进一步评估。因此，该例 UDS 发现的逼尿肌不稳定不能称逼尿肌反射亢进。UDS 发现逼尿肌不稳定和逼尿肌 - 括约肌协同失调，为治疗患儿尿频和尿急指明了方向。该患儿经过使用 M 受体和 α 受体拮抗剂治疗后症状缓解。

案例 5　肾积水和尿频伴残余尿增多

患儿，男性，2 岁。因发现肾积水和尿频 1 周就诊。体检未发现神经系统异常征象。B 超检查发现患儿 PVR 20ml。

【尿动力学检查】

膀胱充盈期逼尿肌不稳定，排尿后有明显的逼尿肌排尿后收缩。EMG 无明显变化（图 8-4-5）。最大膀胱测定容量 30ml。排尿后残余尿 15ml。

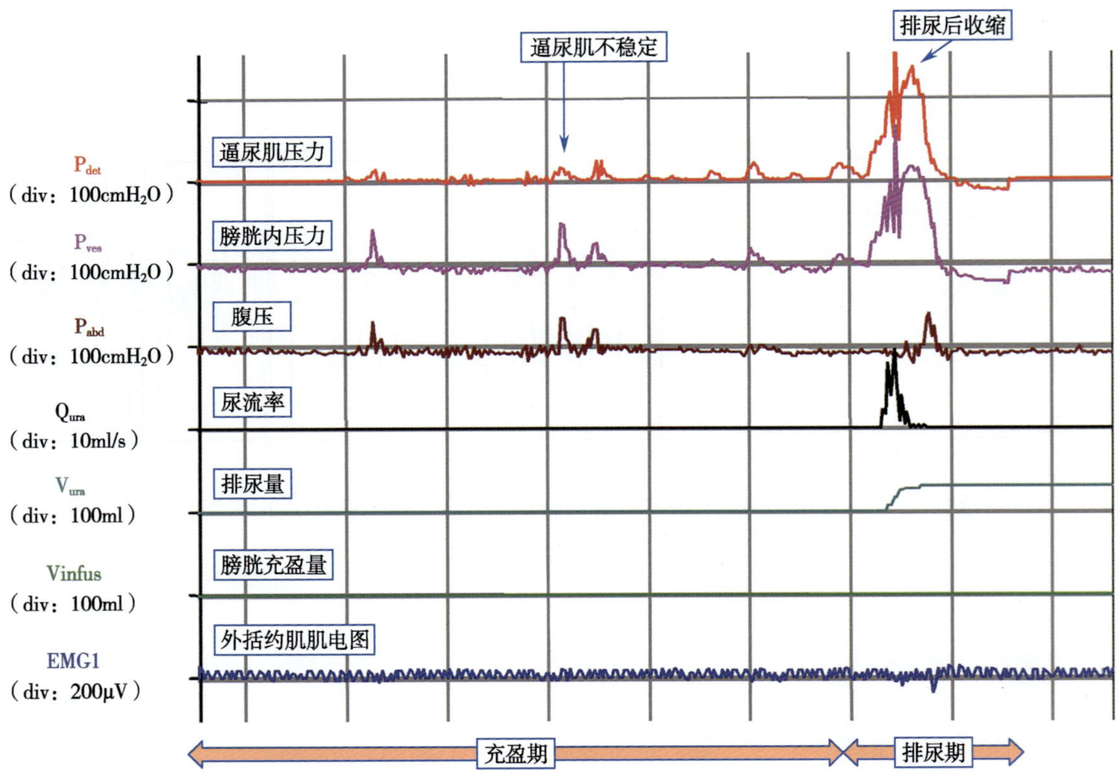

图 8-4-5　患儿，男性，2 岁，膀胱压力 / 流率 /EMG 测定

排尿前出现逼尿肌不稳定，排尿后有明显的逼尿肌排尿后收缩。

【尿动力学诊断】

（1）最大膀胱测定容量减小，逼尿肌不稳定；

（2）逼尿肌排尿后收缩（提示膀胱过度活动症）。

【讨论】

患儿因为肾积水和残余尿增多而进行了尿动力学检查，以了解潜在的排尿功能障碍对上尿路的影响。UDS 检查显示存在逼尿肌不稳定和排尿后收缩，膀胱最大测定容量减小和排尿后收缩。但是，排尿后收缩未见括约肌相应的收缩。阅读全图发现 EMG 始终保持恒定，幅度和频率均无大变化，推测可能与记录电极安放的部位不正确或其他原因未能正确记录 EMG 的变化。此外，技术原因膀胱充盈量未能正确显示。因此，要想得到理想的检查结果，必须确保尿动力学检查操作的每一个步骤都要正确。发报告的医生常要求亲自到场操作或监督每一个检查程序是否正确。本检查 EMG 用表面电极记录，不能精准记录尿道外括约肌的活动，容易受到干扰。此时，可以考虑同步膀胱尿道测压了解是否存在逼尿肌 - 括约肌协同失调。同步膀胱尿道测压取得的逼尿肌和尿道括约肌收缩或舒张引起的尿道压力变化比较可靠。

婴幼儿排尿功能尚未发育成熟和检查不配合，常出现残余尿增多。因此，婴幼儿的 UDS 检查至少需要重复一次，两次结果一致时方可确定异常改变。本例患儿超声和 UDS 检查都提示残余尿增多，确定了患儿存在残余尿增多的问题。很遗憾由于条件限制，患儿未进行影像尿动力学检查，无法确定膀胱功能障碍是否引起膀胱输尿管反流。

案例 6　尿频、尿急伴排尿困难

患儿，男性，8 岁，尿频、尿急，偶感排尿困难和尿线细 1 年余。腰骶部正位片、腰骶部 MRI 检查均未发现异常，常规体格检查未发现异常神经征象。泌尿系统 B 超检查提示膀胱壁稍增厚。膀胱镜检查未见膀胱及尿道异常。临床诊断：膀胱过度活动症。

【尿动力学检查】

经尿道置入 6F 双腔导尿管，灌注速度 20ml/min，初始尿意最多充盈至约 75ml 时，可见逼尿无抑制收缩波，最多充盈至约 110ml 时再次出现逼尿肌无抑制收缩波，未见尿液排出，同时患儿诉憋胀不适，嘱其排尿，排尿期可见逼尿肌主动收缩波，最大逼尿肌收缩压升高约 158cmH$_2$O（如实心箭头所示），排尿量约 99ml，最大尿流率（Q_{max}）为 5ml/s（如空心箭头所示），呈现出典型的高压低流曲线，最大尿流率相对的膀胱压为 168cmH$_2$O，最大尿道压相对的腹压为 10cmH$_2$O（图 8-4-6）。残余尿约 10ml。

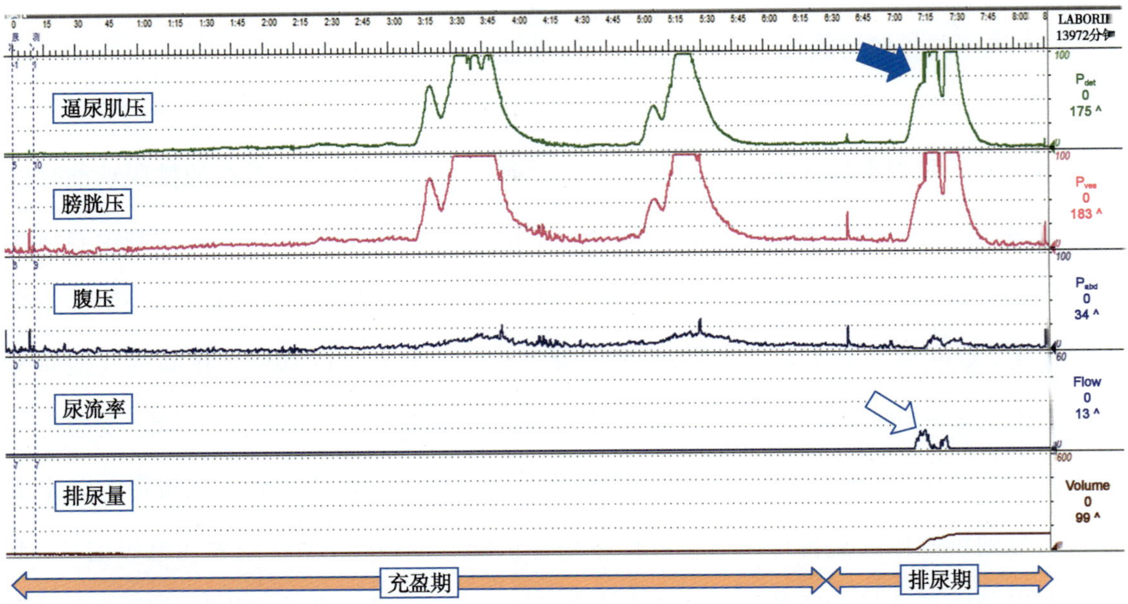

图 8-4-6　患儿，男性，8 岁，逼尿肌不稳定合并膀胱出口梗阻 CMG/PFS 曲线图
箭头示高压低流曲线。

【尿动力学诊断】

（1）充盈期逼尿肌过度活动（逼尿肌不稳定）；

（2）排尿期膀胱出口梗阻；

（3）最大膀胱测压容量减小。

【讨论】

尿动力学检查证实存在逼尿肌不稳定，解释了患儿为什么会有尿频、尿急。高压低流的尿动力曲线也提示有膀胱出口梗阻，解释了尿线细、排尿困难、膀胱壁增厚等。患儿残余尿不多，说明排尿功能尚可，后口服 M 受体拮抗剂症状明显改善。

案例 7　尿频和肾积水

患儿，男性，11 岁，发现尿频和肾积水 2 周入院治疗。体检未发现神经系统异常征象。B 超检查未发现异常。

【尿动力学检查】

膀胱充盈期未见异常，排尿后有明显的逼尿肌排尿后收缩。EMG 无明显变化（图 8-4-7）。最大膀胱测定容量 300ml。排尿后残余尿为 5ml。

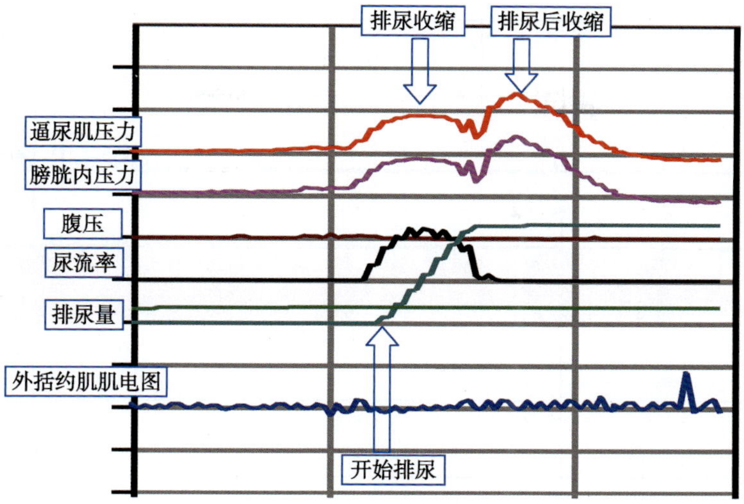

图 8-4-7　患儿，男性，11 岁，压力 / 流率 /EMG 检查显示排尿后收缩

【尿动力学诊断】

排尿后收缩（提示膀胱过度活动症）。

【讨论】

排尿前和排尿后收缩小儿多见，其临床意义目前尚不清楚。有人把排尿前半分钟出现的逼尿肌收缩定义为排尿前收缩，而不是逼尿肌不稳定性收缩。一般认为排尿前收缩为正常现象。排尿后收缩有人认为与逼尿肌不稳定有关，或与尿道外括约肌不稳定或突然收缩有关。实际工作中，有排尿后收缩的患儿并不都有逼尿肌不稳定性收缩。小于 5 岁儿童出现排尿后收缩多认为是生理现象，而大于 5 岁儿童出现排尿收缩多提示存在膀胱过度活动症。小儿排尿前和排尿后收缩的临床意义有待进一步研究。

案例 8　尿道不稳定所致难治性膀胱过度活动

患儿，男性，7 岁，尿频、尿急、尿失禁 4 个月，药物治疗无效。腰骶椎 MRI 平扫：隐性脊柱裂，尿常规检查和泌尿系统彩超未发现异常。临床诊断：1. 难治性膀胱过度活动；2. 尿道不稳定。

【尿动力学检查】

常规尿动力学检查（CMG/PFS/EMG）显示：膀胱感觉正常，膀胱容量正常，充盈期未见膀胱无抑制收缩波，EMG 有间断活动减弱现象（空心箭头），最大膀胱容量 219ml，无残余尿，排尿期 EMG 减弱不明显（逼尿肌 - 括约肌协同失调）（图 8-4-8）。

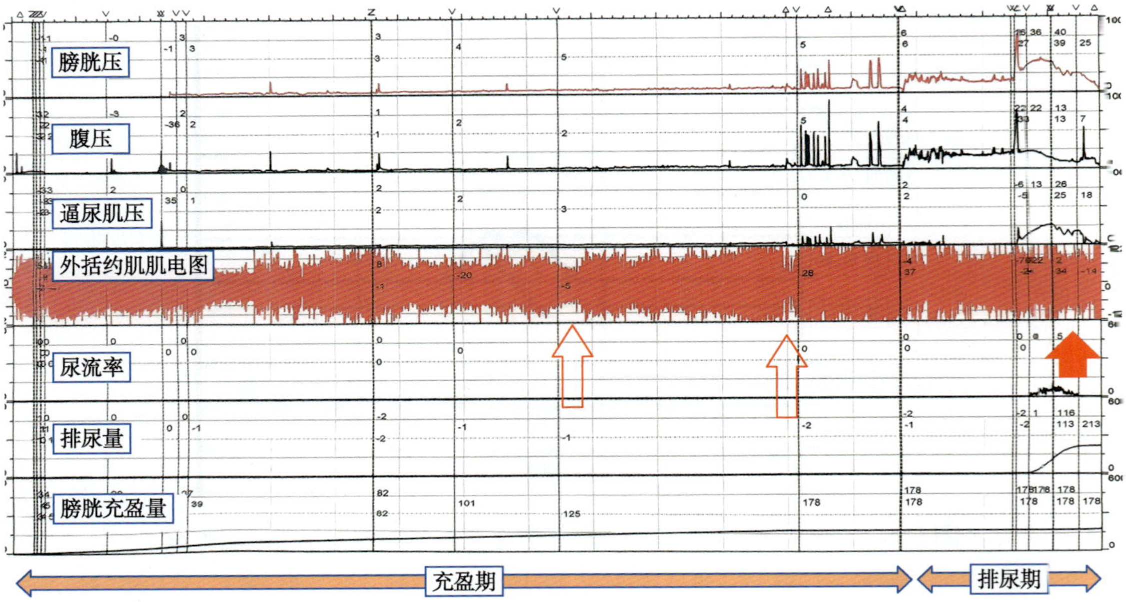

图 8-4-8　患儿，男性，7 岁，顽固性膀胱过度活动症 CMG/PFS/EMG 检查

膀胱压力曲线未见明显异常。膀胱充盈期，EMG 有突然活动降低现象（空心箭头），排尿期 EMG 减弱不明显（实心箭头），提示尿道不稳定。

【尿动力学诊断】

（1）尿道不稳定（膀胱充盈期，EMG 有突然活动降低现象）；

（2）排尿期部分逼尿肌 - 括约肌协同失调。

【讨论】

儿童膀胱过度活动症的定义为以尿急为主要特征的临床症候群，常伴尿频、夜间多尿、遗尿等，伴或不伴有急迫性尿失禁，且排除尿路感染或明确病理因素。膀胱过度活动症定义排除了尿路感染等比较明确的病因，但是很多潜在的或隐匿的病因也可导致膀胱过度活动症。这些隐匿性的病因仅靠普通的临床诊断手段无法明确诊断。尿动力学检查靠膀胱压力和盆底 EMG 等能明确膀胱尿道潜在的病理生理变化。本例患儿进行了 CMG/PFS/EMG 检查，未发现膀胱过度活动症常见的异常表现（膀胱容量减小、逼尿肌过度活动、膀胱感觉过度敏感等），说明该例膀胱过度活动症不是逼尿肌过度活动等引起的。膀胱充盈期 EMG 有突然活动降低现象，排尿期 EMG 减弱不明显，提示尿道不稳定和膀胱过度活动症存在的可能性较大。该例患儿服用抗胆碱药物显然无法控制临床症状，改用盆底训练和生物反馈治疗后症状明显缓解。

EMG 记录过程中易受干扰，EMG 记录的结果需要注意结合临床进行综合判断。如果有条件建议进行同步膀胱尿道测压可以精准确定是否存在膀胱充盈过程中发生尿道不稳定或尿道外括约肌活动突然减弱。

第五节　逼尿肌 - 括约肌协同失调和尿道不稳定

逼尿肌 - 括约肌协同失调（detrusor sphincter dyssynergia，DSD）是一个尿动力学诊断术语，指膀胱充盈过程中尿道内外括约肌张力不能随膀胱充盈而增加和 / 或排尿期括约肌不能在排尿期放松，或逼尿肌自主 / 不自主收缩时出现尿道和 / 或尿道括约肌不自主收缩。逼尿肌与尿道外括约肌或膀胱颈之间的不协调会引起排尿梗阻，是一种膀胱排空过程中的功能异常。长期 DSD 会导致残余尿增多，上尿路积水。神经源性膀胱患者易发生 DSD。有研究显示，膀胱过度活动症除了与逼尿肌功能异常有关外，也可能由尿道不稳定（urethral instability，UI）引起。尿道不稳定是指膀胱充盈期发生与膀胱或腹腔压力升高无关的尿道压力的间断性下降，或在储尿期无逼尿肌收缩时，尿道压自发性或诱发性下降伴有尿液自尿道口溢出的现象。同步膀胱尿道测压能有效诊断尿道不稳定。因此，应该提倡膀胱过度活动症患儿尿动力学检查时进行膀胱尿道同步测压。如果检查出患儿尿道不稳定，可针对性给予括约肌训练、生物反馈或电刺激治疗。

本节就逼尿肌 - 括约肌协同失调和尿道不稳定的尿动力学检查结果进行案例解读，并讨论其临床意义。

案例 1　复发性泌尿系感染和尿频

患儿，男性，6 月龄，以出生后反复泌尿系感染和尿频为主诉门诊求治。临床诊断：复发性泌尿系感染伴尿频。

【尿动力学检查】

在检查过程中，给予患儿喂食，尽力保持其安静。膀胱充盈至 50ml 时发生排尿。排尿期可见 EMG 活动增加，间断出现逼尿肌 - 括约肌协同失调。当 EMG 活动减弱时，尿液排出。随即 EMG 活动又增强，排尿中断。EMG 活动减弱和增加分别引起膀胱颈口的间断开放与关闭。这些变化得到了影像学检查的印证（图 8-5-1 中图 A 和 C 尿道开放，B 和 D 尿道关闭）。排尿后残余尿为 30ml。

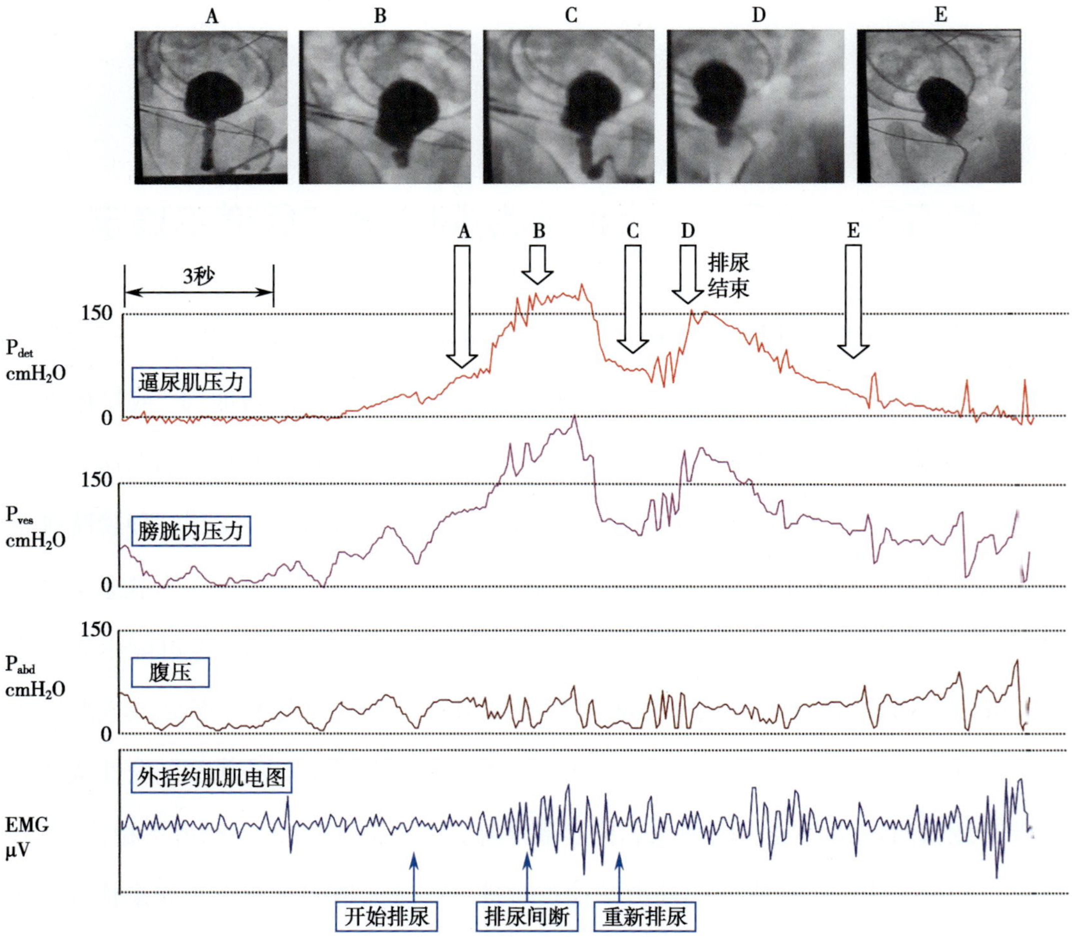

图 8-5-1　患儿，男性，6 月龄，影像尿动力学检查显示间断排尿和逼尿肌 - 括约肌协同失调

排尿初期逼尿肌括约肌协同开始排尿（A），接着括约肌活动突然增加（逼尿肌 – 括约肌协同失调）引起尿流中断（B），逼尿肌压力同步增加达 $170cmH_2O$，很快括约肌活动减弱排尿恢复（C），逼尿肌最大排尿压（$P_{max \cdot det \cdot void}$）为 $53cmH_2O$。排尿后可见逼尿肌排尿后收缩（D）；尽管该收缩压力很高仍未排空膀胱，有较多残余尿存留（E）。

【尿动力学诊断】

（1）逼尿肌 - 括约肌协同失调；

（2）残余尿增加。

【讨论】

我们常用逼尿肌 - 括约肌协同失调来描述排尿过程中括约肌肌电图活动的增加，同时伴有具有某种特点的逼尿肌压力和流率变化的现象。在这种情况下，逼尿肌的收缩与尿道或尿道周围横纹肌的异常收缩同时出现。在神经系统正常的儿童，这种情况最好描述为功能障碍性排尿或逼尿肌 - 括约肌协同失调。该图显示一个典型的逼尿肌 - 括约肌协同失调图形。小儿开始排尿后，括约肌活动突然增强，尿道关闭，引起逼尿肌压力骤然升高达到 170cmH_2O，然后括约肌活动减弱，排尿恢复正常。肌电图和电视录像均证实逼尿肌 - 括约肌协同失调。尿动力学检查显示排尿过程为间断排尿。正常小儿在不正常的排尿环境或排尿过程中突然受到异常干扰，可以出现逼尿肌 - 括约肌协同失调和间断排尿。但反复测压过程中均出现逼尿肌 - 括约肌协同失调就可能是病理性的。逼尿肌 - 括约肌协同失调常出现在泌尿系感染、神经性膀胱等引起的排尿功能异常的患儿中。这些患儿尿动力学检查提示逼尿肌 - 括约肌协同失调和残余尿增加，推测逼尿肌 - 括约肌协同失调引起的排尿梗阻残余尿增加是反复泌尿系感染的原因。本案例医嘱父母加强对患儿的把尿训练，勤排尿，定期尿常规检测泌尿系感染，及时应用抗生素治疗。随访 3 个月，患儿未发生泌尿系统感染。

案例 2　新生儿肾积水和逼尿肌 - 括约肌协同失调

患儿，男性，2 月龄，肾积水。为明确肾积水和膀胱功能的关系，进行了影像尿动力学检查。

【尿动力学检查】

膀胱充盈至 40ml 时逼尿肌压力开始显著升高，发生排尿。排尿过程中 EMG 活动增加，尿流中断。随后 EMG 活动减弱时，尿液又排出。随即 EMG 活动又增强，排尿中断。EMG 活动减弱和增加分别引起膀胱颈口的开放与关闭。这些变化得到了影像学检查的印证（图 8-5-2），残余尿 5ml。

【尿动力学诊断】

逼尿肌 - 括约肌协同失调。

【讨论】

该新生儿因肾积水需要了解膀胱功能对肾积水的影响，遂行影像尿动力学检查。排尿过程中出现多发性逼尿肌 - 括约肌协同失调表现。除了逼尿肌 - 括约肌协同失调外，临床表现及影像尿动力学检查显示膀胱尿道功能无其他异常。考虑到新生儿膀胱控制功能仍处于发育阶段，有可能发生逼尿肌 - 括约肌协同失调，只要残余尿不多，没有其他异常表现，可以把检查中发现的逼尿肌 - 括约肌协同失调认为是生理现象，仅注意观察和随访即可。有研究显示约 50% 正常排尿的新生儿排尿方式为这种间断性排尿方式，男孩多见。新生儿间断排尿的临床意义有待进一步研究。

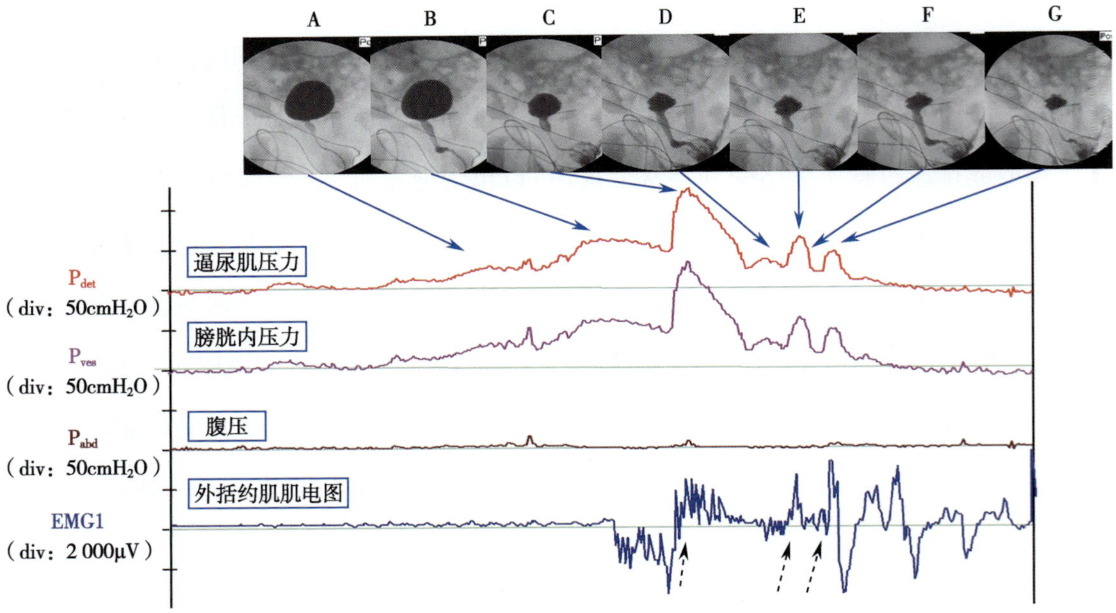

图 8-5-2　患儿，男性，2 月龄，肾积水，影像尿动力学检查显示排尿过程为间断排尿

A. 排尿初期逼尿肌收缩膀胱颈开放；B. 尿道开放开始排尿；C. 排尿期括约肌活动突然增加（逼尿肌 - 括约肌协同失调）引起尿流中断逼尿肌压力同步增加；D. 括约肌活动减弱排尿恢复；E、F. 分别显示括约肌活动增强和减弱引起尿道关闭和开放；G. 最后膀胱基本排空。

案例 3　尿道成形术后尿频、尿急

患儿，男性，5 岁，尿道成形术后 1 年复查尿动力变化。

【尿动力学检查】

最大膀胱充盈量 110ml，最大排尿量 140ml。膀胱充盈后期可见逼尿肌不稳定收缩、排尿期逼尿肌 - 括约肌协同失调和排尿后收缩。排尿后无残余尿（图 8-5-3）。

【尿动力学诊断】

（1）逼尿肌不稳定；

（2）逼尿肌 - 括约肌协同失调；

（3）排尿后收缩。

【讨论】

CMG/PFS/EMG 检查显示膀胱充盈过程中，逼尿肌压力稍升高，充盈早期，逼尿肌稳定，排尿前逼尿肌出现轻度的不稳定性收缩。排尿期括约肌收缩引起明显的排尿后收缩。

考虑排尿后无残余尿和患儿年龄偏小，该检查结果应该考虑属于正常范围。考虑到尿道下裂手术史和排尿期存在逼尿肌-括约肌协同失调，有必要鼓励患儿进行排尿基础训练，以减少逼尿肌-括约肌协同失调。

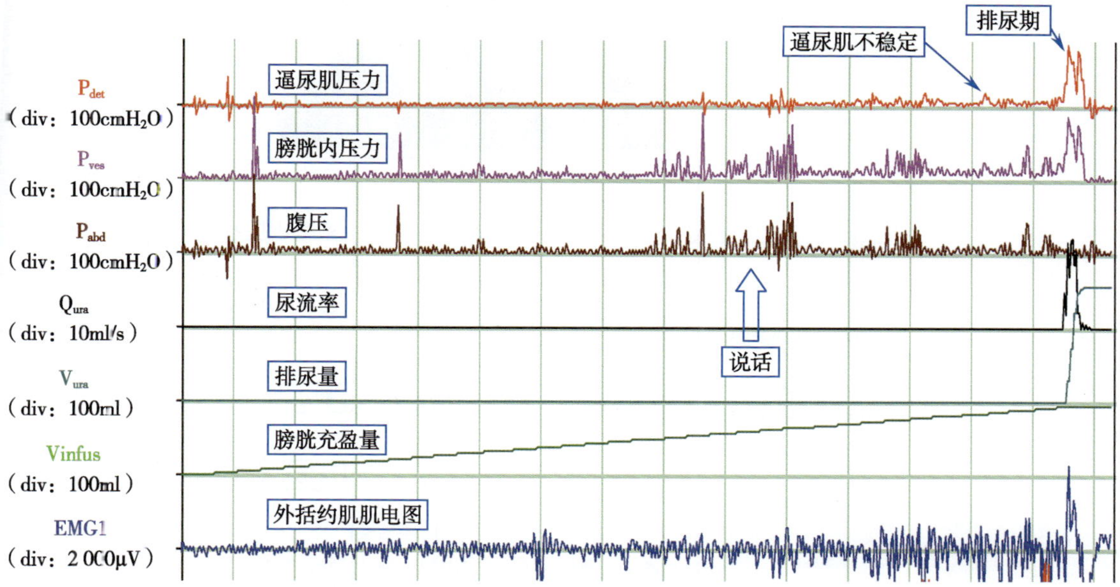

图 8-5-3　患儿，男性，5 岁，CMG/PFS/EMG 检查

膀胱充盈后期逼尿肌不稳定收缩，排尿期逼尿肌－括约肌协同失调。

案例 4　复发性泌尿系感染

患儿，男性，3 月龄，复发性泌尿系感染就诊，怀疑膀胱输尿管反流行影像尿动力学检查。

【尿动力学检查】

膀胱充盈期患儿哭闹，排尿开始后安静，记录到较满意的排尿期收缩。排尿后期逼尿肌-括约肌协同失调引起排尿后收缩，尿道变窄（关闭），压力升至 200cmH$_2$O（图 8-5-4）。排尿后收缩的后期患儿又开始哭闹。

【尿动力学诊断】

（1）排尿后收缩；

（2）逼尿肌-括约肌协同失调。

【讨论】

影像尿动力学检查显示排尿后收缩可能与括约肌不稳定性收缩有关。膀胱充盈过程中如果患儿哭闹，当需要排尿时，一般先停止哭闹，在安静情况下开始排尿。排尿后期逼

尿肌 - 括约肌协同失调引起排尿后收缩。括约肌 EMG 的变化和尿道影像学变化一致，证明 EMG 反映了真实的尿道括约肌的变化。排尿结束后患儿又开始哭闹。本图显示只要直肠压力监测到位，患儿哭闹不影响尿动力检查。

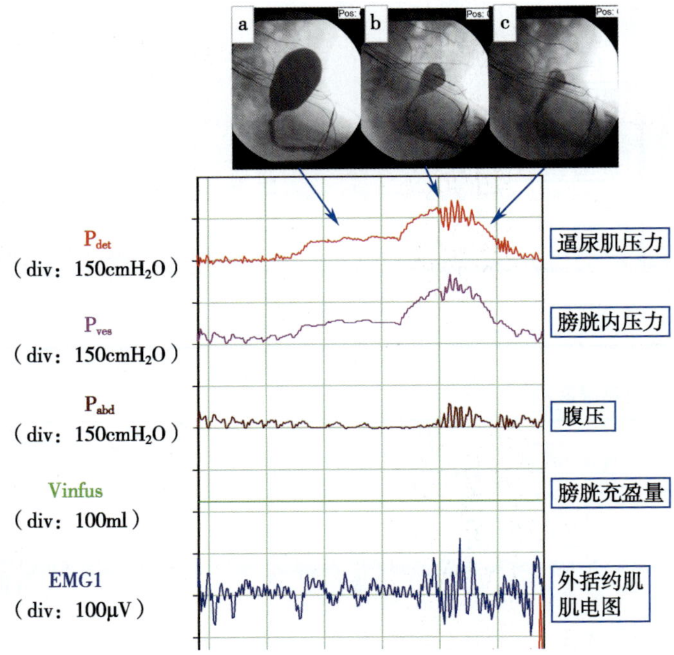

图 8-5-4　患儿，男性，3 月龄，反复泌尿系感染影像尿动力学检查

排尿期逼尿肌压力升高，尿道开放（a）；排尿后期 EMG 活动突然增加，导致尿道开始关闭，出现类似于排尿后收缩（b）变化；后 EMG 活动减弱，尿道再次开放（c）。

案例 5　肾积水并排尿费力

患儿，男性，6 月龄，因排尿费力和肾积水行影像尿动力学检查。尿常规和泌尿系统 B 超检查未见异常。

【尿动力学检查】

测压过程中患儿哭闹，开始排尿后哭闹停止，括约肌活动减弱。第一次影像尿动力学检查显示排尿期出现明显逼尿肌 - 括约肌协同失调，可见逼尿肌排尿前收缩和排尿后收缩均与 EMG 活动增强有关。当 EMG 活动减弱时发生排尿，排尿压很低。第二次 VUDS 仍提示低压排尿，排尿后括约肌 EMG 活动增加（逼尿肌 - 括约肌协同失调），引起逼尿肌排尿后收缩，膀胱压力明显升高（图 8-5-5）。最大膀胱充盈容量 50ml。排尿后残余尿为 20ml。

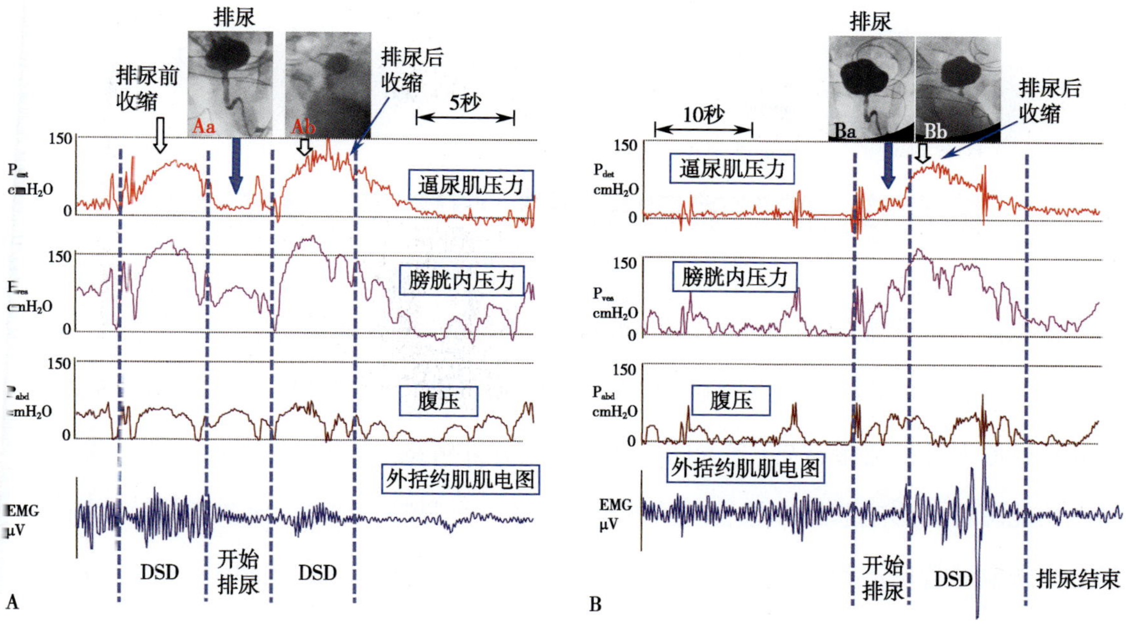

图 8-5-5 患儿，男性，6 月龄，肾积水和排尿费力影像尿动力学检查

A. 逼尿肌排尿前收缩和排尿后收缩与排尿过程的关系，尿液排出时（Aa，Ba），排尿压很低，以后 EMG 活动增加（括约肌收缩）（Ab，Bb）引起排尿压显著升高；B. 重复 6 月龄影像尿动力学检查仍提示低压排尿（Ba），排尿过程中括约肌 EMG 活动增加（逼尿肌－括约肌协同失调）（尿道关闭）引起逼尿肌排尿后收缩（Bb），膀胱压力明显升高。

【尿动力学诊断】

（1）膀胱测定容量减小；

（2）逼尿肌 - 括约肌协同失调；

（3）排尿后收缩。

【讨论】

该患儿测压过程中哭闹，开始排尿后哭闹停止，括约肌活动减弱，影像尿动力学检查清楚显示排尿过程中尿道开放和关闭状态。影像尿动力学重复检查患儿低压排尿和排尿后收缩及括约肌活动增加是可以重复的，说明在没有逼尿肌 - 括约肌协同失调的情况下婴幼儿排尿压并不高（和成人排尿压类似）；如果排尿压异常升高提示存在排尿期尿道括约肌的异常收缩（逼尿肌 - 括约肌协同失调），排尿压升高是对尿道压升高的一种代偿反应，排尿后膀胱收缩压升高是对排尿后突然尿道关闭的一种被动反应，也提示存在逼尿肌 - 括约肌协同失调或尿道和逼尿肌处于敏感状态。随着排尿训练和生长发育，逼尿肌 - 括约肌协同失调和排尿收缩会逐步减少。

第六节　膀胱输尿管反流、巨输尿管及巨膀胱

膀胱输尿管反流（vesical ureteral reflux，VUR）是指储尿或排尿期尿液从膀胱反流至输尿管和肾盂，可引起反流性肾病，常伴反复尿路感染，导致肾脏形成瘢痕、萎缩、肾功能异常。原发性反流最常见，多为膀胱输尿管交界处解剖异常和 / 或膀胱功能障碍所致。膀胱功能障碍是影响膀胱输尿管反流的重要因素。膀胱顺应性差、充盈末期持续高压等都是膀胱输尿管反流的危险因素。影像尿动力学检查是评估膀胱功能障碍和膀胱输尿管反流关系的重要方法。

本节就膀胱输尿管反流的尿动力学检查结果进行案例解读并讨论其临床意义。

案例 1　复发性泌尿系感染伴尿频

患儿，男性，11 岁，反复泌尿系感染 2 年伴尿频 2 个月，药物治疗无效门诊就诊。体检未发现异常。腰骶椎 X 线检查未见脊柱裂等变化。放射性核素肾扫描检查显示肾脏瘢痕形成。

【尿动力学检查】

膀胱充盈期未见逼尿肌不稳定，充盈至 150ml 时有尿意，充盈至 200ml 时强烈要求排尿。排尿期可见逼尿肌 - 括约肌协同失调，EMG 活动间断增加。逼尿肌排尿压力 75cmH_2O。排尿过程中出现输尿管反流（造影剂反流至肾脏），可见逼尿肌排尿后收缩，膀胱基本排空（图 8-6-1）。

【尿动力学诊断】

（1）膀胱容量减少；

（2）逼尿肌 - 括约肌协同失调；

（3）排尿后逼尿肌收缩；

（4）膀胱输尿管反流。

【讨论】

膀胱功能障碍和膀胱出口梗阻是双侧输尿管反流的常见原因。该例患儿影像尿动力

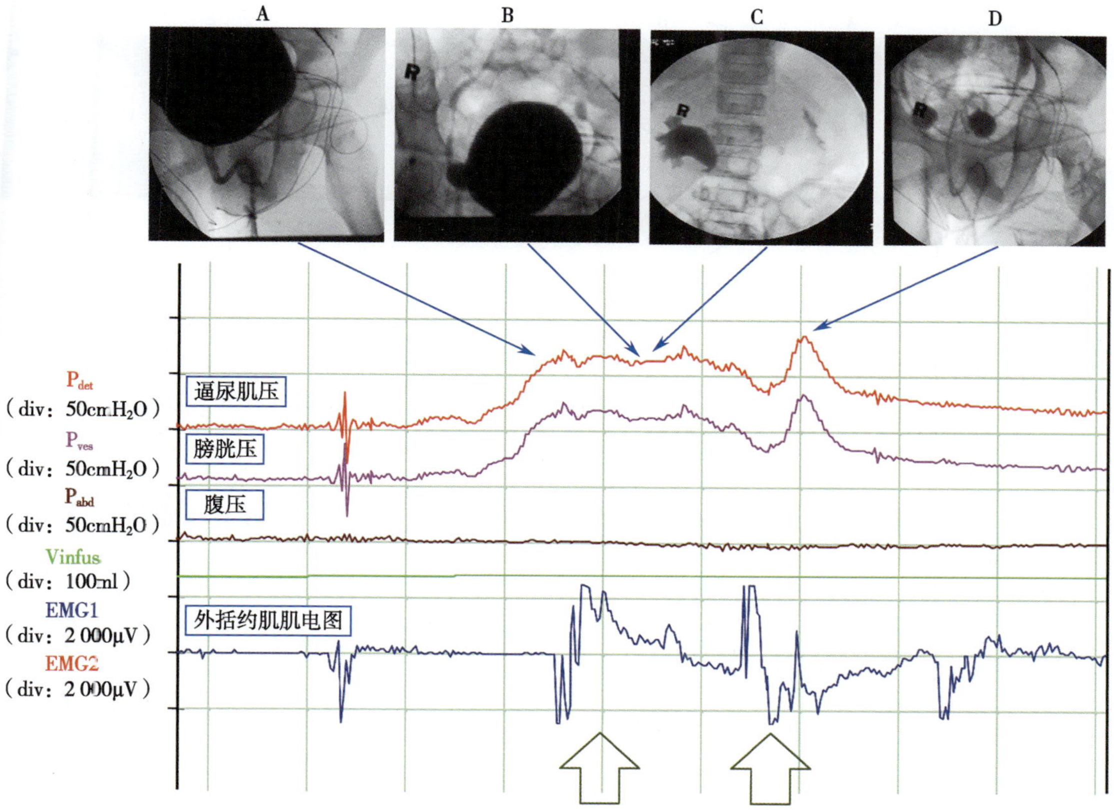

图 8-6-1 患儿，男性，11 岁，反复泌尿系感染 2 年影像尿动力学检查

双侧输尿管反流，外括约肌肌电图间断增强（逼尿肌 - 括约肌协同失调）（空心箭头）。A. 显示开始排尿，逼尿肌压力升至 75cmH$_2$O；B. 显示排尿过程中出现输尿管反流；C. 造影剂反流至肾脏；D. 显示逼尿肌排尿后收缩，此时，膀胱基本排空。

学检查发现膀胱容量偏小和明显的逼尿肌 - 括约肌协同失调，但是膀胱基本能排空。这些尿动力学表现无法解释为什么发生输尿管反流。影像尿动力学检查无法确定输尿管膀胱连接处是否发育不全，需要进行膀胱镜检查和考虑输尿管抗反流手术。

案例 2 尿频、尿急、尿失禁和巨膀胱

患儿，男性，2.5 岁，尿频和尿急 1 年，伴间断尿失禁 1 个月。有反复泌尿系感染病史。药物治疗效果不佳。体检未发现明显异常。泌尿系统超声检查提示排尿后残余尿增多。

【影像尿动力检查】

膀胱充盈期未见逼尿肌不稳定。排尿期 EMG 记录不理想，排尿期似有逼尿肌 - 括约肌协同失调。最大尿流率逼尿肌排尿压 61cmH$_2$O，可见右侧 4 级膀胱输尿管反流。可见逼尿肌排尿后收缩，膀胱无法排空，残余尿显著增加。最大膀胱充盈量 250ml，排尿量 165ml，残余尿为 140ml（图 8-6-2）。

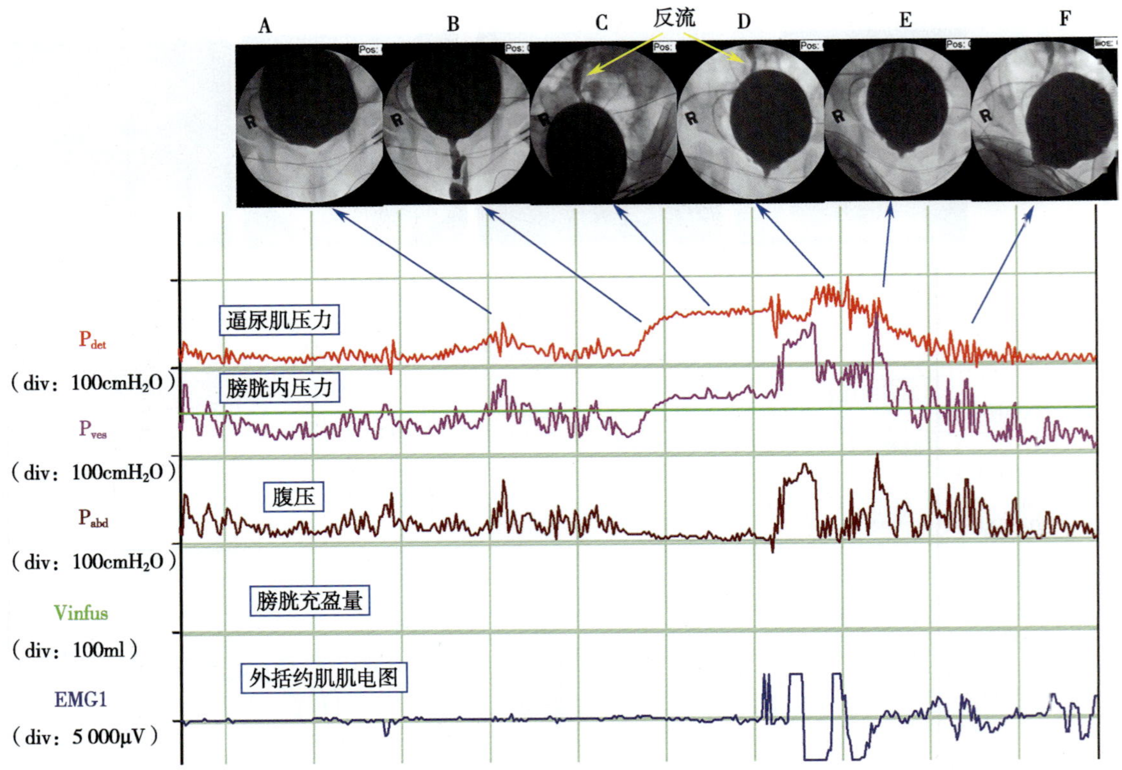

图 8-6-2　患儿，男性，2.5 岁，反复泌尿系感染，影像尿动力学检查最大膀胱充盈量 250ml，排尿量 165ml，残余尿 140ml

A. 排尿前膀胱形态，此时膀胱压力略升高，拟启动排尿；B. 尿道开放，开始排尿，逼尿肌开放压力 34cmH$_2$O；C. 最大尿流率逼尿肌排尿压 61cmH$_2$O，右侧 4 级膀胱输尿管反流；D. 尿道部分关闭，膀胱最大排尿压力 102cmH$_2$O，最大逼尿肌排尿压 91cmH$_2$O；E. 尿道完全关闭；F. 膀胱压力逐渐恢复正常。

【讨论】

该患儿膀胱巨大，排尿效率低，残余尿增多，膀胱输尿管反流，逼尿肌 - 括约肌协同失调，这些都可能是反复泌尿系感染的原因。患儿巨大膀胱发生的原因需要进一步检查，应考虑神经源性膀胱的可能性，要先检查腰骶椎（脊髓）是否发育异常。

案例 3　膀胱输尿管反流和肾积水

患儿，女性，8 岁，反复泌尿系感染并发现肾积水 5 年，就诊于当地医院行泌尿系彩超检查发现双肾积水，残余尿大量增加，考虑神经源性膀胱，并行“间歇导尿”5 年，效果不甚理想，且肾积水无明显缓解并渐进性加重而就诊。

【影像尿动力学检查】

影像尿动力学检查提示充盈早期开始出现双侧膀胱输尿管反流，膀胱输尿管反流时

逼尿肌压 < 5cmH_2O，考虑原发性膀胱输尿管反流并低压反流。充盈终末期少量逼尿肌过度活动。排尿期可见膀胱逼尿肌压最高 > 100cmH_2O，进一步加重膀胱输尿管反流并引起肾盂扩张。排尿期，尿道开放，膀胱排空。排尿结束 1 分钟后，部分肾盂积液流入膀胱，排尿结束 3 分钟后，更多肾盂积液流入膀胱，此时膀胱内“残余尿”，明显增多（图 8-6-3）。

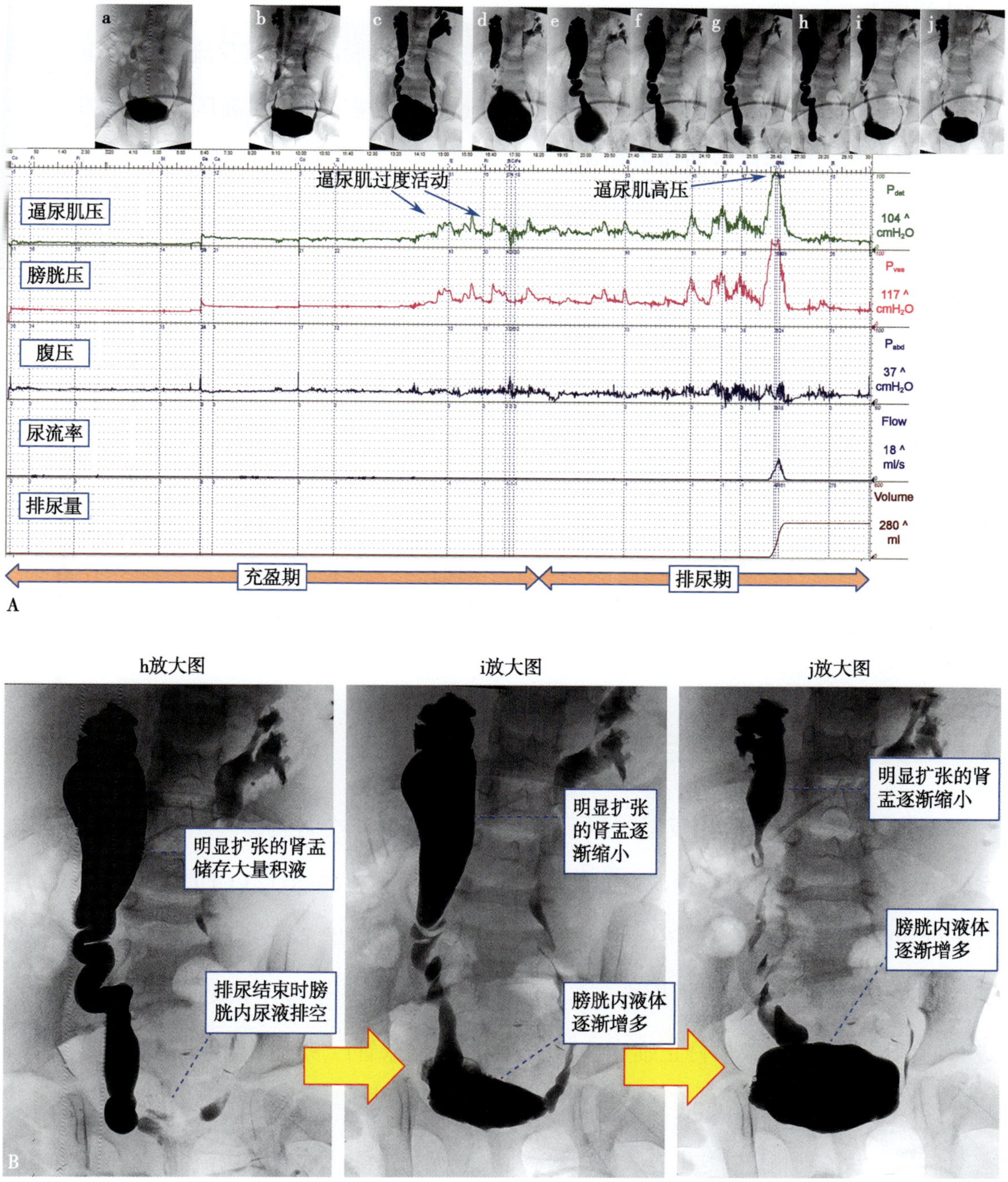

图 8-6-3 患儿，女性，8 岁，高级别膀胱输尿管反流假性残余尿增多影像尿动力学检查图像

影像尿动力学检查提示充盈早期出现双侧膀胱输尿管反流（a），充盈终末期少量逼尿肌过度活动。排尿期可见逼尿肌压最高 > 100cmH_2O，排尿结束时膀胱排空（h），排尿结束 1 分钟后部分肾盂积液流入膀胱（i），排尿结束 3 分钟后，更多肾盂积液流入膀胱（j）。

【尿动力学诊断】

（1）逼尿肌不稳定；

（2）双侧膀胱输尿管反流；

（3）残余尿增多。

【讨论】

膀胱输尿管反流分原发性和继发性两种类型。继发性膀胱输尿管反流常见病因有 NB、下尿路梗阻、膀胱纤维化、低顺应性膀胱、膀胱过度活动症、逼尿肌高压等。影像尿动力学在鉴别膀胱输尿管反流的病因和病理生理变化时有不可替代的作用。本例 UDS 提示充盈早期出现双侧膀胱输尿管反流，膀胱输尿管反流时逼尿肌压 $<5cmH_2O$，考虑原发性膀胱输尿管反流并低压反流。充盈终末期少量逼尿肌过度活动。排尿期可见膀胱逼尿肌压最高 $>100cmH_2O$，进一步加重膀胱输尿管反流并引起肾盂扩张。膀胱排空后 1～3 分钟，反流进入上尿路的尿液重返膀胱，此时膀胱内液体容易被认定为“膀胱残余尿”，进而误以为逼尿肌功能降低或因 NB 所致。

该病例提出了一个需要探讨的课题，即膀胱功能正常，但是反流至上尿路的尿液在排尿后重新返回膀胱导致的“残余尿增多”有何临床意义。低压反流常提示输尿管膀胱连接处发育不全，影像尿动力学检查能帮助鉴别膀胱残余尿增多是排尿功能障碍引起的真性残余尿增多还是反流所致的假性残余尿增多。

案例 4　巨输尿管巨膀胱

患儿，男性，8 月龄，因反复泌尿系感染并排尿异常 7 个月就诊。患儿生后反复泌尿系感染发热，伴有排尿次数少，尿流无力。外院泌尿系彩超、MRU、VCUG 等检查提示：右肾重度积水、右输尿管全程扩张、膀胱形态不规则、残余尿增多，诊断为“神经源性膀胱”，建议行永久性膀胱造瘘，家属拒绝。本次就诊后完善头颅 + 全脊柱 MRI 神经系统无异常，进行影像尿动力学检查后修正临床诊断：先天性巨输尿管巨膀胱综合征，肾输尿管反流。

【尿动力学检查】

（1）自由尿流测定：婴儿尝试把尿检查，尿流无力未能形成有效尿流曲线，尿量 20ml，排尿后 B 超 PVR 93ml。

（2）充盈期：充盈期未见逼尿肌无抑制收缩，灌注过程中未见漏尿，充盈末期逼尿肌压力为 $2cmH_2O$；膀胱顺应性：$112ml/cmH_2O$；同步 X 线影像：灌注 15ml 时出现右侧输尿管反流，此时逼尿肌压 2cmH$_2$O，考虑低压反流；充盈末期膀胱体积巨大，呈倒栗形，边缘光滑，未见小梁与憩室，膀胱颈未见异常开放，未见漏尿，右侧输尿管反流Ⅴ级。

（3）排尿期：灌注至 225ml 时出现强烈尿意（卷动脚趾并腹部紧绷哭闹），遂进入排尿期，可见逼尿肌主动收缩，无腹压协助排尿，最大逼尿肌压 35cmH$_2$O，尿流无力，未能形成有效尿流率及排尿量曲线。同步 X 线检查：排尿期膀胱颈及尿道依序开放良好，尿道未见明显狭窄扩张。膀胱完全排空，右侧输尿管反流进一步加重，右侧巨输尿管，右侧肾盂重度扩张积水。膀胱排空后可见输尿管反流积聚尿液流入充盈膀胱，多次充盈排空循环直至排尿结束。排尿结束后，更多输尿管反流积聚尿液流入充盈膀胱，导致膀胱内"膀胱残余尿"明显增多，考虑假性残余尿增多，此时膀胱形态欠规则。排尿后抽取残余尿 175ml（图 8-6-4）。

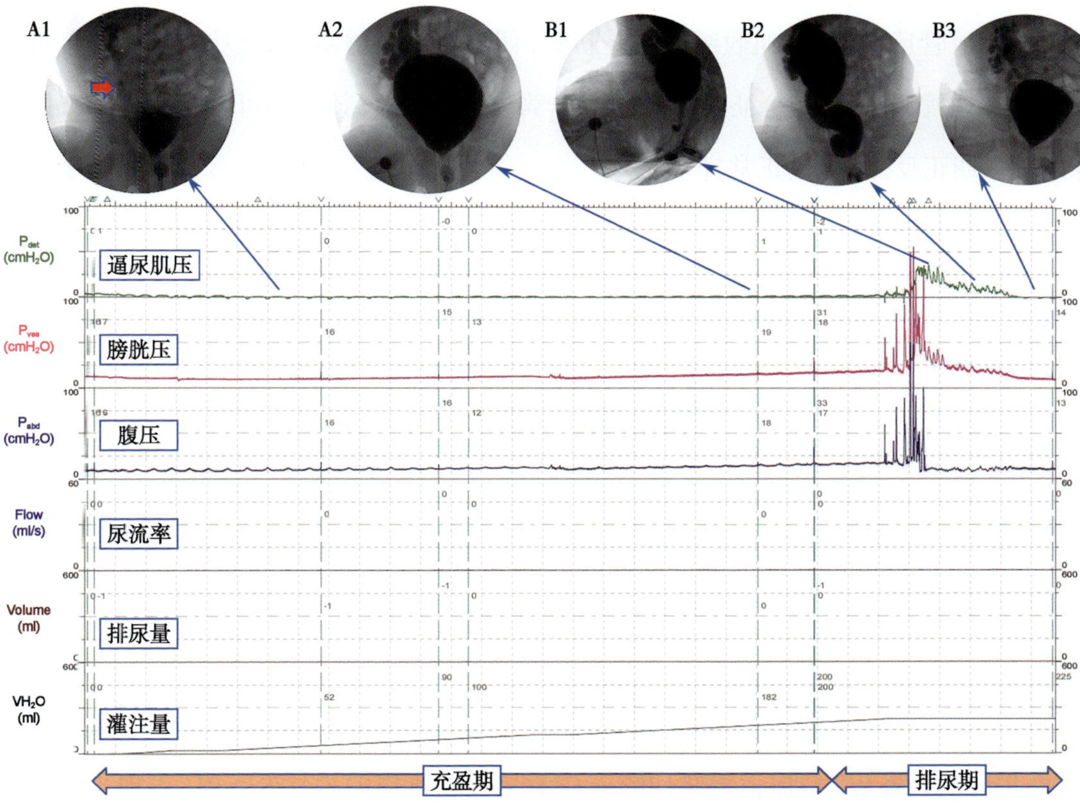

图 8-6-4　患儿，男性，8 月龄，先天性巨输尿管巨膀胱综合征影像尿动力学检查

充盈期：A1. 充盈至 15ml 时出现右侧输尿管反流（红色箭头），此时逼尿肌压为 2cmH$_2$O；A2. 充盈末期膀胱体积巨大（灌注 225ml），呈倒栗形，边缘光滑，未见小梁与憩室，右侧输尿管反流Ⅴ级。排尿期（局部放大图）：B1. 排尿期膀胱颈及尿道依序开放；B2. 逼尿肌主动收缩，逼尿肌压为 35cmH$_2$O，无腹压排尿，膀胱完全排空，右侧输尿管反流进一步加重，右侧巨输尿管，右侧肾盂重度扩张积水；B3. 排尿结束后，更多输尿管反流积聚尿液流入充盈膀胱，导致膀胱内"膀胱残余尿"明显增多，此时膀胱形态欠规则。

【尿动力学诊断】

（1）膀胱容量增加（巨膀胱）；

（2）右侧膀胱输尿管反流（巨输尿管）；

（3）巨输尿管巨膀胱。

【讨论】

先天性巨输尿管巨膀胱综合征（先天性巨大膀胱）又称巨大膀胱并发巨大输尿管症，是一组以膀胱-输尿管巨大增粗但无下尿路梗阻为特征的先天性临床综合征。患儿常有反复尿路感染症状。患儿每次排尿时存在严重膀胱输尿管反流导致"异常排尿"，但是膀胱的收缩力尚可，无神经源性病因，纠正反流常可恢复正常排尿动力。

本病例因异常排尿、残余尿增多、膀胱形态异常曾在外院误诊为神经源性膀胱。本病例检查未发现支配膀胱尿道的神经损害异常前提下，影像尿动力学检查提示巨大膀胱容量、巨输尿管反流、逼尿肌收缩能排空膀胱、假性残余尿增多、尿道功能无异常等符合先天性巨输尿管巨膀胱综合征的影像尿动力学改变。因此，该病例可行输尿管膀胱抗反流再植术，纠正反流，恢复正常排尿动力。

第七节 其 他

后尿道瓣膜（posterior urethral valve，PUV）、膀胱和尿道手术后排尿功能障碍及治疗效果的评估都离不开尿动力学检查。

案例 1 后尿道瓣膜手术后随访

患儿，男性，8 岁，后尿道瓣膜切除术后 10 个月，排尿困难复发 2 周，表现为尿流纤细和尿不尽。门诊 B 超检查显示 PVR 约 50ml。本次就诊为尿道瓣膜切除手术后首次随访。

【尿动力学检查】

（1）膀胱测压前进行自由尿流测定：尿流曲线低平，排尿时间延长，最大尿流率 6ml/s，PVR 约 45ml。

（2）压力 - 容积测定、压力 - 流率测定：充盈期未见逼尿肌无抑制性收缩波。初始尿意95ml，强烈尿意 198ml。最多充盈至 205ml 时，嘱患儿主动排尿，最大逼尿肌压力升高约125～134cmH_2O，可见尿液排出。根据国际尿控协会的（P-Q 图）标准，$P_{det \cdot max}$-$2Q_{max}$＞40可判断为梗阻，该患儿尿动力学参数符合梗阻诊断。同步 X 线检查显示充盈期膀胱体积稍减小，膀胱颈口闭合可，充盈期未见输尿管反流。排尿期尿道中段及后段可见显影，尿道后段显影增宽，尿道膜部及远端纤细，后尿道呈“匙孔征”（图 8-7-1）。

【尿动力学诊断】

（1）尿流率低，梗阻尿流曲线，PVR 增多；

（2）逼尿肌排尿压升高。

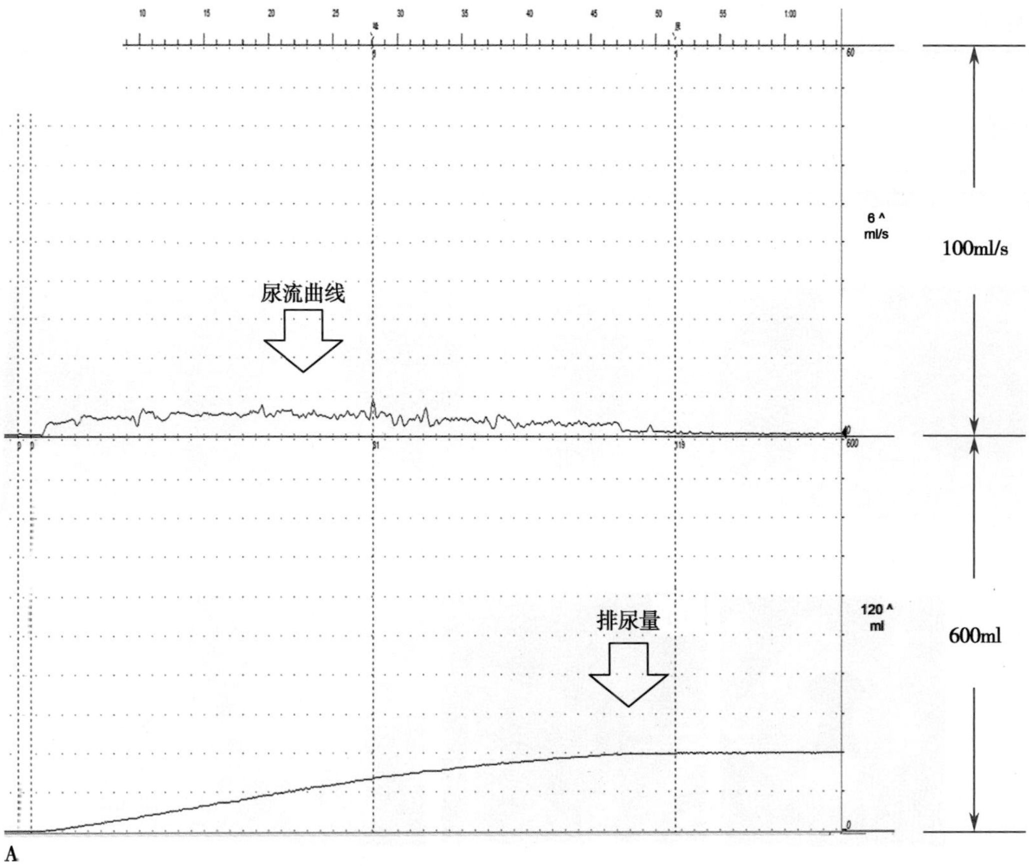

A

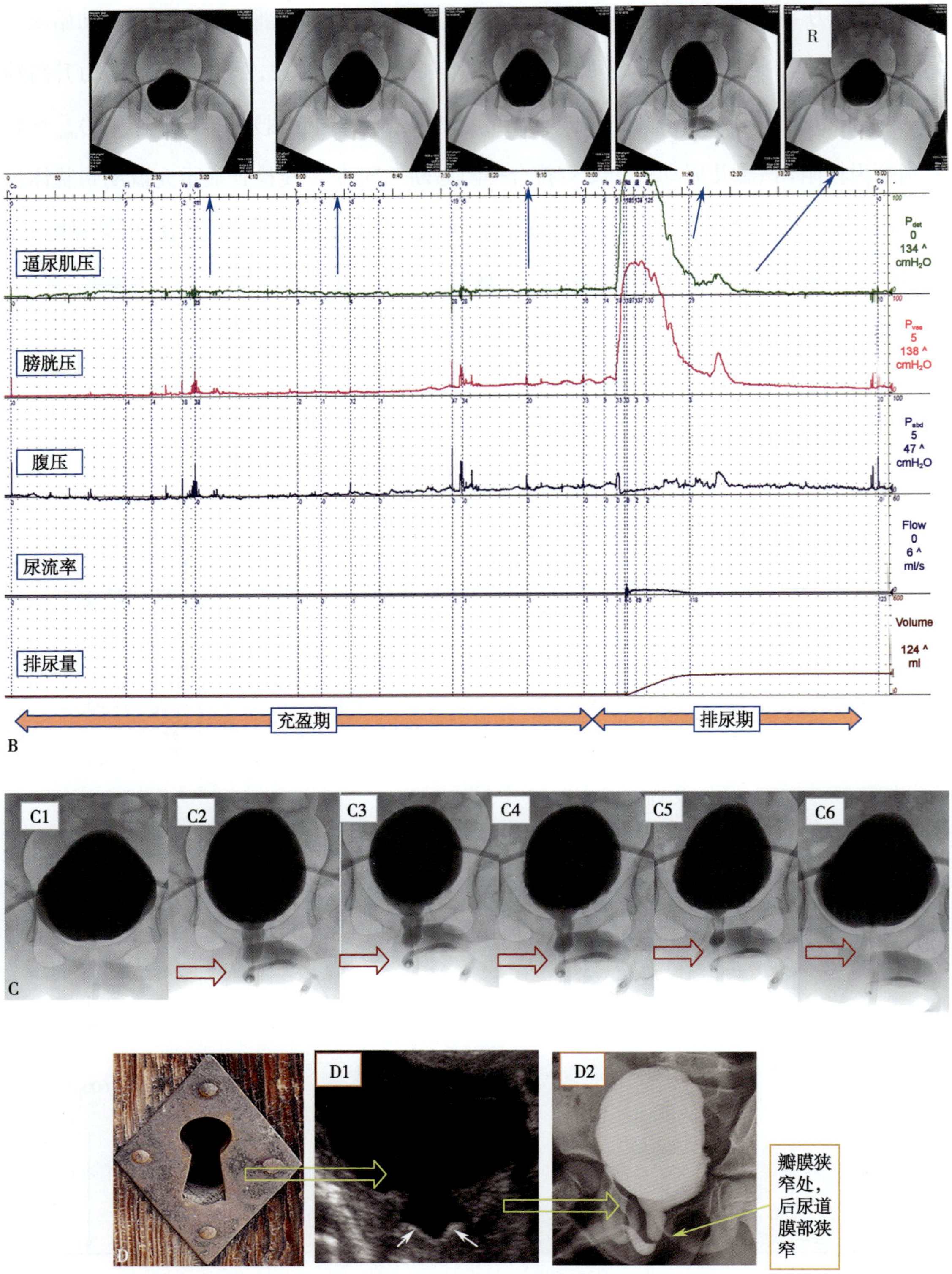

图 8-7-1　患儿，男性，8 岁，后尿道瓣膜切除术后尿动力学检查随访

A. 尿流曲线低平，排尿时间延长；B. 影像尿动力学检查显示充盈期膀胱压力升高不明显，顺应性好，排尿期逼尿肌高压，残余尿增多（R）；C. 排尿期连续性尿路造影，可见尿道膜部以上造影剂聚集，膜部及尿道口显影纤细（红色箭头），后尿道呈“匙孔征”（C2，C3，C4，C5）；D. 钥匙孔“圆形”为膀胱部分（D1，黄色空心箭头），“方形”为后尿道部分（D1，白色实心箭头），尿道膜部狭窄（D2）。

【讨论】

后尿道瓣膜是指一种男性后尿道内出现瓣膜状皱褶组织导致尿道梗阻的先天性疾病，发病率为 1:(5 000～8 000)。其病因尚未明确，可能是胚胎发育异常中肾管异位至泄殖腔所致。后尿道瓣膜产前超声检查膀胱及后尿道可表现为"匙孔征"，也可能伴随膀胱代偿性增大、膀胱壁增厚（肌层厚度＞3mm）等。"匙孔征"是指由于后尿道的梗阻，膀胱颈与前列腺部尿道扩张，形成钥匙孔样的轮廓表现。"匙孔征"属于下尿路梗阻的间接征象，儿童中多见于 PUV，也可见于膜部狭窄、尿道闭锁等。超声检查及排泄性尿道造影或影像尿动力学排尿期造影中可能发现此征象。

后尿道瓣膜患儿的手术治疗方式主要为尿道镜下行瓣膜电切、激光切除或电灼术等。而部分后尿道瓣膜患儿术后由于尿道炎症性改变、手术切除部位瘢痕性增生或瓣膜切除不完全等，可能会在术后几个月到几年时间内出现再狭窄。此时通过尿动力发现尿流纤细和 PVR 增多，排尿期"高压低流"典型的下尿路梗阻表现，通过影像尿动力学排尿期造影的"匙孔征"可再次证实尿道膜部狭窄复发，或可通过尿道镜下二次切除术解除梗阻。

该患儿后尿道瓣膜术后应定期随访泌尿系超声、PVR，且不可一劳永逸，如发现 PVR 增多、尿流纤细或肾积水发生，建议行影像尿动力学检查进一步确诊原因并及时采取干预措施。

案例 2　后尿道瓣膜并尿失禁

患儿，男性，8 岁，自幼尿频、尿失禁，后尿道瓣膜切除术后半年，手术后症状没有明显缓解。

【尿动力学检查】

膀胱充盈后期可见逼尿肌不稳定收缩，排尿期逼尿肌 - 括约肌协同失调，排尿压高达 249cmH_2O。最大膀胱容量 40ml，排尿后无 PVR（图 8-7-2）。

【尿动力学诊断】

（1）逼尿肌不稳定；

（2）膀胱容量减小。

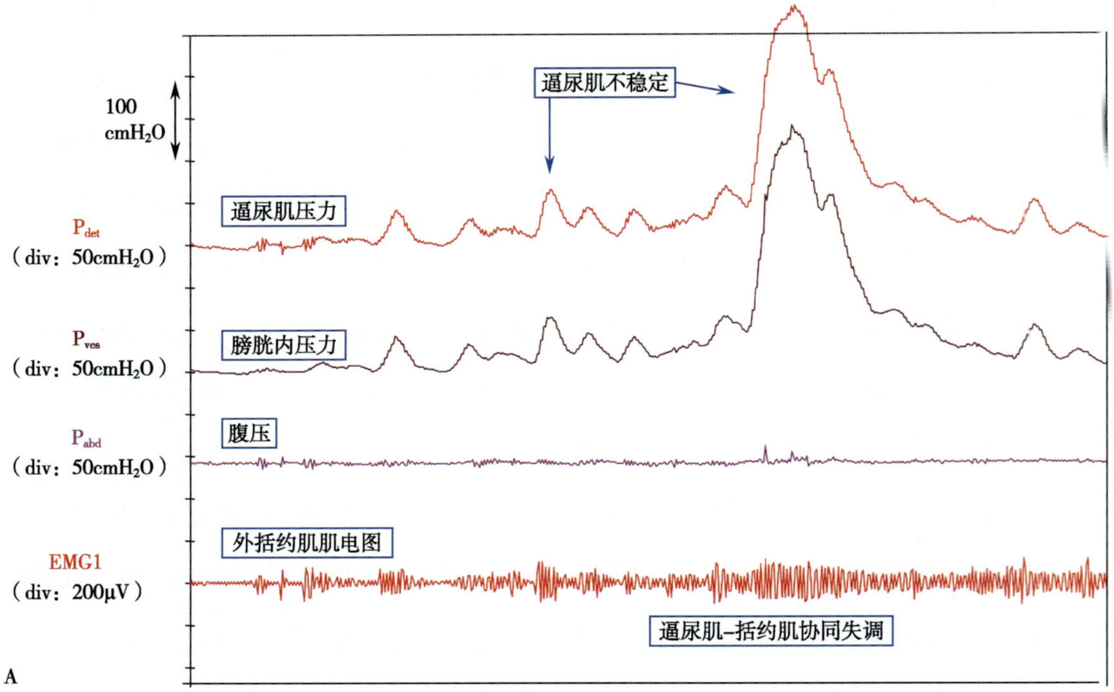

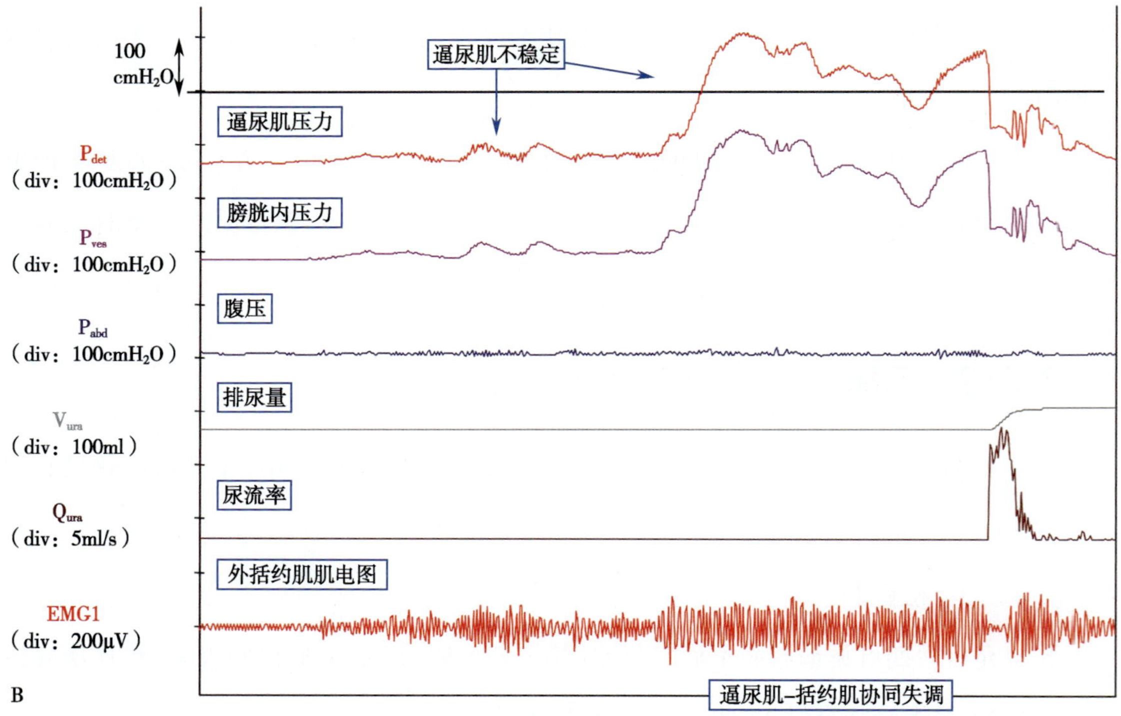

图 8-7-2　患儿，男性，8 岁，后尿道瓣膜手术后半年尿失禁 CMG/PFS/EMG 检查

A. 显示充盈期逼尿肌不稳定收缩，排尿期逼尿肌 – 括约肌协同失调，排尿压高达 249cmH$_2$O；B. 重复尿动力学检查，仍显示逼尿肌不稳定并引起排尿 42ml，无残余尿。

【讨论】

后尿道瓣膜根据病变程度不同，发病时间不同。严重者，多数患者在婴幼儿发病，就诊时常存在双肾积水等。病变较轻者，可能在学龄期就诊。尿道瓣膜切除后，继发的梗阻症状很难迅速恢复。该病例学龄期就诊，尿道瓣膜手术治疗后仍有尿频和尿失禁症状。尿动力学检查显示严重的逼尿肌不稳定。逼尿肌不稳定是指在膀胱充盈期，当患者试图抑制排尿时，逼尿肌不自主或者由刺激引发的不能控制的收缩。逼尿肌不稳定收缩可以无症状，也可以出现正常排尿感。出现这种收缩并不一定说明有神经功能紊乱。不稳定收缩通常有时相性。如逼尿肌压力逐渐增加而不出现下降，提示膀胱顺应性发生了变化。该例患儿膀胱充盈期不稳定，逼尿肌频繁收缩，最高收缩压力升高到 249cmH_2O，出现强烈排尿感。第二次尿动力学检查，患儿膀胱充盈期再次发生强烈不稳定逼尿肌收缩且引起排尿并排空膀胱。排尿后无残余尿，排出尿量仅 42ml，提示本次排尿实际上是逼尿肌不稳定引起的尿失禁。

案例 3　膀胱颈口重建术后

患儿，女性，8 岁。1 年前在外地医院因尿失禁行膀胱颈口重建术，手术方法不详，膀胱颈口手术前未行尿动力学检查。手术后排尿困难，残余尿量显著增多。3 天前因残余尿显著增加保留尿管持续导尿。因当地无相关设备，转入笔者医院行尿动力学检查。

【尿动力学检查】

（1）自由尿流测定：低平间断尿流率曲线，最大尿流率降低，残余尿约 50ml，如厕多次排尿后残余尿 2ml。

（2）压力 - 容积测定、压力 - 流率测定：膀胱感觉敏感，顺应性差（4ml/cmH_2O），最大膀胱测压容量减小（114ml）。充盈期未见逼尿肌无抑制性收缩波，充盈至约 114ml（P_{det}=34cmH_2O）时患儿诉憋胀，嘱其排尿，排尿期可见逼尿肌主动收缩，最大逼尿肌收缩压力升高约 69cmH_2O，有少量尿液排出（图 8-7-3）。

（3）同步 X 线影像检查：充盈期膀胱形态欠佳，壁稍毛糙，充盈至 40ml（P_{det}=12cmH_2O）时可见右侧膀胱输尿管反流，排尿期可见右侧重复输尿管反流至上下肾盂。排尿期膀胱颈口位于膀胱三角区左侧，膀胱颈口及尿道开放显影不明显，有少量尿液排出。

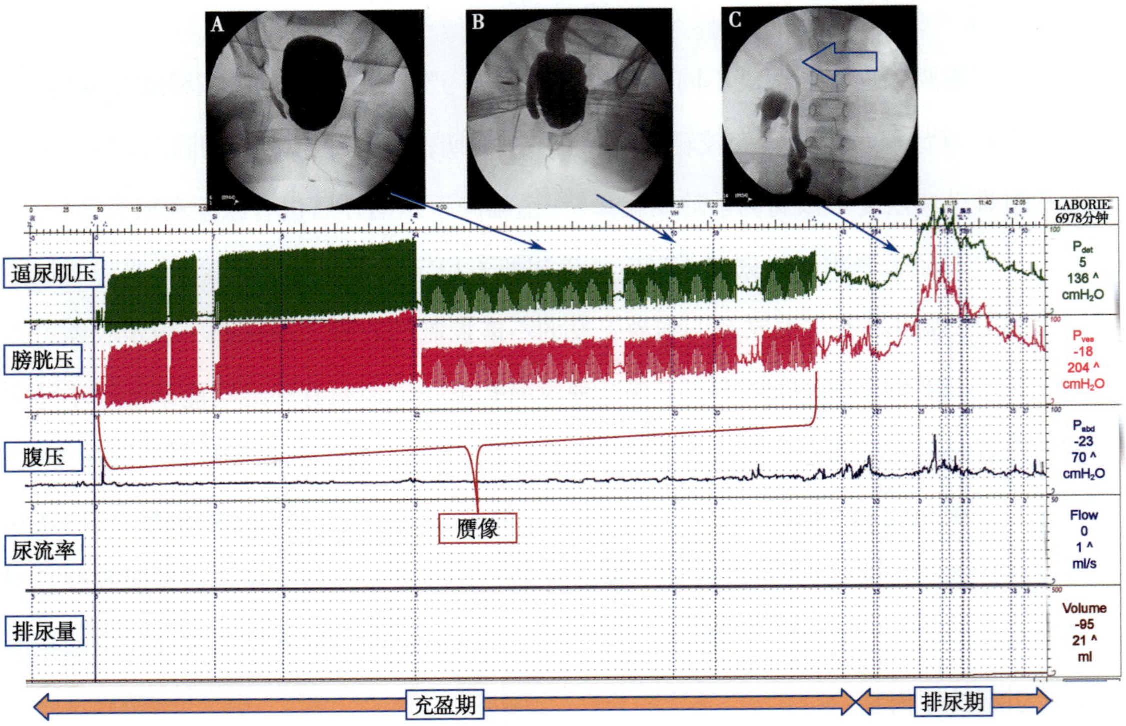

图 8-7-3　患儿，女性，8 岁，膀胱颈口手术后影像尿动力学检查

A. 充盈期膀胱形态；B、C. 重复输尿管畸形。本次影像尿动力学检查通过患儿尿管进行膀胱灌注并同时记录膀胱压力，膀胱充盈期间膀胱压力和逼尿肌压力曲线出现图中赝像，一定程度上影响了是否存在逼尿肌过度活动的判断。

【尿动力学诊断】

（1）膀胱顺应性差；

（2）膀胱出口梗阻不排除；

（3）右侧膀胱重复输尿管反流（上肾盂 2 级，下肾盂 3 级）。

【讨论】

患儿有尿失禁病史。一般尿道上裂伴尿失禁患儿可行膀胱颈口重建术治疗。尿失禁的原因包括尿道括约肌丧失，膀胱发育不良、容量小，尿道阻力降低。该病例病因具体尚无法确定，需要进一步检查。如判断是不是神经源性膀胱，需要拍摄腰骶正位 X 线片，了解有无腰骶脊柱裂等。

该例患儿影像尿动力学检查发现重复输尿管畸形并伴有反流。输尿管重复畸形易发生输尿管异位开口、输尿管囊肿等，都容易引起膀胱底部或膀胱颈口部位发育不良或产生排尿梗阻等。该病例膀胱颈口手术前需要尿动力学评估，有利于确定膀胱尿道功能异常的类型，精准指导手术方案。患儿膀胱顺应性差，排尿压高，膀胱不能一次排空，推测与膀胱颈口手术引起的膀胱颈口排尿期不能完全松弛有关。患儿尿流测定多次排尿可以排空膀胱，提示患儿需要针对性盆底训练，定期排尿，每次排尿多次放松盆底（二次或多次排尿法），有望改善排尿困难的症状。

案例 4　尿道畸形

患儿，男性，6 岁，自幼漏尿，剧烈活动后症状明显，需要纸尿裤，有自主排尿，偶有排尿费力和排尿中断现象。CTU 三维重建检查：左侧异位肾并旋转不良、右肾发育不良萎缩不显影、尿道畸形：尿道内口左侧异位。腰椎 MRI 检查：尾部退化综合征并隐匿性脊髓栓系综合征，骶 3、骶 4 融合，尾椎未见显示（图 8-7-4A）。膀胱尿道镜检查：尿道球部膜部连接处呈三处小憩室改变，尿道畸形，后尿道走行偏向患儿左侧，未见输尿管异位开口，部分后尿道及膀胱颈呈开放状态，膀胱轻度小梁增生，见左侧输尿管膀胱三角开口，输尿管间壁向右侧逐渐消失，右侧膀胱三角区异常缺失，未见右侧输尿管开口。临床诊断：1. 先天性尿道畸形（尿道内口异位）；2. 右侧先天性肾发育不良萎缩；3. 左侧异位肾并旋转不良；4. 尾部退化综合征；5. 隐匿性脊髓栓系综合征；6. 肛门闭锁术后；7. 尿失禁。

【尿动力学检查】

（1）自由尿流测定：间断尿流曲线，最大尿流率 10.2ml/s，平均尿流率 5ml/s，排尿时间 19 秒，尿流量 82ml，排尿后 B 超 PVR 3ml。

（2）充盈期：未见逼尿肌无抑制收缩，灌注至 100ml 时 ALPP = 79cmH$_2$O，充盈末期逼尿肌压力为 6cmH$_2$O，膀胱顺应性为 40ml/cmH$_2$O，逼尿肌漏尿点压力未引出。同步 X 线检查：充盈末期膀胱形态呈球形，见轻度小梁，未见明显憩室，膀胱颈及部分后尿道持续开放，显影终止于后尿道外括约肌处（正侧位摄影），后尿道异位开口于膀胱左侧，未见膀胱输尿管反流。

（3）排尿期：充盈至 243ml 时，出现强烈尿意感，停止灌注，嘱排尿，未见逼尿肌主动收缩，依赖腹压排尿，间断尿流，尿流率过低未能形成有效尿流率曲线，排尿量 255ml，排尿时间 360 秒。同步 X 线检查：腹压排尿时见膀胱颈及尿道开放，尿道未见明显狭窄扩张，未见膀胱输尿管反流，膀胱完全排空。

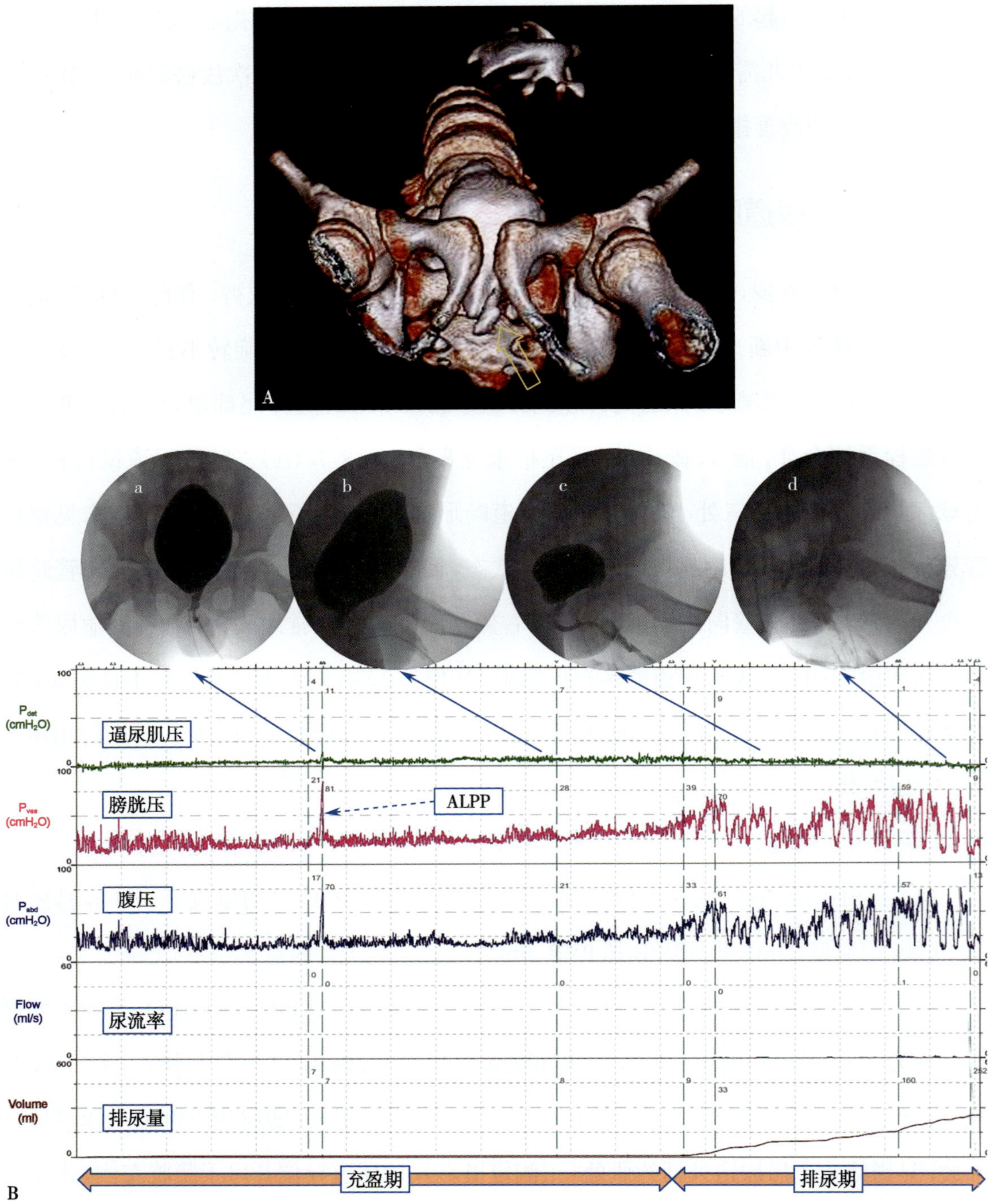

图 8-7-4　患儿，男性，6 岁，尿道移位畸形并尿失禁影像尿动力学检查

A. CTU 三维重建显示尿道畸形：尿道内口左侧异位（箭头），骶 3、骶 4 融合，尾椎未见显示。B. 腹压漏尿点压（ALPP）79cmH_2O（虚线箭头）；a、b：膀胱颈及部分后尿道持续开放，显影终止于后尿道外括约肌处（正侧位摄影），后尿道异位开口于膀胱左侧。排尿时未见逼尿肌主动收缩，腹压排尿；c：腹压排尿时膀胱颈及尿道开放，尿道未见明显狭窄扩张；d：膀胱完全排空。

【尿动力学诊断】

(1) 尿道闭合功能不全(尿道内括约肌闭合功能缺失、尿道外括约肌闭合功能下降);

(2) 逼尿肌无收缩;

(3) 腹压排尿;

(4) 压力性尿失禁。

【讨论】

本例病情复杂。膀胱尿道 CTU 三维重建及膀胱尿道镜检支持尿道发育畸形的诊断。同时 MRI 检查提示隐匿性脊髓栓系综合征,影像尿动力学检查提示尿道闭合功能不全,不除外尿道畸形尿道异位于括约肌尿控范围外或括约肌发育不良,或是神经源性尿道闭合功能下降,或两者皆有之。这些都是压力性尿失禁的发生相关因素。该例影像尿动力学检查同时提示逼尿肌无收缩,不能通过逼尿肌主动收缩将尿液排出,依赖腹压排尿,有潜在 PVR 增多或尿潴留时发生充溢性尿失禁风险。影像尿动力学检查能帮助显示尿道和膀胱形态变化,协助制订的精准诊疗方案。综合目前检查结果患儿为"低危膀胱",可严密随访监测 PVR,加强定期排尿等行为治疗、盆底肌训练、生物反馈治疗等。

案例 5　尿道下裂手术后尿道狭窄

患儿,男性,4 岁,尿道下裂术后尿线变细 3 年。尿常规检查和泌尿系统彩超检查未发现异常。临床诊断:尿道下裂术后尿道狭窄。行手术重建狭窄段尿道前后进行了尿流率检查(图 8-7-5)。

【尿流率检查】

术前尿流率检查显示:低平尿流曲线,最大尿流率 2ml/s,VOID:2/110/16(图 8-7-5A)。

术后尿流率检查显示:正常尿流曲线,最大尿流率 11.2ml/s,VOID:11/120/8(图 8-7-5B)。

【讨论】

尿道狭窄为尿道下裂术后常见并发症,可通过临床表现为尿线变细,以及膀胱镜、膀胱造影来定性,主观性比较大,而尿流率检查作为一种定量的检查方法,具有无创、简便的优点,可用于尿道狭窄的早期发现。本例患儿因尿线变细就诊,而尿道下裂术后患儿尿线均较正常儿童偏细。本例患儿尿流率检查提示低平尿流曲线,最大尿流率降低可作为定量证据,术后尿流率检查随访显示手术效果良好。

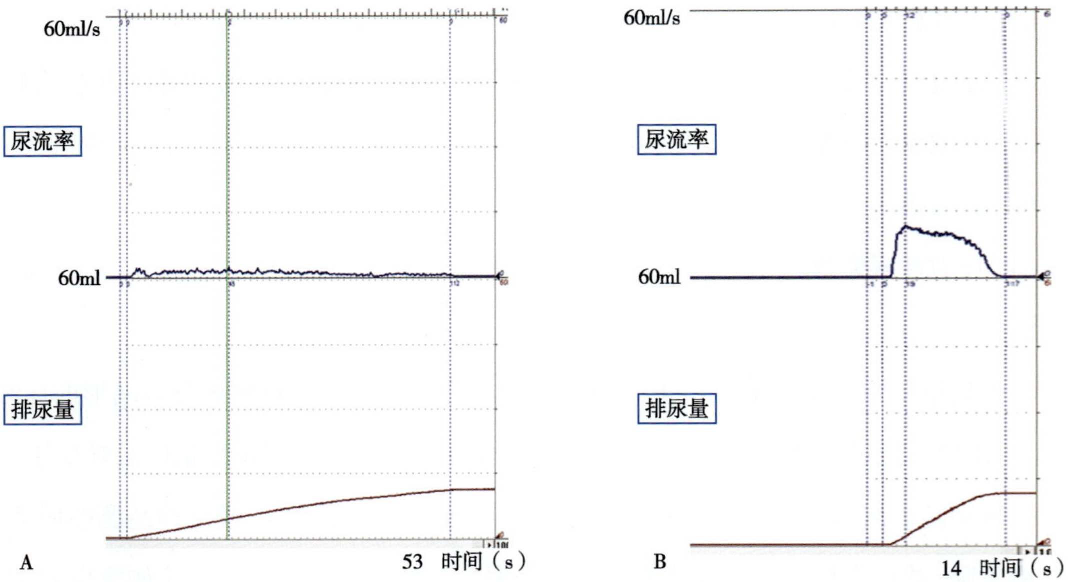

图 8-7-5 患儿，男性，4 岁，尿道狭窄手术前后尿流率检查（显示手术后尿流率显著改善）

A. 术前尿流测定：尿流曲线低平，排尿时间延长；B. 术后尿流测定曲线。

案例 6 尿道吻合手术前后尿动力学检查

患儿，男性，8 岁，18 个月前外伤后在外院行尿道会师 + 膀胱造瘘术，术后拔除尿管排尿困难，期间反复多次行内镜下尿道扩张术无效，持续膀胱造瘘引流。8 个月前行影像尿动力学检查，发现尿道会师术后尿道狭窄、尿道假道形成。遂行尿道端 - 端吻合术，术后拔管排尿通畅出院。现偶有排尿费力，尿线好。现尿道吻合术后复查进行第二次影像尿动力学检查。临床诊断：创伤性尿道断裂术后。

【影像尿动力学检查】（尿道吻合术前）

1. 夹闭膀胱造瘘管后行自由尿流率　低平尿流率曲线，最大尿流率 3ml/s，平均尿流率 1.2ml/s，排尿时间 43 秒，尿流量 50ml，排尿后超声 PVR 为 0。

2. 影像尿动力学检查（经原膀胱造瘘口置管检查）

（1）充盈期：见逼尿肌无抑制收缩，压力峰值 48cmH_2O。同步 X 线检查：充盈末期膀胱形态呈球形，体积偏小，未见小梁及憩室，膀胱颈口闭合可，逼尿肌无抑制收缩偶伴后尿道开放，呈双腔道改变，少许漏尿，未见膀胱输尿管反流。

（2）排尿期：灌注至 47ml 时，出现强烈急迫感并逼尿肌无抑制性收缩自动进入排尿期，可见逼尿肌主动收缩，持续腹压协助排尿，最大逼尿肌压 138cmH_2O，最大尿流率时逼尿肌压力 123cmH_2O，低平尿流曲线，最大尿流率 2.6ml/s，平均尿流率 1.1ml/s，排尿量

43ml，排尿时间 51 秒。P-Q 图提示梗阻区。同步 X 线检查：排尿期见膀胱颈及后尿道开放，近端尿道呈双腔道改变，考虑后尿道假道形成，真道尿流于耻骨下弯处尿道受阻，后尿道呈扩张改变，未见膀胱输尿管反流，膀胱完全排空，少量造影剂外溢于膀胱造瘘口敷料处（图 8-7-6）。

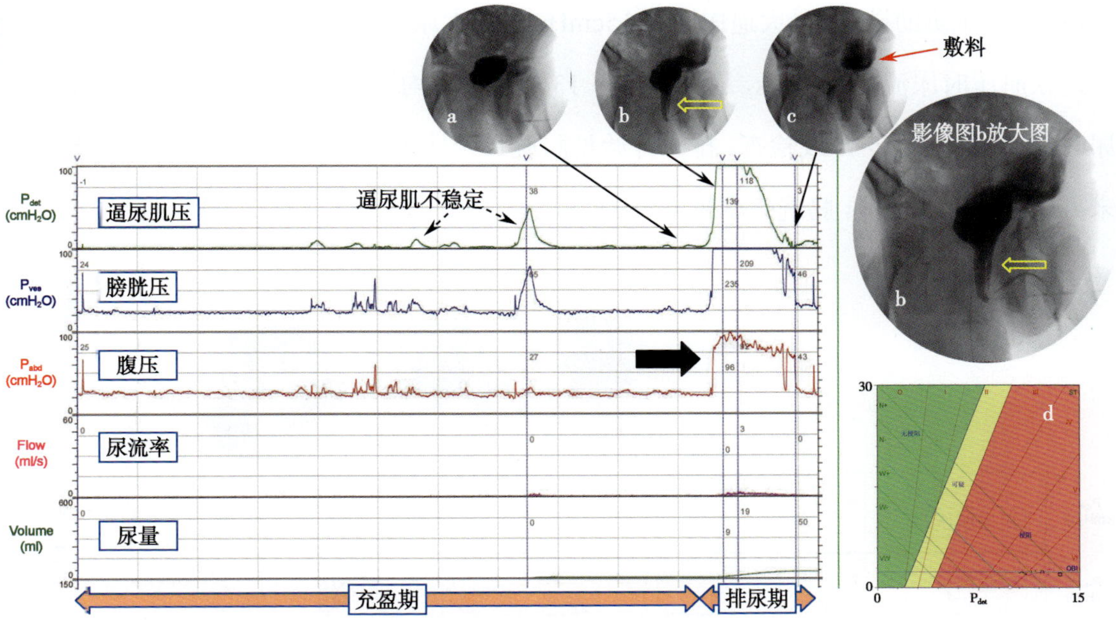

图 8-7-6　患儿，男性，8 岁，尿道外伤尿道吻合术前影像尿动力学检查图像

充盈期可见逼尿肌不稳定（虚线箭头）。a. 膀胱最大充盈量 48ml。b. 排尿期最大逼尿肌压 138cmH$_2$O，持续腹压协助排尿（实心宽箭头），尿流曲线低平，排尿时间延长。膀胱颈及后尿道开放，近端尿道呈双腔道改变（空心箭头），考虑后尿道假道形成，真道尿流于耻骨下弯处尿道受阻，后尿道扩张。c. 膀胱完全排空，少量造影剂外溢膀胱造瘘口敷料处。d. P-Q 图提示梗阻。

【尿动力学诊断】

（1）逼尿肌过度活动；

（2）膀胱容量减少；

（3）逼尿肌收缩力代偿增强；

（4）创伤性后尿道假道形成；

（5）尿道断裂术后尿道狭窄。

【影像尿动力学检查】（尿道吻合术后 8 个月）

（1）自由尿流测定：最大尿流率 25.4ml/s，平均尿流率 15.2ml/s，排尿时间 20 秒，尿流量 290ml，排尿后超声残余尿为 0。

（2）充盈期：未见逼尿肌无抑制收缩，未见漏尿，充盈末期逼尿肌压力为 $3cmH_2O$，膀胱顺应性：$67ml/cmH_2O$；腹压漏尿点压力及逼尿肌漏尿点压力未引出；同步 X 线检查：充盈末期膀胱形态呈球形，轻度小梁，未见憩室，充盈过程膀胱颈未见异常开放，未见漏尿，未见膀胱输尿管反流。

（3）排尿期：灌注至 203ml 时，出现强烈急迫感，医嘱排尿，站位，可见逼尿肌主动收缩，持续腹压协助排尿，最大逼尿肌压 $15cmH_2O$，最大尿流率时逼尿肌压力 $7.5cmH_2O$，最大逼尿肌压时尿流率 3.8ml/s，最大尿流率 13.2ml/s，平均尿流率 6ml/s，排尿量 259ml，排尿时间 49 秒。同步 X 线检查：排尿开始见膀胱颈及尿道依序开放，未见明显狭窄扩张，未见膀胱输尿管反流，膀胱完全排空（图 8-7-7）。

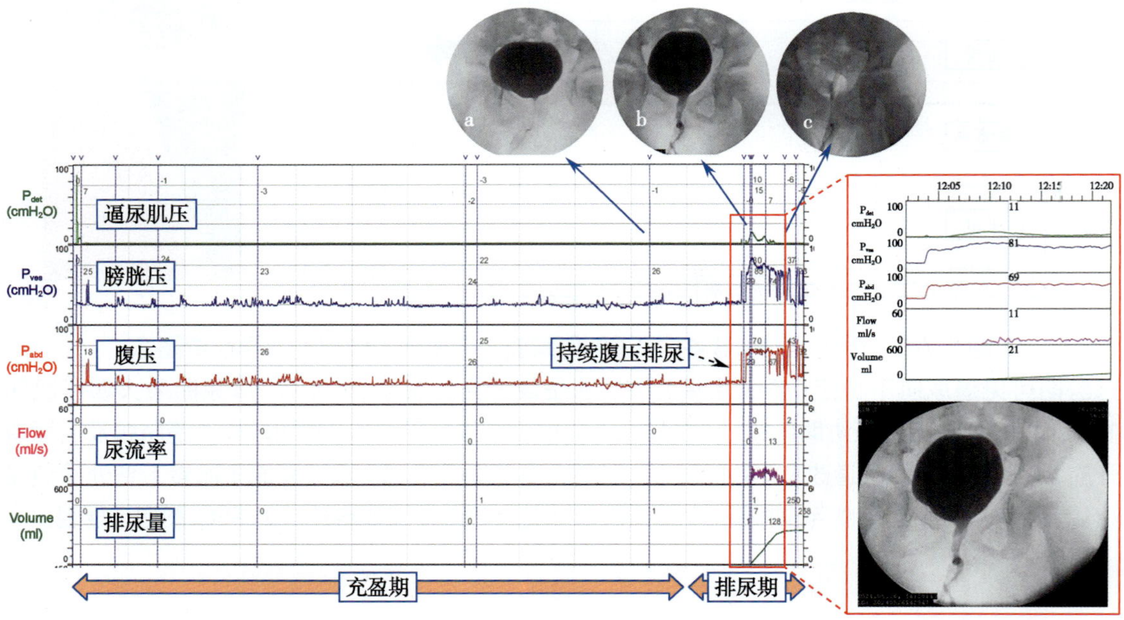

图 8-7-7　患儿，男性，8 岁，尿道断裂吻合术后 8 个月影像尿动力学检查图像

a. 充盈期膀胱颈未见异常开放，未见漏尿；b. 排尿期逼尿肌收缩力减弱，持续腹压协助排尿（虚线箭头），尿流率曲线接近正常，膀胱颈及尿道依序开放，未见明显狭窄扩张；c. 膀胱完全排空。

【尿动力学诊断】

（1）逼尿肌收缩力减弱；

（2）腹压协助排尿。

【讨论】

小儿尿道外伤后的重要并发症是尿道狭窄，处理较为棘手，手术治疗十分复杂，治疗效果不佳。本例伤后外院采取尿道会师及术后内镜扩张等手术方式，容易造成医源性创伤性后尿道假道形成，而真道处狭窄未能解决。影像尿动力学检查能及时明确尿道狭窄程度及部位。本例患儿充盈期逼尿肌不稳定、排尿期高压低排的尿动力学表现提示梗阻存在，同步影像学检查明确了狭窄部位及区别出尿道假道，从而可指导临床选择疗效更为确切的尿道端端吻合术。创伤、医源性损伤、炎症、神经损伤等因素是手术解除尿道梗阻后仍可能有不同程度膀胱尿道功能障碍的原因。本例尿道外伤手术后 8 个月的影像尿动力学检查随访证实该观点。因此，影像尿动力学检查后制订的个体化膀胱治疗方案对该疾病预后转归有重要作用。

案例 7　后尿道瓣膜膀胱镜检 UDS

患儿，男性，9 岁，漏尿 9 年余。合并排尿费力、尿流无力、排尿时间延长，有复发性泌尿系感染病史，外院 CTU 提示膀胱形态不规则、呈尖塔状改变，可见多发囊袋状突起，右肾体积小，双肾、输尿管积水扩张。为进一步明确诊疗来院。临床诊断：后尿道瓣膜。

【尿动力学检查】

（1）自由尿流测定：低平尿流曲线，最大尿流率 6ml/s，平均尿流率 5.5ml/s，排尿时间 26 秒，尿流量 130ml，排尿后超声残余尿 112ml。

（2）充盈期：充盈期未见逼尿肌无抑制收缩，未见漏尿，充盈末期逼尿肌压力为 $3cmH_2O$，腹压漏尿点压力及逼尿肌漏尿点压力未引出；膀胱顺应性正常；同步 X 线检查：充盈末期膀胱形态欠规则，见多发小梁，巨大憩室，膀胱颈未见异常开放，未见膀胱输尿管反流。

（3）排尿期：灌注至 435ml 时，出现强烈急迫，嘱排尿，可见逼尿肌主动收缩，轻度腹压协助排尿，最大逼尿肌压 $139cmH_2O$，最大尿流率时逼尿肌压力 $133cmH_2O$，最大逼尿肌压时尿流率 0.5ml/s，最大尿流率 2ml/s，平均尿流率 1.5ml/s，排尿量 175ml，排尿时间 145 秒。P-Q 图提示梗阻区。同步 X 线检查：排尿开始见膀胱颈及尿道依序开放，后尿道处尿流受阻，后尿道扩张和拉长，梗阻远端显影细，呈“匙孔征”改变，膀胱多发憩室，未见膀胱输尿管反流，膀胱未能完全排空。

（4）排尿后抽取 PVR 为 262ml。

尿动力学检查结果详见图 8-7-8～图 8-7-10。

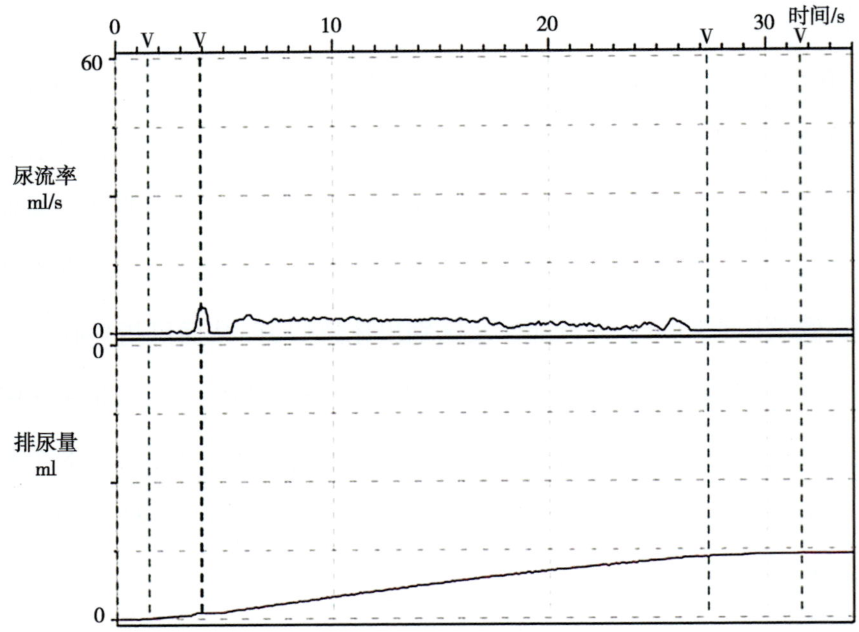

图 8-7-8　患儿，男性，9 岁，后尿道瓣膜自由尿流测定（低平尿流曲线）

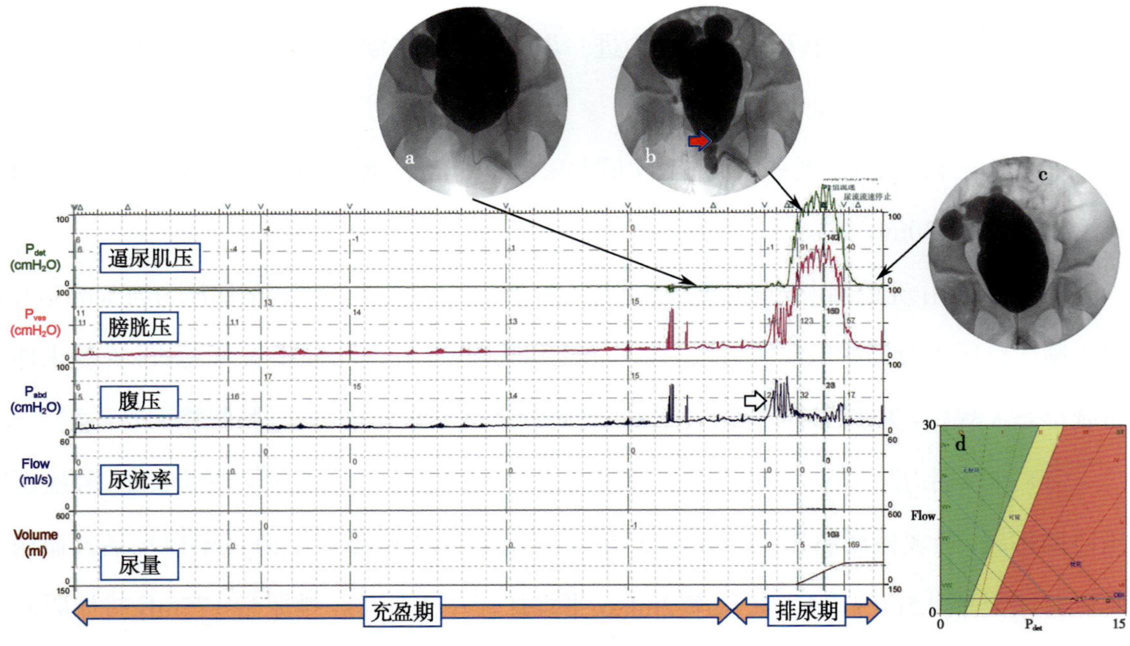

图 8-7-9　患儿，男性，9 岁，后尿道瓣膜影像尿动力学检查

充盈期：a. 充盈末期见多发小梁，巨大膀胱憩室。排尿期：b. 排尿期最大逼尿肌压 139cmH_2O，腹压协助排尿（空心箭头），尿流曲线低平，排尿时间延长。同步影像膀胱颈及后尿道依序开放，后尿道扩张和拉长，梗阻远端显影细，呈“匙孔征”（红色箭头），膀胱多发憩室。c. 膀胱未能排空，巨大膀胱憩室。d. P-Q 图提示梗阻区。

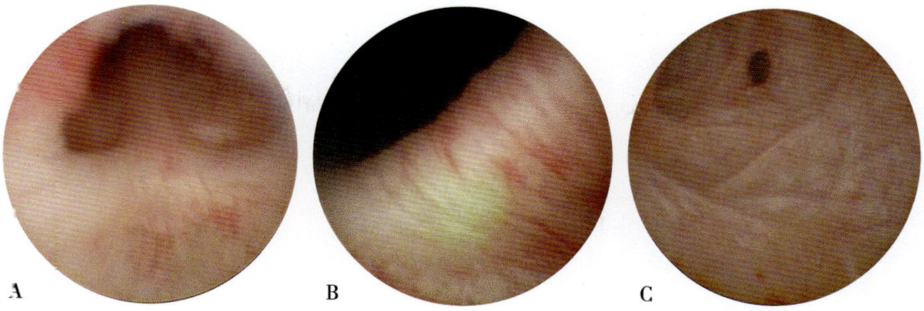

A B C

图 8-7-10 患儿，男性，9 岁，后尿道瓣膜影像尿动力学检查后进一步行膀胱尿道镜检查
膀胱尿道镜下可见后尿道瓣膜：A. 从精阜产生的小叶，在尿道括约肌平面的中线融合，精阜位于瓣叶近端；B. 膀胱颈抬高；C. 膀胱小梁及憩室形成和梗阻性尿路疾病一致。

【尿动力学诊断】

（1）膀胱感觉迟缓；

（2）逼尿肌无过度活动；

（3）膀胱顺应性正常；

（4）膀胱容量增加；

（5）尿道闭合功能正常；

（6）逼尿肌收缩力增强；

（7）逼尿肌 - 括约肌协同正常；

（8）后尿道梗阻；

（9）膀胱憩室；

（10）残余尿增多；

（11）符合后尿道瓣膜的影像尿动力学改变。

【讨论】

后尿道瓣膜是儿童先天性严重下尿路梗阻原因之一。后尿道瓣膜常合并膀胱功能障碍，类似神经源性膀胱的下尿路症状及形态改变的“瓣膜膀胱”，尤其是不典型的后尿道瓣膜，临床上常难以鉴别，而影像尿动力学检查是能同时兼顾下尿路功能与解剖结构的检查，能对此进行更精准的诊断。大部分 PUV 患儿即使切除瓣膜并解除了梗阻，仍会出现低顺应性厚壁膀胱、肾源性尿崩、持续上尿路扩张、尿失禁等症状，这被称为瓣膜膀胱综合征，因此必须对这些患者终身随访。而影像尿动力学检查在瓣膜膀胱患者的诊断、治疗、随访管理中起着重要的作用。

参考文献

1. Abelson B，Majerus S，Sun D，et al. Ambulatory urodynamic monitoring：state of the art and future directions. Nature Reviews Urology，2019，16（5）：291-301.
2. Ali MU，Kwan C，Fong KN，et al. Evaluating repetitive transcranial magnetic stimulation for neurogenic overactive bladder management in stroke survivors：A randomized sham-controlled trial protocol. Eur J Obstet Gynecol Reprod Biol，2024，300：182-189.
3. Alshammari D，Yadav P，Ahmad I，et al. Intradetrusor Versus Suburothelial Onabotulinum Toxin A in Adults with Neurogenic and Non-neurogenic Overactive Bladder Syndrome：A Meta-Analysis. Arch Esp Urol，2024，77（4）：368-377.
4. Archana P，Kumar A，Rama A. Surrogate imaging markers of Urodynamic proven bladder dysfunction in posterior urethral valves：A comprehensive evaluation. Journal of pediatric urology，2023，（4）：19.
5. Asmussen M，Ulmsten U. Simultaneous urethro-cystometry with a new technique. Scandinavian Journal of Urology and Nephrology，1976，10（1）：7-11.
6. Austin PF，Bauer SB，Bower W，et al. The Standardization of Terminology of Lower Urinary Tract Function in Children and Adolescents：Update Report from the Standardization Committee of the International Children's Continence Society. The Journal of Urology，2014，191（6）：1863-1870.
7. Bakula M，Hudolin T，Kolar Mitrovic H，et al. Urethral pressure profile before radical prostatectomy as a predictor of early postoperative continence. Neurourology Urodynamics，2022，41（6）：1431-1439.
8. Bauer SB，Nijman RJ，Drzewiecki BA，et al. International Children's Continence Society Standardization Subcommittee. International Children's Continence Society standardization report on urodynamic studies of the lower urinary tract in children. Neurourology and Urodynamics，2015，34（7）：640-647.
9. Bellucci CH，Wöllner J，Gregorini F，et al. Neurogenic lowerurinary tract dysfunction-do we need same session repeaturodynamic investigations? The Journal of Urology，2012，187：1318-1323.
10. Drzewiecki BA，Bauer SB. Urodynamic Testing in Children：Indications，Technique，Interpretation and Significance. The Journal of Urology，2011，186：1190-119.
11. Bradley WE，Timm GW，Scott FB. Cystometry. V. Bladder sensation. Urology，1975，6（5）：654-658.
12. Cheng Y，Xu S，Chen J，et al. The influence of intubation on urinary flow parameters in pressure-flow study and its significance for urodynamic diagnosis. International Urogynecology Journal，2022，33（11）：3103-3110.
13. D'Ancona CAL，Gomes MJ，Rosier PFWM. ICS teaching module：Cystometry（basicmodule）. Neurourology and Urodynamics，2017，36（7）：1673-1676.
14. Dayanc MM，Kibar Y，Irkilata HC，et al. Effect of Voided Volume on Voiding Patterns and Reliability of Uroflowmetry-Electromyography Results in Children with Lower Urinary Tract Dysfunction. Lower Urinary Tract Symptoms，2017，9（1）：46-51.
15. De Gennaro M，Capitanucci ML，Silveri M，et al. Continuous（6 hour）urodynamic monitoring in children with neuropathic bladder. European Journal of Pediatric Surgery，1996，6（1）：21-24.
16. Deshpande AV，Craig JC，Caldwell PH，et al. Ambulatory urodynamic studies（UDS）in children using a Bluetooth-enabled device. BJU International，2012，110（4）：38-45.

17. Digesu GA, Gargasole C, Hendricken C, et al. ICS teaching module: Ambulatory urodynamic monitoring. Neurourology and Urodynamics, 2017, 36(2): 364-367.

18. Ek A, Bradley WE. History of cystometry. Urology, 1983, 22(3): 335-350.

19. Ergun R, Sekerci CA, Tanidir Y, et al. The results of three times repeated filling cystometry and pressure flow studies in children with non-neurogenic lower urinary tract dysfunction. Neurourology and Urodynamics, 2022, 41(5): 1157-1164.

20. Feneley RC, Hopley IB, Wells PN. Urinary catheters: history, current status, adverse events and research agenda. Journal of Medical Engineering & Technology, 2015, 39(8): 459-470.

21. Mosiello G, Popolo GD, Wen JG, et al. Clinical Urodynamics in Childhood and Adolescence. First edition. Cham, Switzerland: Springer International Publishing AG, 2018.

22. Glazier DB, Murphy DP, Fleisher MH, et al. Evaluation of the utility of video-urodynamics in children with urinary tract infection and voiding dysfunction. British Journal of Urology, 2015, 80(5): 806-808.

23. Gupta NK, Gaur S, Pal DK. Role of videourodynamics in the identification of causes of lower urinary tract symptoms and low uroflow in young men. Urology Annals, 2022, 14(4): 332-335.

24. Hollowell JG, Hill PD, Duffy PG, et al. Evaluation and treatment of incontinence after bladder neck reconstruction in exstrophy and epispadias. British Journal of Urology, 1993, 71(6): 743-749.

25. Hua C, Wen Y, Zhang Y, et al. The value of synchro-cystourethrometry for evaluating the relationship between urethral instability and overactive bladder. International Urology and Nephrology, 2018, 50(3): 441-449.

26. Kocher NJ, Damaser MS, Gill BC. Advances in Ambulatory Urodynamics. Curr Urol Rep, 2020, 21(10): 41.

27. Kuo HC. Lower urinary tract dysfunction in the central nervous system neurogenic bladder and the real-life treatment outcome of botulinum toxin A. Tzu Chi Med J, 2024, 36(3): 260-270.

28. Lyu L, Yao YX, Liu EP, et al. A Study of Urodynamic Parameters at Different Bladder Filling Stages for Predicting Upper Urinary Tract Dilatation. International Neurourology Journal, 2022, 26(1): 52-59.

29. Marks BK, Goldman HB. Videourodynamics: indications and technique. The Urologic Clinics of North America, 2014, 41(3): 383-391.

30. Mattoo TK, Mohammad D. Primary Vesicoureteral Reflux and Renal Scarring. Pediatric clinics of North America, 2022, 69(6): 1115-1129.

31. McInerney PD, Vanner TF, Harris SA, et al. Ambulatory urodynamics. International Brazilian Journal of Urology, 1991, 67(3): 272-274.

32. Netto JMB, Hittelman A, Lambert S, et al. Interpretation of uroflow curves: A global survey measuring inter and intrarater reliability. Neurourology and Urodynamics, 2020, 39(2): 826-832.

33. Peter FWM, Schaefer W, Lose G, et al. International Continence Society Good Urodynamic Practicesand Terms 2016: Urodynamics, uroflowmetry, cystometry, and pressure-flow study. Neurourology and Urodynamics, 2016, 36(5): 1243-1260.

34. Rademakers K, Gammie A, Yasmin H, et al. Can multicentre urodynamic studies provide high quality evidence for the clinical effectiveness of urodynamics? ICI-RS 2019. Neurourology and Urodynamics, 2020, 39(3): 30-35.

35. Radley SC, Rosario DJ, Chapple CR, et al. Conventional and ambulatory urodynamic findings in women with symptoms suggestive of bladder overactivity. Journal of Urology, 2001, 166(6): 2253-2258.

36. Rantell A, Shakir F, Cardozo L. Ambulatory urodynamics monitoring - a video demonstration. Neurourology and Urodynamics, 2018, 37(8): 2305.

37. Rud T. Urethral pressure profile in continent women from childhood to old age. Acta Obstetricia et Gynecologica Scandinavica, 1980, 59(4): 331-335.

38. Samijn B, Van Laecke E, Vande Walle J, et al. Uroflow measurement combined with electromyography testing of the pelvic floor in healthy children. Neurourology and Urodynamics, 2019, 38(1): 231-238.

39. Schafer W, Abrams P, Liao L, et al. Good urodynamic practices: uroflowmetry, filling cystometry, and pressure-flow studies. Neurourology and Urodynamics, 2002, 21: 261-274.

40. Shan S, Zhu W, Zhang G, et al. Video-urodynamics efficacy of sacral neuromodulation for neurogenic bladder guided by three-dimensional imaging CT and C-arm fluoroscopy: a single-center prospective study. Scientific Reports, 2022, 12(1): 16306.

41. Taboada-Lozano DF, Guerrero-Reyes G, Gutiérrez-González A, et al. Variations in maximum urethral closure pressure in stress urinary incontinence. Urologia, 2023, 90(1): 180-184.

42. Tarcan T, Demirkesen O, Plata M, et al. ICS teaching module: Detrusor leak point pressures in patients with relevant neurological abnormalities. Neurourol Urodyn, 2017, 36(2): 259-262.

43. Tokat E, Gurocak S, Ozkan S, et al. Clinical practice in vesicoureteral reflux with respect to EAU guidelines: A multicenter study. International Journal Of Clinical Practice, 2021, 75(8): 14339.

44. Swatesutipun V, Tangpaitoon T. The safety cutoff storage pressure for preventing upper urinary tract damage in neurogenic bladder from spinal cord pathology and risk factor analysis. Neurourol Urodyn, 2022, 41(4): 991-1001.

45. Van Batavia JP, Combs AJ. The Role of Non-invasive Testing in Evaluation and Diagnosis of Pediatric Lower Urinary Tract Dysfunction. Current Urology Reports, 2018, 19(5): 34.

46. Vírseda-Chamorro M, Salinas-Casado J, de la Marta-García M, et al. Comparison of ambulatory versus video urodynamics in patients with spinal cord injury. Spinal Cord, 2014, 52(7): 551-555.

47. Weaver JK, Martin-Olenski M, Logan J, et al. Deep Learning of Video-urodynamics to Classify Bladder Dysfunction Severity in Patients With Spina Bifida. The Journal of Urology, 2023, 209(5): 994-1003.

48. Weinstein C, Kirsch A. Commentary to "The correlation between ureteric orifice morphology and primary vesicoureteral reflux grade and the impact on the effectiveness of endoscopic reflux correction". Journal of Pediatric Urology, 2024, 20(2): 303-304.

49. Wen JG, Djurhuus JC, Rosier PFWM, et al. ICS educational module: Cystometry in children. Neurourology and Urodynamics, 2018, 37(8): 2306-2310.

50. Wen JG, Djurhuus JC, Rosier PFWM, et al. ICS educational module: Pressure flow study in children. Neurourology and Urodynamics, 2018, 37(8): 2311-2314.

51. Wen JG, Tong EC. Cystometry in infants and children with no apparent voiding symptoms. British Journal of Urology, 1998, 81(3): 468-473.

52. Wen JG, Yeung CK, Chu WC, et al. Video cystometry in young infants with renal dilation or a history of urinary tract infection. UROLOGICAL RESEARCH, 2001, 29(4): 249-255.

53. Wen JG, Yeung CK, Djurhuus JC. Cystometry techniques in female infants and children. International Urogynecology Journal and Pelvic Floor Dysfunction, 2000, 11(2): 103-112.

54. Wen JG. Cystometry, Pressure Flow Study and Urethral Pressure Measurement. See: Clinical Urodynamics in Childhood and Adolescence. Edited by Giovanni Mosiello, Giulio Del Popolo, Jian Guo Wen, et al. Cham, Switzerland: Springer International Publishing AG, 2018.

55. Wenske S, Combs AJ, Van Batavia JP, et al. Can staccato and interrupted/fractionated uroflow patterns alone correctly identify the underlying lower urinary tract condition? The Journal of Urology, 2012, 187(6): 2188-2193.

56. Wenske S, Van Batavia JP, Combs AJ, et al. Analysis of uroflow patterns in children with dysfunctional voiding. Journal of Pediatric Urology, 2014, 10(2): 250-254.

57. Wu L, Wang F, Zhang J, et al. Comparison of Air-charged Catheter and Water-filled Catheter in Female Urethral Pressure Profile. Urology, 2024, 184: 45-50.

58. Zhang Q, Zhu W, Wang C, et al. Nocturnal Bladder Function and Sleep in the Children with Refractory Nocturnal Enuresis: A Prospective Study. Urology, 2023, 182: 218-224.

59. 陈真，杜广辉，蔡丹，等. 女性尿道中静态尿道压力分布特点的研究. 临床泌尿外科杂志，2013，(3)：189.

60. 单帅帅，朱文，贾智明，等. CT 联合 C 型臂引导骶神经调控术治疗神经源性膀胱的影像尿动力学分析. 临床泌尿外科杂志，2021，36(08)：612-617.

61. 儿童遗尿症诊断和治疗中国专家共识. 中华医学会小儿外科学分会小儿尿动力和盆底学组，中华医学杂志，2019，(21)：1615-1620.

62. 黄书满，文建国. 尿动力学检查在小儿排尿功能障碍诊断中的应用研究进展. 中华实用儿科临床杂志，2014，29(5)：380-384.

63. 贾智明，文建国，朱文，等. 动态尿动力学和常规尿动力学检查评估难治性单症状性夜遗尿症的对比. 中华医学杂志，2021，101(02)：142-146.

64. 廖利民. 尿动力学. 2 版. 北京：科学出版社，2019.

65. 吕磊，文建国. 儿童尿流动力学检查相关术语解读与临床应用. 临床小儿外科杂志，2020，19(11)：973-980.

66. 吕宇涛，文建国，袁继炎，等. 小儿尿动力学检查专家共识. 中华小儿外科杂志，2014，35(9)：711-715.

67. 裴宇，文建国. 正常儿童 Staccato 尿流曲线分析. 中华小儿外科杂志，2004，25(6)：538-541.

68. 蒲青崧，李琦，杨兴欢，等. 家庭和门诊尿流率检查评估遗尿患儿膀胱功能的比较研究. 中华小儿外科杂志，2022，43（04）：354-358.

69. 王庆伟，文建国. 重视尿动力检查，提高儿童神经源性膀胱诊治水平. 现代泌尿外科杂志，2023，28（04）：269-271.

70. 王庆伟，张钦涌，朱文，等. 多导睡眠监测联合动态尿动力评估原发单症状性夜间遗尿症患儿的膀胱功能及睡眠特征. 中华医学杂志，2022，102（38）：2994-3000.

71. 王展，贾亮花，陆伟，等. 尿动力学检查评估儿童功能性尿失禁研究进展. 现代泌尿外科杂志，2023，28（04）：333-337+346.

72. 文建国，郭先娥，童尔昌. 正常小儿膀胱尿道压力测定. 中华小儿外科杂志，1989，10（6）：347-350.

73. 文建国，李云龙，袁继炎，等. 小儿神经源性膀胱诊断和治疗指南. 中华小儿外科杂志，2015，36（3）：163-169.

74. 文建国，童尔昌. 小儿尿流测定及其临床意义. 中华小儿外科杂志，1990，（3）：29-31.

75. 文建国，许千雅. 尿动力学检查在新生儿膀胱功能诊断中的应用. 中华小儿外科杂志，2011，32（2）：146-149.

76. 文建国，杨黎. 儿童尿动力学检查. 临床小儿外科杂志，2011，10（3）：228.

77. 文建国，朱文. 动态尿动力学检查的临床应用进展. 中华泌尿外科杂志，2013，34（4）：317-320.

78. 文建国. 儿童青少年遗尿 文建国 2022 观点. 北京：科学技术文献出版社，2022.

79. 文建国. 尿动力学检查的临床应用. 郑州大学学报（医学版），2003，38（2）：149-155.

80. 文建国. 小儿尿动力学. 北京：人民卫生出版社，2021.

81. 文建国. 小儿正常排尿和排尿功能障碍. 郑州大学学报（医学版），2004，39（6）：925-928.

82. 文建国. 新生儿膀胱压力和肌电图联合检查. 中华泌尿外科杂志，2003，24（7）：472–475.

83. 文建国. 重视儿童下尿路功能障碍，推进尿动力学检查临床应用. 中华医学杂志，2022，102（38）：2981-2983.

84. 杨静，吕磊，蒲青崧，等. 家庭尿流计评估膀胱过度活动儿童排尿功能的临床研究. 临床小儿外科杂志，2023，22（02）：124-128.

85. 杨帅，周钊凯，文建国. 尿动力检查评估儿童下尿路功能障碍的研究进展. 临床小儿外科杂志，2023，22（6）：588-592.

86. 张孟要，张会清，文建国. 健康青少年男性体重指数与尿流率的相关性分析. 重庆医学，2022，51（08）：1358-1362+1366.

87. 张艳，张艳平，张瑞莉，等. 儿童非神经源性下尿路功能障碍的影像尿动力学和临床特征分析. 中华医学杂志，2022，102（38）：3001-3006.

88. 中华医学会小儿外科学分会小儿尿动力和盆底学组和泌尿外科学组. 儿童遗尿症诊断和治疗中国专家共识. 中华医学杂志，2019，99（21）：1615-1620.

89. 中华医学会小儿外科学分会小儿尿动力和盆底学组，中华医学会小儿外科学分会泌尿外科学组. 儿童膀胱过度活动症诊断和治疗中国专家共识. 中华医学杂志，2021，101（40）：3278-3286.

90. 中华医学会小儿外科学分会泌尿外科学组. 儿童后尿道瓣膜症诊疗的专家共识. 中华小儿外科杂志，2021，42(7)：6.

91. 中华医学会小儿外科学分会小儿尿动力和盆底学组. 儿童清洁间歇导尿术中国专家共识. 中华医学杂志，2022，102(34)：2669-2678.

92. 中华医学会小儿外科学分会小儿尿动力和盆底学组. 儿童膀胱直肠功能障碍诊断和治疗中国专家共识. 现代泌尿外科杂志，2023，28(04)：272-282.

93. 中华医学会小儿外科学分会小儿尿动力和盆底学组. 儿童非神经源性下尿路功能障碍临床诊治专家共识. 中华医学杂志，2024，104(14)：1124-1131.

94. 中华医学会小儿外科学分会小儿尿动力和盆底学组. 儿童尿失禁临床诊治中国专家共识(2024 年版). 临床小儿外科杂志，2024，23(03)：201-209.

95. 周钊凯，杨帅，喻佳婷，等. 脊髓栓系综合征患儿脊髓栓系松解术后尿动力学变化及临床意义. 临床小儿外科杂志，2023，22(8)：731-736.